Der Körper denkt mit

Der Körper denkt mit

Mabel E. Todd

Programmbereich Gesundheit

Mabel E. Todd

Der Körper denkt mit

Anatomie als Ausdruck dynamischer Kräfte

4., unveränderte Auflage

hogrefe

Die Originalausgabe erschien 1937 unter dem Titel *The Thinking Body. A Study of the Balancing Forces of Dynamic Man* bei Dance Books, Cecil Court, London.

Bibliografische Information der Deutschen Nationalbibliothek
Die Deutsche Nationalbibliothek verzeichnet diese Publikation in der Deutschen Nationalbibliografie; detaillierte bibliografische Daten sind im Internet über http://www.dnb.de abrufbar.

Anregungen und Zuschriften bitte an:
Hogrefe AG
Lektorat Medizin
Länggass-Strasse 76
3000 Bern 9
Schweiz
Tel: +41 31 300 45 00
E-Mail: verlag@hogrefe.ch
Internet: http://www.hogrefe.ch

Lektorat: Susanne Ristea
Bearbeitung: Dr. Karl H. Quadflieg, Dr. Sibylle Tönjes
Herstellung: Daniel Berger
Umschlagabbildung: © Whiteway, iStock
Umschlag: Claude Borer, Riehen
Druck und buchbinderische Verarbeitung: AZ Druck und Datentechnik GmbH, Kempten
Printed in Germany

1. Nachdruck 2024 der 4., unveränderten Auflage 2017

(E-Book-ISBN_PDF 978-3-456-95815-6)
ISBN 978-3-456-85815-9
http://doi.org/10.1024/85815-000

Inhalt

Geleitwort zur deutschen Ausgabe

Das Buch *The Thinking Body* und die praktische Arbeit von Mabel Todd gehen letztlich auf eine Rückenverletzung zurück, die sie als Schülerin erlitt. Die Verletzung beeinträchtigte ihre Gehfähigkeit, und die Ärzte erklärten ihr, dass ihr Gehen zeitlebens beeinträchtigt sein würde. Aber die eigenwillige und dynamische Todd wollte sich mit ihrem Zustand nicht abfinden. Als sie von New York nach Boston umzog, um aufs College zu gehen, suchte sie immerzu nach Möglichkeiten, ihren Gesundheitszustand zu verbessern. Nach dem Studium eröffnete sie in Boston eine Praxis für Stimmunterricht. Weiterhin suchte sie Wege, um wieder besser gehen zu können. Die Informationen, die sie auf dieser Suche gesammelt hatte, bildeten die Basis für ihr Buch *The Thinking Body*.

Als sich ihre Gehfähigkeit verbesserte, gab sie den Stimmunterricht auf und eröffnete in Boston eine Praxis, in der sie Menschen mit Haltungs- und Bewegungsproblemen unterrichtete. Während des ersten Weltkrieges und bis in die 20er Jahre unterrichtete sie in Boston. 1929 zog sie nach New York, um ihre Methode am Lehrer-Kolleg der Columbia University zu unterrichten. In dieser Zeit schrieb sie einen Unterrichtsplan für ihre Studenten, einige kurze Artikel für die allgemeine Öffentlichkeit und für das *New England Journal of Medicine*. Auch hielt sie Vorträge in der New School for Social Research in New York.

Ihr erstes Buch wurde 1937 veröffentlicht. Gefragt, warum sie so lange damit gewartet hatte, antwortete sie: Da sie eine neue Disziplin entwickelte habe, habe sie Zeit gebraucht, um ihre Wirksamkeit zu erproben, bevor sie darüber ein Buch veröffentlichte. Mabel Todd unterrichtete bis in die 50er Jahre und gab 1953 ihr zweites Buch *The Hidden You* heraus. Sie starb 1956.

Todds Arbeit hat viele Facetten und Dimensionen; es ist schwierig, wenn nicht unmöglich, sie in eine bestimmte Kategorie einzuordnen. Um ein besseres Verständnis für die Reichweite ihrer Arbeit zu geben, seien im folgenden einige inhaltliche Stichpunkte aufgeführt: neuro-muskuläre Erziehung, psycho-physische Erziehung, psycho-motorische Erziehung, ideomotorische Erziehung, strukturelle Hygiene, Körpermechanik, physio-philosophisches Training und Ideokinese.

Der Begriff «Ideokinese» wurde von dem amerikanischen Klavierlehrer Bonpensière geprägt, der in den 30er Jahren beliebt war. Er nutzte metaphorische

Bilder im Klavierunterricht und erfand das Wort «Ideokinese» (aus dem Griechischen idea = Idee, Gedanke, kinesis = Bewegung), um seine Unterrichtsmethode zu umschreiben. Das Wort könnte man ungefähr mit «Bild oder Gedanke als Förderer der Bewegung» übersetzen. In ihrem 1974 veröffentlichten Buch *Human Movement Potential* benutzte Lulu Sweigard, eine Schülerin von Todd und Lehrerin ihrer Methode, den Namen «Ideokinese». Seither ist dieser Name für Todds Arbeit gebräuchlich.

Um zu verstehen, warum metaphorische Bilder und Vorstellungskraft gebraucht werden können, um Bewegungsmuster zu verändern, muss man verstehen, was Bewegung überhaupt ist. Menschliche Bewegung kann man als «neuro-muskulo-skelettäres Ereignis» definieren, d.h. für eine Bewegung müssen drei Körpersysteme zusammenarbeiten, die jeweils ihre eigene, spezifische Rollen übernehmen: Das Nervensystem ist der Kurier, es übermittelt die Botschaften oder Impulse zu den Muskeln, die dann anspannen oder entspannen; das Muskelsystem führt die Impulse aus; das Skelettsystem stützt und wird von den Muskeln bewegt. Um zu verstehen, wie ein Vorstellungsbild ein «Bewegungsmuster» verändern kann, sollte man sich folgenden kritischen Punkt klarmachen: das Nervensystem ist mehr als nur ein einfacher Kurier. Es organisiert auch die Bewegungsmuster, die die erwünschte Bewegung ausführen werden. Es organisiert dies «subkortikal», also unter der Schwelle des Bewusstseins.

Man sollte sich klar darüber sein, was ein Bewegungsmuster überhaupt ist: Es ist die Anspannung der Muskeln in ihrer Gesamtheit, die vom Nervensystem gesteuert eine Bewegung ausführen. Muskeln arbeiten normalerweise nicht einzeln, sondern in Gruppen. Und diese Gruppen arbeiten mit anderen Gruppen. Ein Bewegungsmuster zu organisieren ist eine hochkomplexe und komplizierte Aufgabe. Zum Glück übernimmt unser Nervensystem dies für uns auf subkortikalem Niveau. Nicht nur müssen wir die Bewegungsmuster nicht bewusst organisieren, sondern wir sollten es auch nicht versuchen; denn dies wird den Organisationsprozess (des Nervensystems) stören und in einer verarmten Bewegung resultieren. Die Aufgabe unseres Bewusstseins ist es, sich auf die Bewegung selbst zu konzentrieren. Denn das Nervensystem spricht beim Organisieren des Bewegungsmusters auf die Klarheit im zugrundeliegenden Bewegungskonzept eines Menschen an. Das muskuläre Muster ist schlecht, wenn die falsche Botschaft, das «fehlerhafte Konzept» den Muskeln übermittelt wurde. Diese «falsche Botschaft» resultiert entweder aus einem Mangel an Klarheit über die Bewegung oder aus einem eingefahrenen verarmten Bewegungsmuster. Um dieses Problem zu korrigieren, ist das Ziel, die fehlerhafte Botschaft zu verändern, d.h. die Bewegung wieder (neu) zu denken (sich anders vorzustellen), um das Nervensystem zu stimulieren, das verarmte Bewegungsmuster zu ändern.

Ideokinese ist kein Schnellverfahren. Im Gegenteil, es ist ein lang dauernder Erziehungsprozess, der nicht nur das neuro-muskuläre System verbessert, sondern auch die anderen Systeme des Menschen. Es führt zu einem Zustand der «Homöostase», einem stabilen Gleichgewicht zwischen unterschiedlichen, aber zusammenhängenden Elementen und «Untersystemen» des ganzen Organismus. Dies wird von der Person erfahren als Wohlbefinden, als vom Tagewerk weniger erschöpft sein und als eine dynamische Entspannung, die einem Bewegungsfreiheit verleiht und kreative Fähigkeiten frei setzt.

Als *The Thinking Body* 1937 erstmals veröffentlicht wurde, war es seiner Zeit weit voraus. Und auch heute, da es zum ersten Mal in deutscher Sprache vorliegt, bleibt es seiner Zeit weit voraus. Und doch ist das Interesse an diesem Buch stärker denn je, und in der Tat ist es ein Glück, dass die deutschsprachigen Länder nun Zugang zu diesem ungewöhnlichen und wertvollen Buch in ihrer eigenen Sprache haben werden. Vielleicht wird eine Fortsetzung von *The Thinking Body* in Deutsch von einem talentierten Autor geschrieben werden; der Grundstein dazu ist mit der Veröffentlichung dieses Buches gelegt.

Alle Praktizierenden von Methoden, die sich mit der Verbesserung des Zusammenspiels von Körper und Geist beschäftigen, finden in diesem Buch anwendbares Grundwissen. Lehrer und Schüler der Alexander-Technik, der Eutonie, der Feldenkrais-Methode, Rolfer, aber auch Physiotherapeuten, Sportpädagogen, Künstler und Musiker und nicht zuletzt Ärzte und Psychotherapeuten werden überrascht sein über die «neue» Sichtweise einer dynamischen Anatomie.

Seit ich Anfang der 80er Jahre erstmals Ideokinese in Europa vorstellte, war es mein Wunsch, auf eine deutsche Übersetzung von *The Thinking Body* verweisen zu können. Ich bin dem Übersetzer Peter Gütinger und dem Verlag Hans Huber dankbar für die Verwirklichung dieses Projektes und wünsche der deutschen Übersetzung den ihr gebührenden Erfolg.

Januar 2001

André Bernard
Adjunct Professor, Dance Education
Department of Music and Performing Arts,
New York University

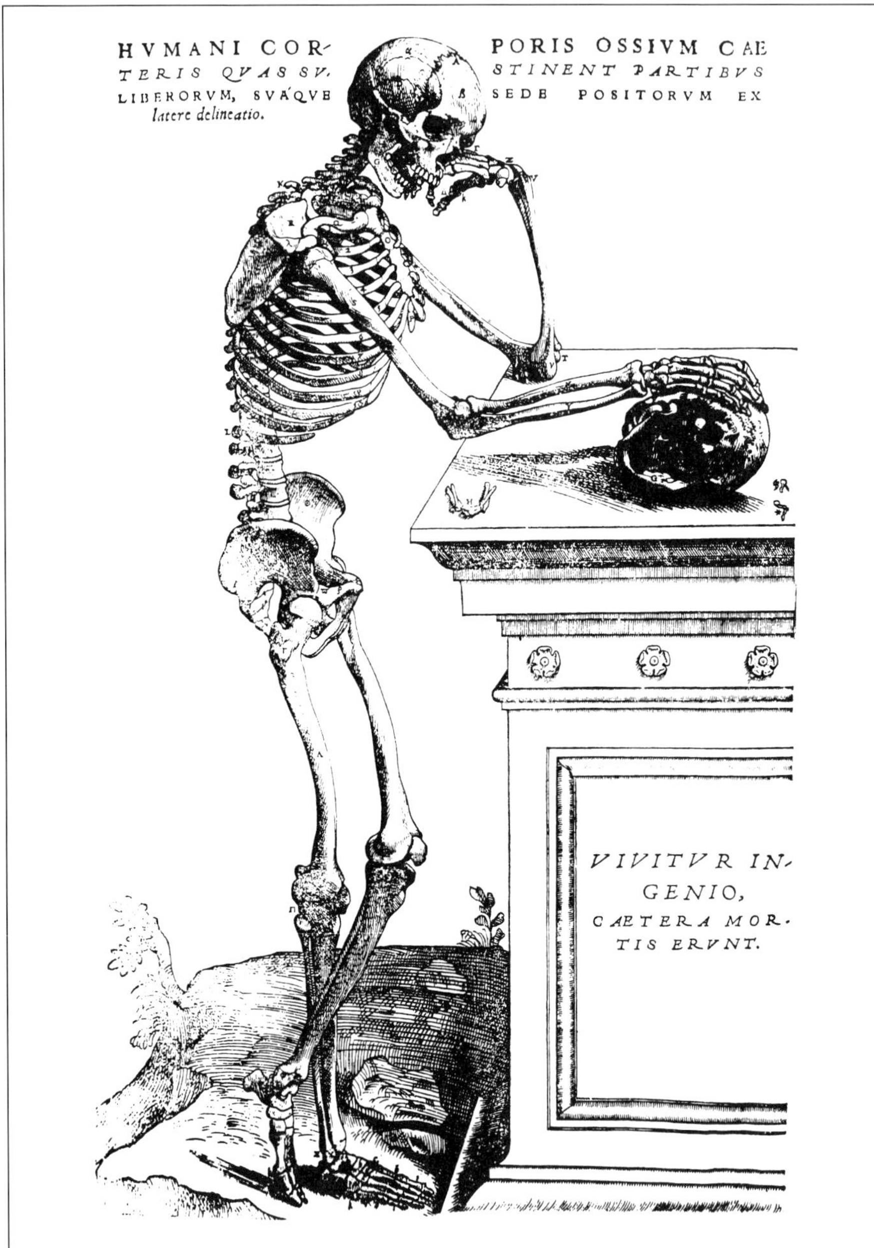

Abbildung 1: «Selbstgespräch», aus Vesalius: «De fabrica humani corporis». Die Zeichnungen in diesem Band stammen von Jan Kalkar, einem Schüler von Tizian, was ihre Überlegenheit gegenüber allen späteren anatomischen Zeichnungen erklärt.

1. Funktion und Form menschlicher Bewegung

Verhaltensweisen des menschlichen Körpers

Wie wir sitzen und gehen, so denken wir. Bei jedem Menschen können wir von der Art, wie er die Straße entlanggeht, ableiten, welche Stellung er im Leben einnimmt. Mit Erfahrung wird ein genaueres Verstehen ihn sozial und wirtschaftlich einordnen und dies mit einer vernüftigen Vorstellung von seiner Lebensauffassung. Wir beurteilen unsere Mitmenschen weitaus stärker nach der Art, wie sie ihre knöchernen Strukturen anordnen und bewegen, als uns zunächst bewusst ist.

Solange wir leben, drückt unser Körper seine Bedeutung aus und erzählt beim Stehen, Sitzen oder Gehen, im Wach- oder Schlafzustand seine eigene Geschichte. Er macht den ganzen Umfang des Leben sichtbar und spiegelt ihn im Gesichtsausdruck des Philosophen oder in den Bewegungen des Tänzers wider. Das Gesicht wird in einer oberflächlichen Welt überbewertet. Das Gedächtnis neigt eher dazu, den Körper als Ganzes zu erinnern. Nicht das Gesicht unserer Mutter oder unseres Vaters taucht vor unserem geistigen Auge auf, sondern wir sehen ihre Körper, wie sie auf einem bequemen Stuhl sitzen, beim Essen, Nähen, Rauchen oder einer anderen uns vertrauten Tätigkeit. Wir erinnern beide als Körper, die sich bewegen. Die individuelle geistige Bildergalerie weiß, wie ein Jazz-Musiker swingt, wie ein Langstreckenläufer rennt oder wie eine Tennisspielerin den Ball aufschlägt.

Unser Verhalten ist selten rational und normalerweise emotional gesteuert. Wir können kluge Worte nach reiflicher Überlegung aussprechen, die ganze Person reagiert jedoch auf Gefühle. Jeder Gedanke, wenn er durch Gefühle gestützt ist, führt zu Änderungen der Muskulatur. Elementare Bewegungsmuster sind ein biologisches, menschliches Erbe, und der menschliche Körper in seiner Gesamtheit drückt sein gefühlsmäßiges Denken aus.

Der Eroberer und der Pionier stehen aufrecht, der Gefangene und der Sklave ducken sich; der Heilige beugt sich vor, der Aufseher und der Mächtige lehnen sich zurück. Der Marschall reitet, Hamlet geht, Shylock spreizt die Finger seiner

Hände, Carmen verlagert ihr Körpergewicht auf den einen Fuß, stemmt die Hände in die Hüften und wirft einen Blick nach hinten über die Schulter. Die Haltungen der dramaturgischen Theatertradition kristallisieren die Theorie der Schauspielkunst. Durch diesen Körperausdruck lernen die jungen Schauspieler die Darstellung der epischen Qualitäten von Bewegung. Schuld, Gerissenheit, Einsicht, Gemeinheit, Ekstase und Locken drücken sich in der besonderen Anordnung der Arme, Hände, Schultern, des Nackens, Kopfes und der Beine aus. Auf diese Weise gelangen Erfahrung und Erleben vieler Jahrhunderte in die Gedankenwelt des Menschen, werden interpretiert und kommen durch Bewegungen und Körperhaltung wieder zum Vorschein. Die Persönlichkeit nimmt einen körperlichen Ausdruck an; durch Verneinung oder Bestätigung wirkt diese Form auf die Person zurück. Das ist Teil eines jeden persönlichen Lebens, das sich weiter entwickelt.

In der Art, wie wir uns ausdrücken, beeinflussen und kontrollieren der Verstand und die Gefühlswelt, das Temperament, die persönliche Erfahrung und die Vorurteile – also unser ganzes Verhaltensrepertoire – die Beziehung der einzelnen Körperteile zum Ganzen. Dieses Repertoire schließt den Antrieb für die Bewegung, die Wirkung der Nerven und Muskeln auf die Knochen, ein. Muskeln arbeiten automatisch. Wenn sie arbeiten, bewegen sie Knochen. Die Knochen des Menschen spielen eine große Rolle für sein Gefühl von Kontrolle und für das Gefühl seiner Position in der Welt. Wie er sie zentriert, das legt den Grad seiner Selbstbestimmung fest; sie sind ständig zentriert und dezentriert im Rhythmus der Bewegung. Mechanisch, physiologisch und psychologisch gesehen ist der menschliche Körper gezwungen, um sein Gleichgewicht zu kämpfen.

Physiologisch betrachtet geht alle organisierte menschliche Bewegung vom neuromuskulären System aus. Mechanisch gesehen bewegen sich einzelne Körperteile (Knochen) in einer bestimmten zeitlichen Abfolge im Raum. Die neuromuskuläre Einheit ist dabei die Antriebskraft. Physiologisch werden die Muskeln durch mannigfaltige Impulse zu einer Bewegung angeregt. Diese Impulse können von außen oder innen kommen und müssen aufeinander abgestimmt sein. Dabei beeinflussen auch psychologische Faktoren die muskuläre Antwort. Letztere muss der Situation angemessen sein.

Dr. Jesse Feiring Williams hat mir die Bedeutung dieses Mechanismus aus «Empfangen → In Wechselbeziehung bringen → Antworten» sehr verständlich erklärt: «Man kann die Intelligenz eines Individuums daran messen, wie schnell es sich in einer neuen Situation zurechtfindet».

Für jeden Reiz gibt es eine motorische Reaktion. Die Anzahl der Körperteile, die dabei einbezogen werden, hängt von der sozialen Reaktion der Person und ihrer Verhaltensstruktur ebenso ab wie von ihrer körperlichen Verfassung. Das Individuum ist eine Einheit: Intellekt, Motorik und soziales Verhalten sind untrennbare Teile eines Ganzen und wirken sinnvoll zusammen.

Die Beziehungen zwischen viszeralen, psychischen und äußeren Reizen, die der muskulären Reaktion zu Grunde liegen, beziehen den Menschen als Ganzes mit ein als Summe der Wahrnehmung von Nerven, Organen und des Lebens. Auf diesem Weg macht das neuromuskuläre System mit seiner Fähigkeit zur Erinnerung den Körper zu einem empfindsamen Instrument, der zu Fähigkeiten imstande ist, die weit über das hinausgehen, was Vernunft und bewusste Kontrolle bewerkstelligen können. Die neuromuskulären Teile von Skelett und Organen reagieren auf Grund eines gesammelten gemeinsamen Wissens, das permanent erweitert wird und dabei ständig von Gefühl und Verstand überprüft wird.

Wir erkennen nun, dass das physisch-ökonomische Verhalten des Menschen durch Systeme gesteuert wird, die sich wechselseitig ausbalancieren, wobei das Denken eine herausragende Rolle spielt. Außerdem wird uns bewusst, dass die Funktion der Struktur vorausging, ebenso wie das Denken dem Verstand und das Verb dem Substantiv. Es musste erst etwas getan werden, bevor etwas entstand. Alles bewegt sich, und im Prinzip der Bewegung drückt sich das Leben aus.

Die Wissenschaft hat es uns ermöglicht, diese Sachverhalte besser zu verstehen. Feinere Regulierungen wurden durch das Zusammenwirken unterschiedlicher Körperdrüsen möglich, durch das Studium der chemischen Zusammensetzung von Körperzellen, aber auch der Zusammensetzung und Wirkung von Nahrungsmitteln, die wir zu uns nehmen, durch den Einfluss von Temperatur und Druck, von Kleidung und Wohnumfeld, von Erholung und Aktivität und einer besseren mechanischen Balance des menschlichen Skeletts. Unter Berücksichtigung dieser Aspekte können wir uns ein besseres Bild über das rhythmische und harmonische Zusammenspiel der Körpersysteme machen.

Zu diesem Wissen kommen neue Erkenntnisse über das Unterbewusstsein, das Schatzkammer und Leichenhaus der Kreativität und einer der Schlüssel zur Physiologie ist. Das Studium des Unterbewusstseins ist das «Rückgrat», zu dem wir neue physiologische Untersuchungen addieren müssen.

Wir wissen heute, dass die verfügbare menschliche Energie nur zu etwa 15 % für bewusstes Handeln, die restlichen 85 % aber zur Steuerung der vegetativen Prozesse, zu der z.B. auch der Herzschlag zählt, verwendet werden. Mit 15 % unserer Kraft verrichten wir demnach unsere Arbeit in der Welt. Werden vegetative oder unbewusste Prozesse geschwächt, erfordert dies zusätzliche Energie, die von diesen 15 % abgezweigt wird, eben dem Energieanteil, den wir für bewusste Aktivitäten einsetzen können, also für die Fähigkeiten, die uns als Mensch auszeichnen und vom Tier unterscheiden. Stress frisst diese 15 % freier Energie auf. Sie wird dann sozusagen den 85 % für unbewusste Aktivitäten zugeschlagen, wie uns Williams James in seinem Essay über Reserven menschlicher Energie darlegt.

Unsere Gewohnheiten

Die Ursachen menschlicher Gewohnheiten beruhen auf biologischen, herkunftsbedingten oder individuellen Gegebenheiten. Im Laufe seiner langen Entwicklungsgeschichte änderte sich die Struktur des menschlichen Körpers häufig und tief liegend. Zwar mag der grundlegende Entwurf in seiner heutigen Form Bestand haben, für den einzelnen Teilbereich werden aber auch in Zukunft Entwicklungen möglich sein, sei es durch Veränderung von Gewohnheiten, sei es durch gezieltes Training. Fehlerhafte Entwürfe, die durch Gewohnheiten entstanden sind, sind so korrigierbar. Sie können früher einmal richtig gewesen sein, verlieren aber ihre Nützlichkeit bei anhaltend falschem Gebrauch.

Der menschliche Körper ist denselben mechanischen Kräften ausgesetzt wie jeder andere belebte und unbelebte Körper. Unsere Knochen schützen dabei nicht nur unsere inneren Organe vor Verletzungen durch äußere Einwirkungen, sie tragen auch das Körpergewicht. Die Knochen und ihre Verbindungen bilden dabei ein System von Hebeln, durch die Richtung und Zweck einer Bewegung bestimmt werden.

Unsere Fähigkeit als Individuum selbständig zu denken ist eine vergleichsweise junge Errungenschaft. Im Gegensatz dazu verfügen unsere Körper über die Erfahrungen einer Entstehungsgeschichte, die Hunderte Millionen von Jahren länger ist. Auch wenn man diese wissenschaftliche Erkenntnis leugnet, muss man zugeben, dass jeder als Baby schon eine erstaunliche und großartige körperliche Entwicklung hinter sich hatte, bevor er gleichsam aufwachte, zu denken begann, zu erzählen und menschliche Intelligenz zu zeigen. Wenn sich dann bei kleinen Kindern die Denkfähigkeit allmählich entwickelt, richtet sich die Aufmerksamkeit weniger auf den Körper als vielmehr auf die kunstvoll entworfenen Kleider, mit denen sie ausgestattet werden.

Viele von uns fühlen ein empfindliches Unbehagen, wenn Knochen und Muskeln erwähnt werden. Vertrauensvoll, aber ohne jedes Wissen über das, was unter unserer Haut vor sich geht, gehen wir unseren täglichen Beschäftigungen nach, absolut angewiesen auf die Vorgänge im Inneren, aber mit demselben Interesse daran wie ein Hund an seiner Anatomie.

Meist sind es unangenehme Ereignisse, wie Krankheiten oder Verletzungen, die uns unseren Körper näher bringen. Das geschieht, wenn wir krank sind oder verletzt und wir uns unserer Kleider entledigen müssen, um eine Wunde, eine Verbrennung oder einen Knochenbruch sichtbar zu machen. Schon jede kleine Verletzung der Haut wirkt dann beunruhigend und unangenehm, mit Schaudern betrachten wird das aus einer Wunde austretende Blut, jene scharlachrote Flüssigkeit, die überall lästige Flecken verursachen kann! Als sich das Gerücht verbreitete, dass das Gehalt eines angesehenen Arztes in Harvard erhöht werden sollte, wurde von einer gut situierten Lady aus Cambridge berichtet, die meinte, dass er es sich nun hoffentlich leisten könne, sich nicht mehr mit dem ekelhaften Innenleben der Menschen zu beschäftigen.

Im Gegensatz z. B. zu Hunden besitzt der Mensch die schlechte Angewohnheit, einzelne Teile unabhängig vom Körper als Ganzes zu einer bestimmten Haltung zu veranlassen. Es kommt ihm nicht in den Sinn, dass Aktion und Reaktion mechanisch betrachtet ebenso auf belebte wie auf unbelebte Körper wirken.

Knochen und Stahl

Die Natur hat weise entschieden, als sie uns mit Knochen ausstattete. Härte, Steifigkeit und Elastizität machen Knochen zu dem geeigneten Werkstoff für die Aufgaben, die auf ihn warten. So besitzt er dieselbe Bedeutung wie Stahl für den Ingenieur.

Ein bewusst lebender und kluger Mensch spürt sein gesamtes lebendiges Skelett in seinem gesamten Körper, wie es von den Motoren des Körpers, den Muskeln, angetrieben wird und jederzeit bereit ist zu reagieren.

Vesalius, der in dem Jahr starb, in dem Shakespeare geboren wurde, hat das menschliche Skelett bereits vor 400 Jahren sehr gut beschrieben. Von ihm stammt die berühmte Zeichnung eines menschlichen Skeletts – vielleicht Hamlet? –, das hinter einem Stehpult steht, das Gewicht auf ein Bein verlagert, der linke Ellbogen liegt auf dem Tisch, der ganze Körper ist etwas nach vorn geneigt und der Kopf auf die linke Hand gestützt. Die sorgfältige Nachbildung von Details der das Skelett umgebenden Natur, wie Blättern, Sträuchern und Steinen, deutet die Entfaltung der Wissenschaft an. Haltung und Tisch weisen auf das unsichtbare Reich des Denkens. Es sieht so aus, als würde das Skelett leben, könnte sich in jedem Augenblick umdrehen und davongehen, den Kopf gedankenschwer. Für den Betrachter ist es fast unmöglich, sich der Vorstellung zu entziehen, dass es sich bei dem Skelett um eine Person handelt!

Der Schlag des Herzens und das Strömen des Blutes durch unseren Körper sind für uns Sinnbilder des Lebens. Dabei wird leicht vergessen, dass unsere Knochen eine wichtige Rolle bei der Produktion der Milliarden roten Blutkörperchen im Körper des erwachsenen Menschen spielen. Eine einzelne Zelle lebt dabei nur ungefähr 120 Tage, doch das Knochenmark sorgt für den notwendigen Nachschub. Knochen leben. Wir sollten uns ihrer Lebendigkeit bewusst sein, wenn wir sie und das sie umgebende weiche Körpergewebe verstehen wollen. Erst dann können wir die Bedeutung ihrer Funktion für den ganzen Körper würdigen. Neben der Produktion roter Blutkörperchen tragen sie das Körpergewicht und schützen gemeinsam mit anderen Körperstrukturen unsere Körperhöhlen. Ebenso wie die meisten anderen Körpergewebe können sich Knochen erneuern, was eine einzigartige Fähigkeit aller lebenden Zellen ist.

Unsere Knochen schützen und tragen uns nicht nur, sie gehören auch zu dem sinnvollen Hebelsystem, das unseren Bewegungsapparat ausmacht. Die Bewegungen von Knochen werden durch das neuromuskuläre System gesteuert. Zwar können wir einzelne Bewegungen unseres Bewegungsapparates bewusst beeinflussen, doch ist es uns unmöglich, das neuromuskuläre System direkt zu kontrollieren.

Sobald wir Arme oder Beine bewegen, sind davon mehrere miteinander in Verbindung stehende Knochen betroffen, die nach einem genauen Plan komplex zusammenarbeiten. Die Weisheit dieser Zusammenarbeit liegt dabei nicht so sehr in dem Befehl, der die Bewegung auslöst, als viel mehr in dem Zusammenwirken der unterschiedlichen Systeme. Dabei stellt das neuromuskuläre System die Weichen, um optimale Abläufe zu erreichen.

Setzt z. B. jemand ein Gewehr an, um zu zielen, müssen zahlreiche Reflexe aufeinander abgestimmt werden. Sie werden eingeleitet, sobald er die Entscheidung trifft, ob und auf was er schießen will. Er nimmt eine bestimmte Körperposition ein, balanciert das Gewehr auf Schulter und Wirbelsäule aus und erfasst mit den Augen das Ziel. Um dann letztendlich den Abzug erfolgreich zu betätigen, muss er ruhig stehen und seine Atmung verändern. Diese gelernten Reflexe stehen klar im Einklang mit den Prinzipien sowohl der Mechanik als auch einer organischen Funktion. Um beim Beispiel von oben zu bleiben: Das Auge muss fokussiert sein, das Gewicht des Kopfes ausbalanciert, um mit sicherem Arm ruhig in seiner Position zu verharren. Der Rückstoß des Schusses muss von der Wirbelsäule und den Beinen aufgefangen werden. Alle diese Körperreaktionen erfolgen automatisch. Man kann also sagen, dass die Geschicklichkeit des Entenjägers letztlich von einer sinnvollen Koordinierung chemischer, mechanischer und organischer Bedingungen abhängt. Selbst die Entscheidung über das Auslösen des Schusses hängt teilweise von seinem kinästhetischen Sinn ab, den er als «das Gefühl, dass er bereit ist» bezeichnen würde. Die Freiheit seines Entschlusses ist auch von seinem Optimismus abhängig. Ist der Körper in einer guten Verfassung und unbeeinträchtigt von Ängsten und Unsicherheit, wird die ins Korn genommene Ente kaum Chancen haben, davonzukommen.

Stimmen alle Bedingungen, dann «geschieht es einfach», ebenso wie es schneit oder regnet, weil die richtigen Bedingungen erfüllt sind. Die Bewegung ist das Resultat von fundamentalen menschlichen Prinzipien und Ausdruck eines dynamischen Lebensmechanismus. Ohne die dabei wirkenden Gesetze zu verstehen, könnten wir Bewegung nicht verstehen.

Keine dieser Reaktionen wäre ohne die Vielfalt der verschiedenen Funktionseinheiten des menschlichen Skeletts möglich. Form und Größe dieser Funktionseinheiten sind den gestellten Anforderungen genau angepasst, um dem Organismus eine optimale Bewegung zu ermöglichen.

Das menschliche Skelett ermöglicht viele Dinge. Dabei fällt es schwer, einzelne Teile zu isolieren und ihnen spezielle Aufgaben zuzuordnen. Entstehung, Wachstum und Funktion sind zu eng miteinander verwoben.

Unsere Knochen haben vier Aufgaben:

- Als Organ bilden sie Blutzellen. Die Knochen leben also!
- Sie besitzen eine Schutzfunktion und bilden dazu für Gehirn, Rückenmark, Herz und Lunge sowie die Eingeweide knöcherne Umhüllungen. Sie sind also sichere Behälter für empfindliche Körperteile.
- Sie stützen den Körper, tragen sein Gewicht und gestalten seine äußere Form.
- Gemeinsam mit den Muskeln bilden sie den Bewegungsapparat.

In der Evolution nehmen die Anforderungen, um eine Aufgabe zu erfüllen, Form an oder werden mit anderen Worten zu einer Struktur.

Das Skelett ist ein mechanisches Wunderwerk. Die Linien der mechanischen Kräfte gehen durch die Knochen und vermitteln dabei das Gefühl der ihnen innewohnenden Bewegung. Die «Lebensmaschine» bewegt sich!

Die Bedeutung des Gleichgewichts

Der menschliche Körper hat ein fundamentales Bedürfnis nach Ausgleich der auf ihn einwirkenden Kräfte. Eine strukturelle Unterstützung mit der kleinsten Belastung für die einzelnen Körperteile ist dabei eine Frage der Anpassung des Körpers an die äußeren, vorzugsweise mechanischen Kräfte.

Ein vorhandenes Gleichgewicht entlastet Nervenabschnitte, die für die Muskelsteuerung zuständig sind. In der Folge werden bessere Bedingungen für andere geistige oder körperliche Aktivitäten des Menschen geschaffen.

Der Übergang des Menschen zur aufrechten Haltung als Ergebnis der Evolution erhöhte seine Bewegungsfreiheit und gab ihm die Möglichkeit, seine Umgebung so weitgehend zu beherrschen, wie dies zuvor bei keinem anderen Lebewesen der Fall gewesen war. In mechanischer Hinsicht hat die aufrechte Haltung allerdings auch Nachteile. Die entstehende Körperstruktur weist Schwachpunkte auf, die sich auf die Versorgung und den Schutz vitaler menschlicher Prozesse auswirken können. Um dem zu begegnen, helfen uns Kenntnisse, wie wir aus mechanischer Sicht vor allem die Körperteile einsetzen, die der aufrechten Haltung dienen. Wie wirkt sich der Zug der Schwerkraft auf die Krümmungen der Wirbelsäule und auf die flachen Körperwände aus, die die Vorder- und Rückseite im Gleichgewicht halten, und wie auf die Aufrichtung des menschlichen Körpers? Wie funktioniert dies alles unter dem Druck der Schwerkraft und wie verhält sich dabei das Skelett, das das Gewicht trägt? Wo verlaufen die Kraftlinien, die kontinuierlich auf die Knochen einwirken? Diese und weitere Fragen müssen wir uns stellen, wenn wir das mechanische Problem von Haltung und Bewegung beim aufrechten Gang lösen wollen.

Die Form folgt der Funktion

Funktion führt zur Form. Nach diesem Prinzip sind unzählige Lebensformen entstanden, vom Einzeller bis zu höchst komplexen pflanzlichen und tierischen Organismen. Um die Herkunft der Struktur oder Form eines Lebewesens zu klären, muss man die Bedingungen kennen lernen, denen dieses Lebewesen im Kampf ums Überleben ausgesetzt ist. Eine Kraft trifft auf eine Gegenkraft, und die Struktur entwickelt sich im Gleichgewicht der Kräfte.

Es gibt Leben im Wasser und auf dem Land und dementsprechend gibt es auch verschiedene Ausprägungen beim Körperbau von Wirbeltieren. Fische werden durch die Schwerkraft nicht belastet, sondern scheinen eher von ihr zu profitieren, da sie von allen Seiten einen gleichmäßigen Druck auf ihre Körper erzeugt. Doch der Fisch hat ganz sicher seine eigenen Probleme mit der Schwerkraft bei der Bestimmung seiner Position und der Ausrichtung seiner Bewegung. Er begegnet diesen Problemen mit den verschiedensten, faszinierenden Lösungen. Da sein Körpergewicht und das Gewicht des vom seinem Volumen verdrängten Wassers im Einklang stehen, kann der Fisch nicht sinken. Bei Landtieren ist das vom Körper verdrängte Luftvolumen dagegen leichter als das Körpergewicht. Es bleibt damit auf dem Boden und stemmt sich gegen die auf ihn wirkende Schwerkraft hoch, die es sonst auf den Boden ziehen würde. Als die ersten Landtiere das Wasser verließen, mussten sie zwei Veränderungen vornehmen: Sie mussten der Schwerkraft auf einem harten statt in einem weichen Medium entgegenwirken und Sauerstoff aus einem Gas statt aus einer Flüssigkeit aufnehmen. Da die Schwerkraft senkrecht auf den Körper einwirkt, mussten vertikale Vorrichtungen zur Abstützung des Körpergewichts getroffen werden, um ihn frei und schnell bewegen zu können. Außerdem mussten Möglichkeiten geschaffen werden, um Luft in den Körper zu leiten, um dort Sauerstoff zu entnehmen und den Zellen in ihrer flüssigen Umgebung zur Verfügung zu stellen. Ersteres waren die Ausgangsbedingungen, die zur Entstehung der menschlichen Gliedmaßen führten, und Letzteres machte Lungen erforderlich.

Im Gegensatz zu Einzellern verläuft die Atmung als Austausch von Sauerstoff und Kohlendioxyd sowohl beim Fisch als auch beim Menschen in zwei Phasen. In einzelligen Organismen findet der Austausch direkt durch Diffusion über die Zelloberfläche statt, bei Mehrzellern bringen bestimmte Zellen den Sauerstoff zu allen anderen und entfernen deren gasförmige Abfallprodukte des Stoffwechsels. Der Prozess läuft demnach in zwei Stufen ab:

- äußerer Atmungsvorgang: Hier erfolgt der Gasaustausch mit dem externen Medium, also der umgebenen Luft bzw. dem umgebenden Wassers. Der Transport des Gases geschieht über Körperflüssigkeiten wie Blut.

- innerer Atmungsvorgang: Dabei erfolgt ein Austausch zwischen Gewebezellen und der sie umgebenden Körperflüssigkeit mithilfe von Diffusion, wie wir sie vom Einzeller kennen.

Der französische Chemiker Lavoisier, der die Bedeutung des Sauerstoffs für den Körper erkannte, bezeichnete die externe als die primäre und die interne als die sekundäre Atmung.

Die Atmungsorgane von Mensch und Fisch unterscheiden sich in ihrer Funktion grundlegend. Fischkiemen besitzen eine große Oberfläche und sind stark durchblutet. Das Blut entnimmt dem vorbeiströmenden Wasser den Sauerstoff und gibt das aus den Gewebezellen stammende Kohlendioxyd ab. Eine Lunge besteht aus einer Vielzahl von Lungenbläschen, in denen die Luft beim Atmungsvorgang durch eine aktive Bewegung ausgetauscht wird. Das unmittelbar unter der Oberfläche der Bläschen zirkulierende Blut entnimmt dabei der Luft den Sauerstoff und gibt im Austausch das vom inneren Atmungsvorgang stammende Kohlendioxyd an sie ab.

Der Wechsel der Lebewesen vom Wasser zum Land geschah nicht plötzlich, sondern in mehreren Schritten. In der Übergangszeit entstanden Tiere, die sowohl an Land als auch im Wasser leben konnten, die so genannten Amphibien. Manche von ihnen leben im Schlamm. Ihre Atmung funktioniert in der Luft und im Wasser. Sie besitzen Kiemen und rudimentäre Lungen oder ihre Haut ist so beschaffen, dass sie der Atmung dienen kann. Andere Tiere, wie Frösche oder Kröten, leben zunächst als Kaulquappen im Wasser, um später ihre Kiemen und Schwänze zu verlieren und als Landtiere mit Lungen und Beinen zu leben.

Im Grunde hat der an Land lebende Organismus seine Abhängigkeit vom Wasser in Bezug auf lebensnotwendige Vorgänge nie verloren. Er mag sich als Tier oder Pflanze noch so weit vom Wasser entfernen und trägt es trotzdem in Form der Gewebeflüssigkeiten mit sich, ohne die die Zellen nicht leben können. Siebzig Prozent des menschlichen Körpers bestehen aus Wasser und eine nennenswerte Absenkung dieses Anteils führt zu ernsthaften Konsequenzen.

Bewegungsapparat und Atmungssystem als typisches Merkmal eines Lebewesens entwickelten sich gleichzeitig, als die Wirbeltiere das Wasser verließen. Beim Wachstum und der Weiterentwicklung der einzelnen Arten und ihrer Körperfunktionen blieben diese beiden Mechanismen stets eng miteinander verbunden. Mechanische und Nervenverbindungen zwischen dem Bewegungsapparat und dem Atemsystem belegen dies ebenso wie die Verbindung beider zum Gefäßsystem, welches das Blut vom Herz zur Lunge bringt, damit in Kontakt mit der Luft und dann das Blut zurück zum Herzen leitet, angereichert nun mit Sauerstoff. Der Teil der menschlichen Muskulatur und die Anteile seines Skeletts, die die Wirbelsäule in ihrer äußeren Form erhalten und damit die aufrechte Haltung des Körpers gewährleisten, sind eng mit den Knochen und Muskeln des Atmungsapparates verbunden **(Abb. 2)**.

Landlebewesen mussten nicht nur lernen, Luft statt Wasser zu atmen, sondern auch ihr Gewicht zu tragen. Das hieß, es war eine Anpassung auf einen reduzierten Druck der Schwerkraft von oben und von der Seite notwendig. Außerdem mussten sie das Eigengewicht ihrer Körperteile tragen, und der Körper musste sich auf einen verstärkten, vom Boden ausgehenden Zug einrichten. Dies führte zur Ausbildung von Gliedmaßen und einer verbesserten Stützstruktur des Körpers aus

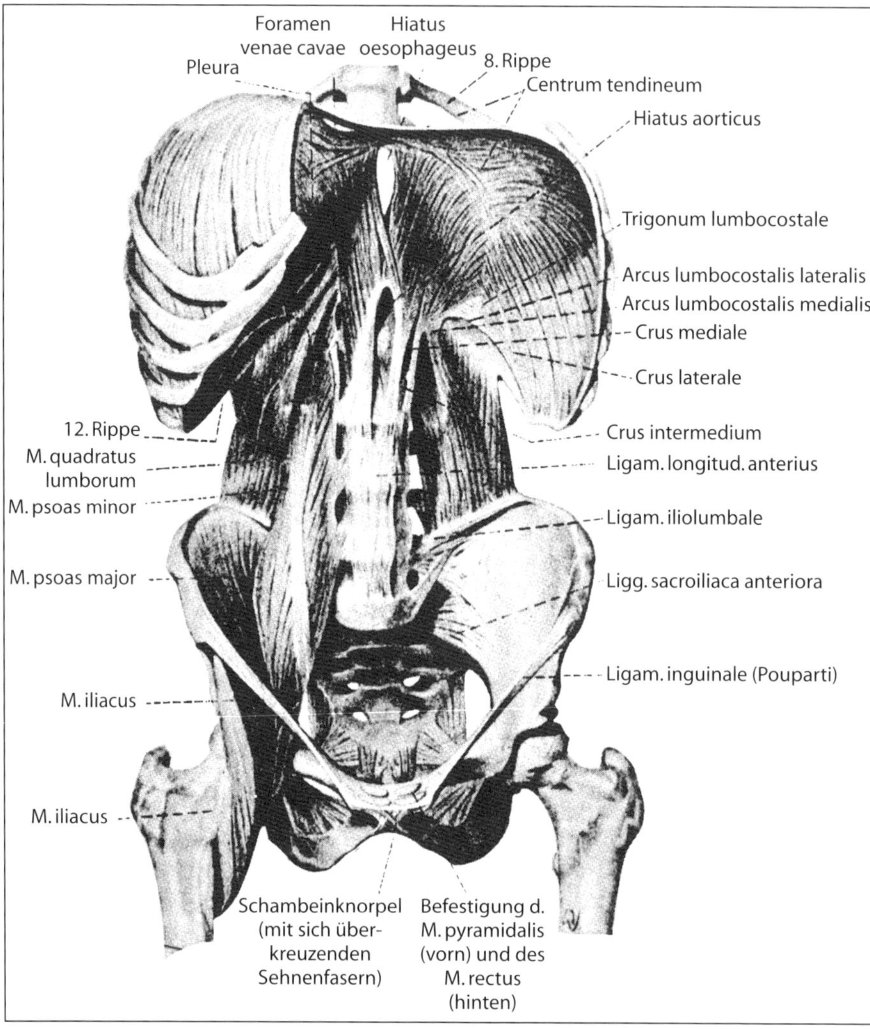

Abbildung 2: Hintere Bauchwand und Zwerchfell. Naturgetreue Darstellung der Position der Knochen und der Form der Muskeln. Auf der rechten Seite ist ein Teil des Zwerchfells im unteren Rippenbereich entfernt, um den Ursprung von Psoas und Quadratus lumborum zu zeigen (Braus).

stabilerem Knochenmaterial. Die Gliedmaßen entwickelten sich aus den Flossen. Eine dazwischen liegende Entwicklungsstufe erscheint dabei besonders interessant: Bei den Fischen, die sich zur Küste hin orientierten und dort im Schlamm lebten, entstanden fleischige Flossen. Diese Quastenflosser waren Zeitgenossen des Lungenfisches, der als erster Fisch eine luftatmende Lunge besitzt, von der man annimmt, dass sie der Vorläufer der heutigen Lungen von Landlebewesen ist.

Es gab zwei hauptsächliche Anforderungen, die das Leben außerhalb des Wassers an das Skelett stellte: Zum einen musste es leicht genug sein, um mit seinem Gewicht die Beweglichkeit nicht einzuschränken; zum anderen musste es über ausreichend Oberfläche verfügen, um die für die Bewegung verantwortliche Muskulatur daran befestigen zu können. Die einzelnen Wirbeltierarten nutzen unterschiedliche Methoden der Fortbewegung. Entsprechend unterschiedlich sind Wirbelsäule und äußere Gliedmaßen geformt und Letztere mit dem Körper verbunden. Eine Schlange bewegt sich ohne Arme und Beine auf dem Boden. Ihre sehr biegsame Wirbelsäule erlaubt kleine, seitliche Bewegungen, die durch die Rippen weitergeleitet werden. Die Effektivität dieser Bewegung wird dabei durch den Reibungswiderstand zwischen dem Untergrund und den rechteckigen Schuppen bestimmt, die schräg zur Körpermitte auf der Bauchseite der Schlange angebracht sind. Die Haut von Reptilien ist meist sehr widerstandsfähig, fast zäh und manchmal geradezu hart wie bei den Schildkröten, und da die Beine den Körper nur wenig anheben, ist ein Hautpanzer nötig zum Schutz gegen Stöße vom Boden.

Obwohl Vögel und Säugetiere von den Reptilien abstammen, unterscheiden sie sich grundlegend im Aufbau ihres Stütz- und Bewegungsapparates. Der Vogel, der sich in die Luft erhebt, tauschte eine flexible gegen eine starre Wirbelsäule und wählte leichte, harte Hohlknochen. Unterarme, Schlüsselbeine und Brustbein sind sehr stark ausgeprägt. Das große Brustbein dient zur Aufhängung der mächtigen Flügelmuskeln und ist damit Ausgangspunkt der Kraft für die Flügelbewegung. Demgegenüber wirken die Beine wie eine unbedeutende Ergänzung.

Säugetiere erhoben sich auf allen Vieren vom Boden, wobei sie zunächst Arme und Beine zur Fortbewegung benutzten. Die Vorfahren der Menschen und Affen, der so genannten Primaten, verließen den Boden und lebten in den Bäumen. Dies erforderte eine spezielle Fortbewegungsart, die zu einem abweichenden Gebrauch von Händen und Beinen führte. Arme und Hände zogen den Körper von Ast zu Ast, der dabei häufig in vertikaler Position gehalten wurde. Dabei dienten die dann unten liegenden Gliedmaßen zum Klettern und ausruhen.

Die am Boden lebenden Vierbeiner setzten häufig den Kopf als Werkzeug ein, eine Aufgabe, die die in den Bäumen lebenden Tiere mithilfe ihrer vorderen Gliedmaßen lösten. Klettern und Greifen erweiterten die Gebrauchsfähigkeit der Hände. Dadurch wurde letztlich der Kopf von den Tätigkeiten des Zupackens und Haltens befreit und es ihm ermöglicht, sich in zunehmendem Maße mit Schauen, Schmecken und Riechen zu beschäftigen. So konnten die Tiere in Ruhe nach

Nahrung greifen, sie halten, daran riechen und sie betrachten, ohne dabei den Kopf wenden zu müssen. Folglich konnte eine Vielzahl von Reizen aufgenommen werden. Dies führte notwendigerweise zum Aufbau von Wechselbeziehungen und zur Koordination der alle auf einmal über die sensorischen Bahnen eintreffenden Eindrücke. Dazu bedurfte es dann neuromuskulärer Zentren für Übertragung und Speicherung. Dadurch wurde das Gehirn größer, und die Form des ihn umgebenden Schädels veränderte sich: Er wurde höher und runder, bis jene für den Menschen typische gewölbte Form entstand. Die Entwicklung der Schädelform ist dabei charakteristisch für einen Vorgang, bei dem Veränderungen weichen Gewebes eine Veränderung harten Gewebes nach sich zieht.

Da Primaten in den Bäumen lebten, entwickelten sich Arme und Hände weiter, sodass sie sich für weit reichendere Bewegungen eigneten als beim Vierbeiner auf dem Boden. Ein typisches Ergebnis dieser Entwicklung ist die Ausbildung des Schultergürtels und dort insbesondere des Schlüsselbeins (Clavicula). Das Schulterblatt (Scapula) wiederum gehört zu einer früheren Entwicklungsstufe und diente schon immer zur Stützung der vorderen Gliedmaßen und als schützendes Dach des Schultergelenkes. Die Muskeln und Ansätze des Armes sind so am Schulterblatt verteilt, dass der obere Brustkorb vor ihren Bewegungen geschützt wird. Die seitliche Ausdehnung der Schlüsselbeine fast im rechten Winkel zum Brustbein (Sternum), ist ebenfalls Teil der Schutzfunktion des Schultergürtels. Herz und Atmungssystem wären durch den intensiven Gebrauch der Arme gefährdet und können so geschützt werden.

Auf dem Boden behält der Affe die aufrechte Haltung, wie wir sie vom Menschen kennen, nicht bei. Über größere Strecken bewegt er sich überwiegend auf allen vieren; ruht er sich aus, tut er dies in sitzender oder eher hockender Stellung und nur im Notfall – und dann meist nur für kurze Zeit – richtet er sich zum Stehen auf seine Hinterbeine auf. Der aufrechte Gang auf zwei Beinen wurde erst mit der Weiterentwicklung des Stirnhirns und der menschlichen Fähigkeit, sich seiner selbst bewusst zu sein, zur bevorzugten Fortbewegungsart.

Der Weg zur aufrechten Fortbewegung spiegelt sich in der Individualentwicklung wider. Beim Embryo entwickeln sich Arme und Beine erst sehr spät, wobei die unteren Gliedmaßen auch noch für einige Zeit nach der Geburt eher unauffällig bleiben, während Hände und Arme des Neugeborenen relativ gut ausgeprägt sind. Beine und Becken erhalten ihre endgültige Form erst, wenn sie für das Gehen benötigt werden. Dafür schaffen die Bewegungen des Kleinkindes im Krabbelalter die notwendigen Voraussetzungen.

Die Wirbelsäule bleibt die fundamentale Stütze für die vielfältigen Strukturen der Wirbeltiere und ebenso die Basis für die Vielzahl von Bewegungsmöglichkeiten. Die Kraft der Arme und Beine hängt davon ab, dass sie möglichst nahe und wirkungsvoll mit den kräftigsten Teilen der Wirbelsäule verbunden sind. Aus diesem Grund reichen auch die großen Muskelpartien, die Becken, Beine und

Wirbelsäule zu einer Einheit machen, bis weit in den Rumpf. Einige davon erstrecken sich bis hoch hinauf zum Brustkorb, wo sie sich gegenüber dem unteren Ende des Brustbeins anheften.

Die erwähnten Muskeln stützen und bewegen uns beim Gehen. Demnach beziehen wir beim Gehen auch die Strukturen des unteren Brustkorbs mit ein und nutzen nicht nur – wie dies auf der Hand liegt – die Oberschenkel-, Waden- und Fußmuskulatur. Die starken Rückenmuskeln und die Muskulatur an der Seite des Körpers verbinden die untere Wirbelsäule und das Becken mit den Schultern und dem Brustkorb. Wenn wir unsere Arme beim Werfen, Greifen oder Heben von Gewichten stark belasten müssen, können wir dies nur wirkungsvoll tun, wenn die unten mit einbezogene Struktur aus Becken- und Lendenbereich sowie Oberschenkeln ebenfalls in guter Verfassung ist. Die ältesten und am besten ausgestatteten Bewegungsmuster im neuromuskulären System stehen für den Bereich der unteren Wirbelsäule und der Beine zur Verfügung. Sie sind die entscheidenden Strukturen, die zur Stützung und Fortbewegung des Körpers dienen.

Bewegung und Aktivität, die den Grundmustern der Tiere folgt, enthüllt eine tiefe Verbindung der vitalen Prozesse des Körpers miteinander ebenso wie strukturelle Wechselbeziehungen und Zusammenhänge. Wird der Körper als funktionelle Einheit aktiv, wie dies beim Gehen, Rennen oder anderen Auseinandersetzungen mit der umgebenden Welt der Fall ist, zeigen sich die strukturellen Verbindungslinien deutlich. Knochen und Muskeln arbeiten dabei in Richtung auf das Körperzentrum, um einen möglichst effektiven Kräfteeinsatz zu ermöglichen; zum Beispiel, wenn sich ein Tier duckt oder bei der Vorbereitung zu einem Rennen oder einem Stabhochsprung.

Unter neuromuskulären Gesichtspunkten konzentrieren sich die ältesten und daher festesten Verbindungen entlang der vertikalen Achse der Wirbelsäule. Hier liegen die zentralen, röhrenartigen Systeme für den Blutkreislauf, die Atmung und die Verdauung, sozusagen die «zentralen Versorgungsstränge» **(Abb. 3)**. Von der Wirbelsäule geschützt verläuft dort auch der «Kommunikationsstrang», das Rückenmark. Die Wirbelsäule wird damit zur Kraft-, Schutz- und Koordinierungszentrale der strukturellen und organischen Körperprozesse.

Wenn ein Tier nach dem Fressen ausruht, kann man den Rhythmus der organischen Funktionen gut wahrnehmen: Zwischen den einzelnen Körperteilen existiert nur noch eine passive Verbindung. Es herrscht der Eindruck vollständiger Entspannung und Wohlbefindens. Die Körperkräfte werden wenig beansprucht. Man betrachte eine Kuh, die sich zum Wiederkäuen hingelegt hat. Alle organische Aktivität konzentriert sich dann auf die der Wirbelsäule nahen Systeme von Kreislauf, Atmung und Verdauung. Das Versorgungssystem trifft Vorbereitungen für kommende Aktivitäten.

Erst wenn ein Tier beginnt, sich fortzubewegen oder auf irgendeine andere Art auf sein Umfeld zu reagieren, wird das funktionelle Zusammenwirken einzelner

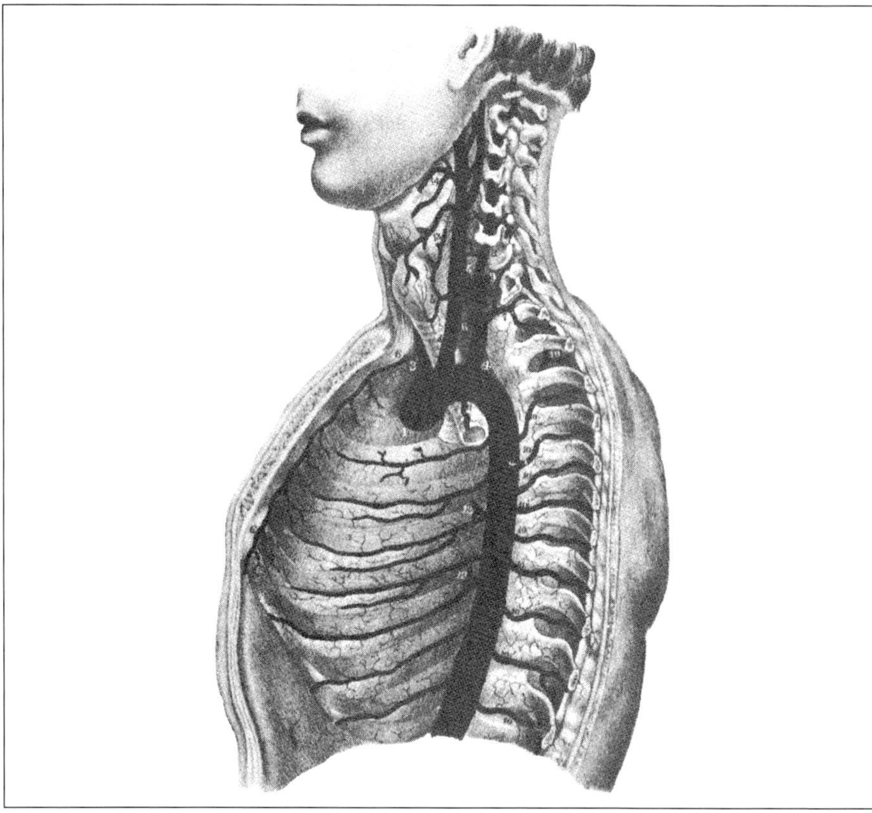

Abbildung 3: Innenansicht des oberen Brustkorbes. Das Bild zeigt die tiefe Lage der Wirbelsäule und das Verhältnis des Hauptarterienstammes zur Wirbelsäule (nach Goddard).

Körperteile deutlich. Der erhöhte Sauerstoffbedarf der Muskeln führt zu einer tieferen und schnelleren Atmung, sodass sich das Zwerchfell stärker ausdehnt. Diese große Muskeldecke und ihr Stamm spannt und entspannt sich dabei und vergrößert und verkleinert abwechselnd zusammen mit den Zwischenrippenmuskeln das Volumen des Brustkorbs, bis sich auch die Muskeln im Unterbauch und Becken an dieser Pumpbewegung aktiv und deutlich beteiligen. Zuletzt werden auch die Brust- und Schultergürtelmuskeln einbezogen. Man kann sagen, dass bei extremer Belastung die gesamte Skelettmuskulatur beteiligt ist.

Auch der Herzmuskel reagiert, indem er den Blutfluss in die Lungen und von dort zu den bedürftigen Muskelzellen beschleunigt. Selbst der Verdauungstrakt ist betroffen. Allerdings nicht so sehr durch eine Verstärkung der chemischen Abläufe – sie werden bei starker Körperanstrengung reduziert – als vielmehr durch die heftigen Bewegungen der ihn umgebenden Muskelwände. Dadurch wird der Nahrungsbrei in den Eingeweiden vorangeschoben und die Nährstoffaufnahme durch die Lymphgefäße beschleunigt, die sie in den Blutkreislauf abgeben, sodass der Nachschub von Blutzucker, den die Muskeln zur Aktivität benötigen, gewährleistet ist.

Die Atmung wird erleichtert, wenn die Wirbelsäule entlang der Längsachse ausbalanciert ist. Die senkrechte Ausdehnung des Zwerchfells entlang dieser Achse bis hin zum tiefstmöglichen Punkt sorgt für eine maximale Sauerstoffaufnahme. Eine verkürzte spinale Achse führt zum umgekehrten Effekt: Der Körper wird gequetscht und die Funktion der Sehnen und Muskeln in den Segmenten beeinträchtigt.

Bei einer tiefen Senkung des Zwerchfells im Lendenbereich, entlang der Achse der Wirbelsäule, werden Muskeln der unteren Wirbelsäule aktiviert, die bis in das Becken reichen. Die damit verbundene «Verankerung» des unteren Rumpfes verstärkt den Halt in diesem Bereich. Die Vertiefung der Atmung aktiviert den gesamten Körper und macht ihn handlungsbereit. Im Schlaf kehrt sich dieser Vorgang um: Durch die Verflachung der Atembewegung wird die gegenüber dem aktiven Verhalten notwendige Energie mehr und mehr reduziert und pendelt sich schließlich auf einem Ruheniveau ein. So haben die Zentren für Bewegung und Atmung sowohl im Schlaf als auch im Wachzustand eine Koordinationsaufgabe. Der Körper reagiert als Einheit, wenn er die beiden Anpassungen, die nötig waren für die Entwicklung zum Landlebewesen – also die Unterstützung des aufgerichteten Körpergewichtes auf einer schmalen Basis und die Luftatmung – bewerkstelligt.

Um diese Prozesse und die damit verbundenen körperlichen Anpassungen verstehen zu können, müssen wir zunächst einen Überblick über die Körperstrukturen und das Zusammenwirken von Nerven und Muskeln gewinnen, die unsere Körperreaktionen ermöglichen.

Haltungsmuster

Wendet man die Prinzipien der Mechanik auf den menschlichen Körper an und betrachtet ihn sowohl als eigenständiges Wesen in der Mitte universaler Kräfte als auch als eine Einheit, die aus einer Vielzahl von Teilen zusammengesetzt ist, die in engem Bezug zueinander stehen, dann bietet sich der Begriff Haltungsmuster als passender Ausdruck an. Doch darf diese Begriffsbestimmung nicht dazu führen, einen fixierten Umriss und eine unveränderliche Gestalt zu suggerieren. Man muss sich vergegenwärtigen, dass der menschliche Körper wie alle Dinge auf der Erde dem Einfluss von Schwerkraft und Trägheit unterworfen ist und sich ihnen unablässig in einem dynamischen Prozess stellen muss. Interessanterweise begegnet der Körper dem Zug der Schwerkraft mit der permanenten Bewegung seiner Einzelteile, wobei er sich gleichzeitig dagegen wehren muss, ständig die Bewegung in gleicher Richtung auszuführen oder im Ruhezustand zu verharren. Körpermuster und -gestalt sind daher dynamisch und nicht statisch.

Die Gesetze von Schwerkraft und Bewegung wurden an fallenden Körpern untersucht. Ohne das dabei entstandene Wissen wären die heutigen Hochhäuser und Brücken unmöglich gewesen. Durch Erfahrung lernte der Mensch, Materialien wie Holz, Ziegel oder Stahl sinnvoll zu kombinieren, damit seine Bauwerke den auf sie wirkenden Kräften wie Gewichtslast, Luftdruck, Stößen und Erschütterungen des Bodens, standhalten können. Bei der Verwendung unterschiedlicher Materialien auf unterschiedlichem Grund war zu prüfen, wie diese äußeren Kräfte auf die Materialien einwirken und wie letztere arrangiert werden müssen, um diesen Kräften am wirkungsvollsten zu widerstehen. Die entstehenden Lösungen variieren abhängig von den Materialien und deren Verwendungszweck.

Beim menschlichen Körper stoßen wir auf dieselbe Situation: Die erwähnten Haltungsmuster bedeuten, dass viele kleine Teile Bewegungen im Raum ausführen, die zeitlich und ökonomisch perfekt aufeinander abgestimmt sein müssen, um der jeweiligen Gewichtsbelastung zu begegnen und dies bei Beachtung der vorgegebenen Raum-Zeit-Bedingungen. Diese feinen, exakten und verwirrenden Einstellungen erfolgen unterhalb der Bewusstseinsschwelle. Auf diese Weise kann der Mensch seine Einheit bewahren und gleichzeitig den Anforderungen der Umwelt begegnen.

Wenn wir dem Konzept einer unablässigen Bewegung folgen, die durch das Spiel und den Fluss der Kräfte entsteht, und zu Interaktionen zwischen den betroffenen Objekten führt, können wir den wechselseitigen Widerstand als Teil einer Balance verstehen, die der physikalischen Welt ein sicheres Fundament gibt. So ist es auch im menschlichen Körper. Sogar die einzelnen Körperzellen werden von Gleichgewichtskräften organisiert. Auch hier gibt es eine Konfiguration von Partikeln, die entsprechend der jeweiligen Zellaktivität in Bewegung gehalten werden. Dies kann man in Mikro-Filmen von lebenden Zellen beobachten ebenso wie von wachsendem Gewebe von Pflanzen und Tieren.

Um eine bewusste Kontrolle des strukturellen Gleichgewichts im menschlichen Körper zu gewinnen, müssen wir die einzelnen Komponenten und deren Beziehungen zueinander kennen lernen. Dasselbe gilt für die Kräfte, die auf sie einwirken bzw. derer sie sich bedienen. Wir müssen die Materialien, aus denen sie bestehen, ihre Funktionen und ihr Verhalten studieren. Außerdem gehört ein Wissen über die mechanischen Prinzipien der Statik bei belebten und unbelebten Strukturen dazu.

Die Knochen sind die gewichtstragenden Körperteile, die damit vor allem den Kräften der Schwerkraft ausgeliefert sind. Wenn wir eine ökonomische Steuerung der Körperteile erreichen wollen, müssen wir die Balance der Knochen und ihrer Kontaktflächen zueinander, der Gelenke, sowie ihre Bewegung durch die Muskulatur näher betrachten.

Die Reaktion und Anpassung des Körpers an Schwerkraft und Trägheit umfasst psychophysikalische und rein physikalische Vorgänge und entspricht damit einer Einteilung in organische und anorganische Mechanismen.

Die psychophysikalischen Grundlagen von Haltung

Der Ingenieur wird sich bei der Planung eines Bauwerks zunächst mit den verfügbaren Materialien beschäftigen. Er muss ihre Eigenheiten und Verhalten bei Belastung prüfen, um eine Entscheidung zu treffen: für bestimmte Strukturen Stein oder Holz, für andere Stahl. Vergleichbares gilt für unseren Körper und den in ihm wirkenden Mechanismen. Wollen wir ihn intelligent einsetzen, müssen wir seine Beschaffenheit und Eigenschaften verstehen.

Ohne die einzelnen Komponenten des menschlichen Körpers aufzählen zu wollen, haben sie doch eines gemeinsam: Sie besitzen die Fähigkeit, auf die gestellten Anforderungen entsprechend zu reagieren. Dies ist eine Grundeigenschaft von Protoplasma, aus dem alle lebenden Organismen, Pflanzen wie Tiere, bestehen. Je genauer wir uns das Protoplasma ansehen und seine Flexibilität und Komplexität erkennen, desto schwieriger wird es, es gültig und abschließend zu beschreiben. Thomas Huxley bezeichnete Protoplasma als die physikalische Grundlage des Lebens und kommt damit wohl einer zufriedenstellenden Definition am nächsten. Anscheinend gibt es verschiedene Sorten von Protoplasma, die nicht nur von Zelle zu Zelle unterschiedlich chemisch zusammengesetzt sind, sondern sogar innerhalb einer Zelle.

Diese bei der Formgebung entscheidend beteiligte Substanz ist weder fest noch flüssig sondern beides gleichzeitig. Einerseits ist sie so fest, wie es notwendig ist, um die Form zu erhalten, andererseits ausreichend flüssig, um die Form entsprechend der jeweiligen Notwendigkeit zu verändern. Jedes Protoplasma besteht aus einer Mixtur chemischer Komponenten, die innerhalb einer winzigen Zellstruktur arrangiert sind, die üblicherweise in einen Zellkern mit umgebendem Zytoplasma unterteilt wird. Die komplexeste Struktur erreicht das Protoplasma in den Zellen des Menschen. Zwar haben die unzähligen Körperzellen viele Gemeinsamkeiten, dennoch leben sie unabhängig voneinander in der sie umgebenden flüssigen Substanz. Jede einzelne Zelle atmet, nimmt Nahrung auf und kann auf Reize reagieren. Alle Zellen können sich in unterschiedlichem Ausmaß selbständig reparieren und reproduzieren. Neben diesen vom Einzeller bis zum höchstentwickelten Vielzeller gemeinsamen Eigenschaften besitzt die einzelne Zelle eine der Gesamtstruktur dienende spezifische Funktion.

Die Zellen mit verschiedenen Funktionen sind zu Gruppen zusammengefasst, die als muskuläres, knöchernes, nervales, Haut-, Gefäß- oder Drüsen-System bezeichnet werden und jeweils auf eine Vielzahl innerer oder äußerer Reize reagieren. Während Drüsen vorwiegend auf emotionale Veränderungen reagieren, führen

Muskeln Bewegungen aus, wobei beide auf Reize reagieren, die vom Nervensystem übermittelt werden. Die Reaktionen der Einzelteile werden durch verschiedene chemische, physikalische und nervliche Faktoren so sehr aufeinander abgestimmt und koordiniert, dass wir auch hier das Individium viel eher als Ganzheit verstehen müssen denn als Ansammlung einzelner Teile.

2. Reaktionsmechanismen des Körpers

Mechanische Reaktionen

Aus mechanischer Sicht beeinflussen Schwerkraft und Trägheit die aufrechte Körperhaltung und Fortbewegung des Menschen. Dabei ist die Wechselbeziehung von Knochen und den sie bewegenden Muskeln von besonderer Bedeutung, die die Bewegungen ausführen und von denen alle Empfindungen und die Fortbewegung abhängen.

Mit dem System aus Muskeln und Nerven haben wir ein Reiz-Reaktionsmuster entwickelt, das fähig ist, Bewegungen unterschiedlichster Art zu steuern, gleichgültig ob es sich um die winzigen Bewegungen bei einer Uhrenreparatur oder um den hoch komplizierten, genialen Bewegungsablauf eines Ballettkünstlers handelt.

Die Nerven

Das Nervensystem besteht aus Millionen hoch spezialisierter Zellen, die aus dem Körper als Ganzes eine reaktionsfähige Einheit machen. Der menschliche Körper entspricht in seinen Grundfunktionen dabei dem des Einzeller als reaktionsfähige Einheit. Eine Amöbe zeigt, wie Jesse Feiring Williams[1] nachgewiesen hat, neben anderem auch die entscheidende Fähigkeit zur Aufnahme, Weiterleitung und Integration von Reizen. «Wenn man sie beispielsweise mit einer Nadel sticht, nimmt sie dies als Reiz auf, gibt ihn durch den ganzen Zellkörper weiter und das Protoplasma weicht in einer abgestimmten Aktion von der Nadel zurück.»

Bei höheren Lebensformen wird jeder dieser Abläufe von spezialisierten Nervenzellen übernommen; statt einer Erregbarkeit, die an der ganzen Zelloberfläche stattfinden kann, gibt es Rezeptorzellen, die so differenziert sind, dass sie nur auf spezielle Reize für das sensible Endorgan reagieren, wie z.B. in der Nase, den

1 Jesse Feiring Williams: Atlas of Human Anatomy

Augen, der Haut usw. Die langen Nervenfasern sorgen für die Reizweiterleitung. Die Reize werden in Nervenzentren oder Ganglien integriert, deren höchste Steuereinheit das Gehirn ist. Hier werden die aus den verschiedenen Körperteilen kommenden Impulse unterschiedlicher Qualität zu Anweisungen umgesetzt, die von Muskeln und Drüsen ausgeführt werden. Diese drei Phasen der Nervenleitung werden von Körperstrukturen mit hoher funktioneller Verdichtung realisiert, von denen die Integrationszentren in Gehirn und Rückenmark am ausgefeiltesten sind.

Mit dem Gehirn und Rückenmark als Zentrum bildet das Nervensystem mit seinen unzähligen Verzweigungen ein den Körper umspannendes Netzwerk, das von überall Impulse empfängt und dorthin abgibt. Die Reize lösen ununterbrochen entsprechende Reaktionen aus. Sie werden alle irgendwo im Nervensystem registriert, manche werden uns sofort bewusst und andere gelangen erst später in unser Bewusstsein.

Dabei kann es in dieser ewig fluktuierenden Masse keine Festigkeit geben. Jeder von der Außenwelt kommende Reiz, jede körpereigene Aktivität und jeder Gedanke führen irgendwo im Organismus zu Veränderungen, der trotzdem weiterhin reibungslos und exakt funktioniert. Um eine Störung zu verursachen, bedarf es enormer chemischer oder physikalischer Reize. Das vorhandene Gleichgewicht kann durch eine fixe Idee oder starke Emotionen nachhaltig beeinflusst werden. Vereinfachend kann man sagen, dass eine übermäßige Spannung für das Leben das Gleiche bedeutet wie Rost für eine Maschine.

Sich seiner selbst bewusst sein

Bewusstheit über die eigene Bewegung, über das eigene Gewicht und die eigene Position, ist eher das Ergebnis eines inneren Prozesses als einer gezielten und bewussten Aufnahme von Information von außen. Wir empfinden dabei das, was von den sensorischen Nerven in den Organen aufgenommen wird. Diese Organe sind dafür ebenso spezialisiert wie wir es von den Sinnesorganen kennen, die über das Sehen, Hören, Fühlen, Schmecken usw. die Verbindung zur Außenwelt schaffen. Ohne diese inneren Prozesse wären wir nicht in der Lage, sicher zu stehen oder zu gehen, müssten wir uns doch von äußeren Reizen durch Tasten, Sehen oder Riechen führen lassen. Der Körper verfügt jedoch über Mittel, um auf die primären Kräfte der physikalischen Welt, wie Schwerkraft, Trägheit und Kraftmoment, passend zu reagieren. Es gibt einen Teil des Nervensystems, den wir als propriozeptives oder Eigenwahrnehmungssystem bezeichnen, das für die Wahrnehmung unserer selbst zuständig ist. Dem steht das exterozeptive, für die Wahrnehmung der Außenwelt zuständige System gegenüber. Die propriozeptiven, auch als organisch bezeichneten Empfindungen werden entsprechend ihrem Ursprungsort in unterschiedlichen Körperteilen einer von drei Gruppen zugeordnet:

- das Bewegungsgefühl, das von den Muskeln und dem Skelett stammt und auch als kinästhetischer Sinn bezeichnet wird
- das Orientierungsgefühl, das die Position des Körpers im Raum beschreibt und von einem Teil des Innenohres, dem sog. Labyrinth, vermittelt wird
- die sog. viszeralen Empfindungen von inneren Organen z. B. zur Verdauung und Ausscheidung.

Insgesamt leitet das propriozeptive System in Zusammenarbeit mit den äußeren Sinnesorganen die Entwicklung unsere Reaktionen auf die Außenwelt im Sinne einer Bewegung von bestimmten Objekten weg oder auf sie zu und vermitteln uns dabei einen Eindruck von Zeit und Raum. Mehr als alle anderen Faktoren trägt das propriozeptive System dazu bei, dass wir von unserer Umwelt als eine sich sinnvoll bewegende Einheit wahrgenommen werden.

Zahlreiche, in Muskeln, Sehnen, Gelenken, Bändern und anderen Teilen des Stützgewebes im gesamten Körper verstreute kinästhetische Sinneszellen informieren uns über aktive und passive Bewegungsreize, Widerstände gegen eine Bewegung, Gewichtsbelastung und die Stellung der Körperteile zueinander.

Sinneszellen im Innenohr, die zwar beim Hörorgan liegen aber kein Teil davon sind, informieren uns über die Position unseres Körpers im Raum. Diese Sinneszellen befinden sich in einer aus Knochen gebildeten Kammer, dem so genannten Labyrinth oder Vestibularapparat. Die von dort kommenden Empfindungen werden demnach auch als vestibulär oder «vom Labyrinth stammend» bezeichnet.

Die Labyrinthsensationen betreffen zwei verschiedene Wahrnehmungen: Die Stellung von Kopf und Körper in Bezug zur Erde und die Bewegungsrichtung des Körpers. Daran beteiligt sind zwei unterschiedliche Organe, die Otolithen und die Bogengänge.

Die Wahrnehmung der Kopfhaltung in Bezug zu einer Waagerechten stammt von der Bewegung der Otolithen, kleiner Kalkteilchen, auf den feinen Härchen im Gleichgewichtsorgan. Dagegen werden die Kopfbewegungen in allen Richtungen, insbesondere die Rotation, durch die Bewegung der Flüssigkeit in den Bogengängen übertragen **(Abb. 4 und 5)**. Diese halbkreisförmigen Kanäle, von denen jedes Ohr drei enthält, entsprechen den drei Dimensionen des Raumes, wie in Abbildung 4 dargestellt.

Wie auch immer das Ergebnis zustande kommt: Fest steht, dass in den Bogengängen und durch die Otolithen Empfindungen entstehen, die uns ein Raumgefühl und die Richtung einer Bewegung vermitteln. Diese Informationen werden im Gehirn mit den kinästhetischen Bewegungsinformationen anderer Körperteile, Informationen zur Gewichtsbelastung und zur Stellung der Körperteile zueinander kombiniert und geben uns so einen Überblick der aktuellen Bewegung unserer Gliedmaßen, des Halses und des Rumpfes. Wir werden in die Lage versetzt,

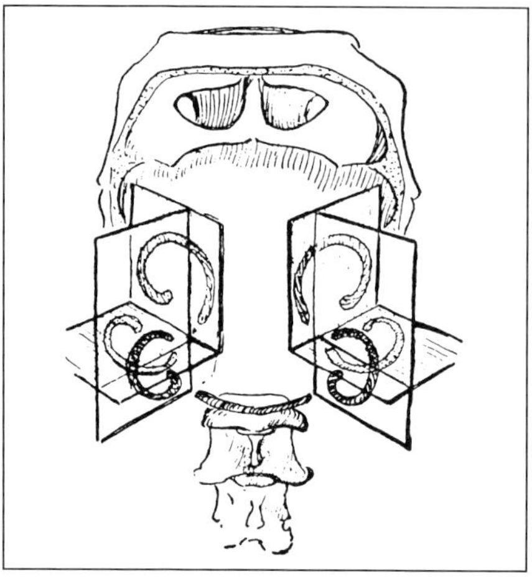

Abbildung 4: Lage der Bogengänge im Schädel einer Taube (nach Ewald).

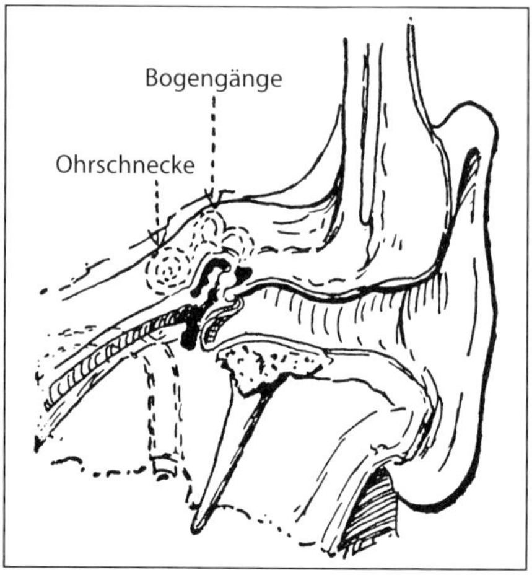

Abbildung 5: Das mit Flüssigkeit gefüllte Labyrinth des menschlichen Ohres mit dem Sitz des Gleichgewichtorgans (nach Morris).

unsere augenblickliche Lokalisation zu analysieren und zu ermitteln, wie wir an einen anderen Ort gelangen können.

Neben den kinästethischen und vestibulären Sinnesreizen gelangen auch solche von Verdauungstrakt und Gefäßsystem zum Zentralnervensystem, wo sie verarbeitet werden. Die genaue Art dieser Kommunikation ist noch nicht erforscht. Da keine genauen Empfindungen ins Bewusstsein gelangen, erkennen wir den Ursprung der viszeralen Sinnesreize nicht. Ausgenommen an Mund und After hat der Verdauungstrakt keine direkte Verbindung zum Bewegungsapparat. Müdigkeit kann zum Beispiel das Resultat zahlreicher unbewusster Reize sein, wie einem müden Magen, einer müden Leber, einem anderen ermüdeten Organ oder ermüdeten Muskeln.

Die Nervenreflexe

Als Reflex wird ein Vorgang im Nervensystem bezeichnet, der aus drei Schritten besteht: dem Empfang eines Reizes, seiner Weiterleitung an eine Zentrale und die Reaktion darauf durch Abgabe eines Impulses vom Zentrum an die Muskulatur oder ein inneres Organ z.B. den Verdauungsapparat. Ein Reflex kann aus einem Einzelsignal und einer daraufhin veranlassten Einzelbewegung bestehen oder aus zahlreichen Signalen und einer entsprechenden Anzahl an Bewegungen. Wie komplex auch die Zusammensetzung eines Reflexes sein mag, die beschriebenen drei

Phasen sind immer vorhanden und laufen meist vollständig und zusammenhängend ab. Der Vorgang aus Reizempfang, Registrierung und Impulsabgabe wird auch als Reflexbogen bezeichnet.

Eindrücke von Organen führen zu komplizierten Reflexen und entsprechenden Bewegungen. Muskeln, Knochen, Gelenke, der Kopf und die inneren Organe erzeugen permanent solche komplizierten Reflexe. Sie werden auf unterschiedliche Weise mit anderen Sinneseindrücken, vor allem denen der Augen und der Haut abgestimmt. Zuständig für ihre Bearbeitung sind die Basalganglien und das Cerebellum, das umgangssprachlich als Kleinhirn bezeichnet wird. Die meisten Vorgänge, die der Ausführung und Kontrolle unserer Körperbewegungen dienen, laufen unbewusst ab. Die ursprünglichen Signale und Reflexketten gelangen nicht notwendigerweise ins Bewusstsein, das sich im Cerebrum, dem Endhirn, befindet. Es gibt eine Vielzahl feiner und feinster Anpassungen des Körpers bzw. einzelner Teile davon, die zum Ausgleich von Schwerkraft und Trägheit erforderlich sind. Diese Grundmuster der Reaktion sind Millionen von Jahren alt, und sie alle hängen von Nervenreflexen ab.

Das Eigenwahrnehmungssystem nimmt nicht nur Signale von Organen auf, sondern besitzt auch eine Regelfunktion. So kontrolliert es beispielsweise den Umfang motorischer Aktivität der Muskeln, verhindert eine übermäßige Reaktion der Muskeln auf äußere Reize und kann kompensatorische Reflexe auslösen, die eine gegenläufige Wirkung besitzen.

Sind das Kleinhirn oder der Vestibularapparat geschädigt, wirkt sich dies auf die Muskelkontrolle aus. Starling[2] vergleicht diesen Defekt mit einer Störung in der Steuerung einer Maschine. Die Muskeln reagieren übermäßig und unkontrolliert auf Reize der peripheren Nerven, wie dies z.B. bei der als Ataxie bezeichneten Störung der Muskelkoordination der Fall ist. Die Bewegungen wirken ungeschickt, desorganisiert, häufig überzogen und ziellos. Andere Sinne können dann zwar die Steuerung bis zu einem gewissen Grad übernehmen, z.B. mithilfe des Sehens oder Berührens, doch ist eine solche Regelung schwierig und zeitraubend.

Der Muskeltonus

Der Muskeltonus sowie der Tonus seiner Faszie und der benachbarten Bänder baut sich auf, erhält sich und baut sich wieder ab. Er hat dabei eine enge Beziehung zum Eigenwahrnehmungssystem. Die stets vorhandene leichte Kontraktion der Skelettmuskeln besteht unabhängig von Impulsen der Körperoberfläche.

Haltung und Halt werden in besonderem Maße vom Gewebe- und vor allem vom Muskeltonus bestimmt. Der Muskeltonus entscheidet über unsere körperli-

2 Ernest H. Sterling: Principles of Human Physiology, 1912

che Ausdauer, da Muskeln mit normalem Tonus nicht so schnell ermüden. Die konstante, leichte Muskelkontraktion bei gutem Muskeltonus führt nicht zur Ermüdung, da bei ihr nicht alle Muskelfasern gleichzeitig verkürzt werden. Vielmehr werden bei diesem Prozess einzelne Muskelfasern nacheinander aktiviert. Daher ermüdet der Muskel durch seine Grundspannung nicht. Ein gewisser Grundtonus ist immer vorhanden.

Abweichungen vom Gleichgewicht im Muskeltonus sind oft Begleiterscheinungen neurotischer Störungen. Bei einer Überfunktion spricht man von einem Muskelhypertonus, bei einer Unterfunktion von einem Muskelhypotonus. Beides ist durch krankengymnastische Übungen allein nicht korrigierbar.

Will man wissen, nach welchen Regeln die Körperhaltung zustande kommt, ist es sehr nützlich, den Mechanismus der Selbstwahrnehmung und die Natur von Muskelbewegungen zu kennen.

Das kinästhetische Bewusstsein

Wir sind uns der meisten kleinen Bewegungen, die wir beim Stehen oder Gehen ausführen gar nicht bewusst. Im Normalfall spüren wir weder den Beginn noch das Ende eines Reflexes, der eine Bewegung auslöst und steuert. Dies gilt sowohl für die von außen als auch die von innen initiierten Bewegungen. So geschieht ein Großteil der Bewegungen gewohnheitsmäßig, also automatisch. Dennoch gab es eine Phase im Leben, in der diese Bewegungen bewusst erfolgt sind. Typisch wäre z. B. die Zeit, in der wir laufen oder andere Fähigkeiten lernten und dabei motorische Erfahrungen erwarben. Als Menschen können wir uns die Eindrücke, die unsere Körperorgane empfangen, und die damit zusammenhängenden Bewegungen ins Bewusstsein rufen. Wir sind dadurch auch in der Lage, willentlich für eine Veränderung dieser Vorgänge zu sorgen. Auf dieser Tatsache baut jedes Lernen guter Bewegung auf. Sie ist damit Voraussetzung jeder Verbesserung.

Der kinästhetische Prozess kann als Analyse der Wegstrecke betrachtet werden, durch die wir uns der Entfernung zu einem Objekt bewusst werden. Ob der Tisch vor uns einen Meter und das Klavier dahinter drei Meter von uns entfernt sind, entscheiden wir nicht – wie man vermuten könnte – durch eine spezielle Fähigkeit unseres Sehvermögens oder irgendwelche speziellen Lichtreflexe, die wir interpretieren, sondern allein mithilfe unseres muskulären Systems. Die Fähigkeit, Distanzen abzuschätzen, wurde im Laufe der Zeit mit Hilfe einer Vielzahl von Informationen aufgebaut, die von der Augenmuskulatur beim Fokussieren eines Bildes auf die Netzhaut geliefert wird. Die dabei notwendige muskuläre Anpassung hängt von der Entfernung, der Größe und der Gestalt des Objektes ab. Die Eindrücke aus der Muskelarbeit werden an das Gehirn weitergeleitet, dort interpretiert und in eine Entfernungsgröße umgesetzt. Dabei entstehen komplexe Informationen oder es wird – wenn vorhanden – auf bereits vorhandene Informationen zurückgegriffen, die aus muskulären, taktilen und visuellen Erfahrungen zu Farbe und Größe eines Objekts stammen. Diese Erfahrungen sind das Produkt sensorischer Rückmeldungen bei Augenbewegungen oder Bewegungen des Körpers in Richtung auf das Objekt sowie dem Greifen danach und den dabei entstehenden taktilen Erfahrungen beim Berühren und Erkunden von Gestalt, Umfang und Beschaffenheit des Objektes. Die räumliche Erfahrung, die bei einer früheren Muskeltätigkeit gesammelt wurde, wird bei der Augenbewegung aus dem Gedächtnis abgerufen. Wäre dies nicht der Fall, könnten wir allein über die von der Augenmuskulatur kommenden Information nicht entscheiden, ob es sich bei einem Objekt um einen großen Tisch in größerer Entfernung oder einen kleinen Tisch in der Nähe handelt.

Wir erkennen ein Objekt in seiner richtigen Position, obwohl es – durch die Augenlinse gebrochen – auf der Netzhaut auf dem Kopf steht. Dafür sorgt ein Mechanismus, der mit der Information über die Position unseres Kopfes im Raum arbeitet, die vom Labyrinth als Teil des Gleichgewichtsorganes kommt.

Ein gut entwickeltes Körperempfinden erlaubt es uns, die erforderliche Kraft, den zu überwindenden Abstand und den Umfang einer Bewegung richtig abzuschätzen, wenn es darum geht, z. B. ein Gewicht anzuheben, die Treppen hoch zu steigen, einen Ball zu werfen oder Seil zu springen. Die Muskeln werden der Anforderung angepasst und die Ausführung auch der kleinsten Bewegung kontrolliert. Muskuläre Reaktionen erfolgen automatisch. Wir messen keine Gewichte oder zählen Treppenstufen, bevor der Körper zur Ausführung einer Tätigkeit aktiviert und z. B. in eine bestimmte Richtung gedreht wird. Beim Seil springen messen wir nicht den Abstand zwischen Seil und Boden, bevor wir zum ersten Sprung ansetzen und wir verwenden kein Metermaß, bevor wir den Ball werfen.

Diese Erfahrungen werden gleichzeitig abgerufen. Durch die dann vom Nervensystem erzeugten Impulse werden Bewegungsmuster aktiviert. Sie wiederum bewirken Muskel- und Skelettbewegungen, die ihrerseits den Gesetzen und Kräften der Mechanik folgen. Wüsste der Mensch mehr über diese fundamentalen Prinzipien, hätte er mehr Freiheit, könnte seine Kräfte ökonomischer einsetzen und seine Bewegungen verbessern. Und nicht nur der Ballwurf, auch das Denken würde geradliniger!

Das Ändern von Haltungsmustern

Haltungs- und Bewegungsmuster können verbessert und die bei ihrer Ausführung entstehenden mechanischen Belastungen reduziert werden. Wir erreichen dies aber nicht durch Vergrößerung der Muskelmasse und -kraft, sondern indem wir den menschlichen Körper dabei studieren, wie er seine Aufgabe, Gewicht zu tragen und sich zu bewegen, organisiert. Unser kinästhetisches Empfinden, also die

Fähigkeit, ein Gefühl für Gewicht und Bewegung zu entwickeln, liefert dabei die entscheidende Information. Wir bringen die einzelnen Körperteile in ein besseres Gleichgewicht und steigern die Koordination des gesamten Körpers. Unser Hauptaugenmerk ist dabei auf mechanisches Wissen gerichtet, mit dem Ziel, den Spielraum für unsere Beweglichkeit zu erweitern und den Körper als einheitliches Ganzes zu gebrauchen.

Sind alle gewichttragenden und -bewegenden Punkte unserer Körperstruktur im Gleichgewicht, dann gleichen wir unter passiven Bedingungen den Zug der entgegengesetzt arbeitenden Muskeln aus. Ihnen steht dann mehr Bewegungsenergie zur Verfügung. Warum sollen wir die knöchernen Anteile unseres Körpers halten, wenn wir sie hängen lassen können? Bei Bewegungen müssen sie sich abwechselnd vom Zentrum entfernen und dorthin zurückkehren, wenn Koordination stattfinden soll.

Werden wir zu einer Bewegungsübung angeleitet, scheint es uns so, als würden wir die Muskelbewegungen bewusst veranlassen und steuern. Tatsächlich erstellen wir vor unserem geistigen Auge ein Bild aus den Worten und Bewegungen des Lehrers, das wir dann reproduzieren. Das daraufhin erzielte Resultat entspricht dabei unserer Interpretationsfähigkeit und unserem Erfahrungsschatz. Am stärksten wird es jedoch vermutlich durch unseren Willen bestimmt, etwas zu tun. Jedenfalls entsteht das Ergebnis automatisch und ist nicht Ausdruck einer bewussten Steuerung bestimmter Muskeln. Es entsteht durch eine Kombination von Reflexen. Zwischen diesen Reflexen und dem einzelnen Bewegungsmuster bzw. der erzeugten Bewegung besteht keine direkte Verbindung, die man als Auslöser der Bewegung bezeichnet könnte. Starling[3] bemerkt hierzu:» Wir haben keine objektiv beschreibbare Erfahrung unserer Muskeltätigkeit. Alles, was uns bewusst wird und was wir mit unseren anderen Sinnen beurteilen können, ist eine Bewegung als Ganzes und bezieht sich daher nicht auf einen einzelnen Muskel.»

Die Reflexe der Körperhaltung

Diese Reflexe bewirken die Haltung des menschlichen Körpers. Sie dienen als Grundlage für die Fortbewegung und für alle athletischen Aktivitäten. Sie organisieren die wichtige Aufgabe der Verteilung des Körpergewichts entlang der vertikal ausgerichteten Wirbelsäule und stellen zugleich sicher, dass die Wirbelsäule ihre für die Belastbarkeit wichtigen Kurven beibehält. Die Augen spielen bei diesem Prozess eine untergeordnete Rolle. Sie haben sich an die jeweilige Position des Kopfes im Raum anzupassen und erhalten dafür vom Labyrinth des Gleichgewichtsorgans die notwendigen Informationen.

3 Ernest H. Starling: Principles of Human Physiology, 1912

Hunde und Katzen können sich mit ihren vier Beinen, von denen immer mindestens drei mit dem Boden Kontakt haben und damit eine Fläche bilden, leichter im Gleichgewicht halten. Damit vergleichbar benutzt der Mensch, wenn er sich in holperigem Gelände bewegt, einen Stock, um dieses Gleichgewicht zu erreichen. Der dritte Auflagepunkt kann dann sogar dorthin verlegt werden, wo das Gelände am schwierigsten ist, und es ermöglichen, sich auch in unwirtlicher Umgebung einfacher zurechtzufinden.

Die bedingten Reflexe der Körperhaltung

Ein Tier nimmt unbewusst eine bestimmte Körperhaltung ein, während der Mensch weitgehend durch voraus gedachte Vorstellungen, wie er denn aussehen sollte, bestimmt wird. Er erzeugt ganz bewusst eine Vielzahl von Körperhaltungen. Sie sind dann meist das Produkt von Hinweisen, die er von außen erhält, und die ihm mitteilen, wie man auszusehen hat. Die Reaktion erfolgt dabei häufig automatisch. Der Hinweis, was angeblich wünschenswert wäre, und der dabei wirkende Mechanismus werden bei sehr vielen Menschen deutlich, wenn sie aufgefordert werden «sich aufrecht zu halten». Meist wird die Person sich dann in die Brust werfen, Kinn und Kopf nach hinten und oben schieben und sich dabei verkrampfen. Und dies alles mit der Vorstellung «sich groß und gerade» zu halten. Die Wirbelsäule wird sich stärker krümmen als zuvor und zwar in die falsche Richtung. Tatsächlich wird die Person sogar kleiner, während die gesamte Körperkonfiguration in ihrer Aufgabe behindert wird, den Körper zu stützen und beweglich zu halten. Der Hauptgrund für die entstehenden Nachteile liegt darin, dass die Krümmungen der Wirbelsäule nicht mehr in sinnvollem Bezug zur vertikalen Achse stehen.

Diese weit verbreitete Reaktion wird durch bedingte Reflexe veranlasst. Das heißt, die sensomotorische Kette von Reaktionen in unseren Nerven und Muskeln wurde nach und nach durch Ideen verändert, nicht jedoch nach mechanischen und physikalischen Überlegungen, was Balance bedeutet. Auch, wie ein wirklich starker Rücken aussieht, spielt keine Rolle; vielmehr sind Vorstellungen von moralischen, d.h. sozialen Konzepten von Bedeutungen. Der Satz: «Halt Dich gerade» schließt den Charakterzug von Integrität und Selbstsicherheit ein. Wir versuchen, tapfer und stark zu wirken, und eifern Mustern nach wie Soldaten bei einer Parade oder anderen Leitlinien, wie wir sie aus Bildern, Geschichten oder Liedern suggeriert bekommen. Vor vielen Jahren galt die Haltung des Soldaten als offizielles Vorbild. Die für ihn geltenden Kommandos, nach denen er sich zu richten hatte, waren «Schulter zurück, Brust nach oben, Kinn nach innen, Zehen nach außen». Heute gelten diese Kommandos wie z.B. das Nach-Außen-Drehen der Zehen nicht mehr, sei es beim Militär oder in den Schulen. Dennoch reagiert der durchschnittliche Erwachsene häufig auf Grund seiner konditionierten Reflexe nach wie vor nach diesen alten, sozialen und gruppenbezogenen Mustern. Den meisten Menschen genügt ein Wort, um eine bestimmte Haltung zu erzeugen. Das Symbol für einen starken, aufrechten Charakter ist ein «festes Rückgrat»; eine Person, die eine Strafe ohne Jammern erträgt, «hält den Nacken hin». Die Vorstellung von einem «geraden Rückgrat» spiegelt eine moralische Überredung wieder – gute Moral vielleicht, aber schlechte Anatomie.

Die aus mechanischer Sicht falschen Vorstellungen belasten uns deshalb, weil sie bedingte Reflexe erzeugen, die sich in festen muskulären Mustern niederschlagen. Der Körper möchte aber nach wie vor nach den richtigen mechanischen Vorstellungen reagieren, und zum Glück reagiert der Körper weiterhin auf unterschiedliche äußere und innere Reize, da wir bei veränderten Informationen die Haltung ändern können. Wir ersetzen die künstliche und «moralisch perfekte» Haltung durch eine mechanisch perfekte Position, die auf einem natürlichen Gleichgewicht beruht. Um dies zu erreichen, nutzen wir unsere kinästhetischen Empfindungen. Sie erreichen unser Nervensystem von jedem Knochen und Gelenk, von jedem der Bänder und Muskeln viel sicherer und dauerhafter als die von außen stammenden taktilen, visuellen oder akustischen Signale.

Psyche und Körperhaltung

Die üblicherweise unbewussten organischen oder propriozeptiven Empfindungen sind für alle reflexgesteuerten Bewegungen äußerst wichtig und somit auch, wenn wir als Kinder oder Erwachsene Bewegungsabläufe erlernen oder uns neue Verhaltensmuster aneignen.

Haltungsreflexe haben eine viel weit reichendere Bedeutung, als man gemeinhin annimmt, da sie sich auch auf andere Körpervorgänge wie Atmung, Kreislauf und vielleicht sogar das Denken auswirken. William James weist in seinen «Prinzipien der Psychologie»[4] darauf hin, dass die körperliche Haltung definitiv Gefühle beeinflussen kann. Sicherlich ist auch der Umkehrschluss richtig, zumal der Zusammenhang zwischen den Eigenheiten der Körperhaltung und psychischen Krankheiten oder Störungen schon lange bekannt ist.

Laborexperimente haben gezeigt, dass eine direkte Beziehung zwischen Körperhaltung und der sensorischen Unterscheidungsfähigkeit besteht. Im Stehen können wir z. B. besser werfen, zugreifen und mit größerer Genauigkeit klopfen, während es im Liegen einfacher ist, etwas zu berühren oder zu ertasten. Zudem sind im Liegen bessere Leistungen des visuellen und auditiven Gedächtnisses möglich. Manche Schüler berichten, dass sie ihre besten intellektuellen Leistungen im Liegen erbracht haben.

4 William James: Principles of Psychology

Diese Tatsachen können erklären, warum wir uns instinktiv hinstellen, um bestimmte Arbeiten auszuführen, auch wenn uns dazu keine räumlichen Erfordernisse zwingen. Als Beispiel sei ein Musiker genannt, der sich ständig an das Spiel der anderen anpasst. Andere Personengruppen sind Chirurgen, die in ihren Bewegungen Feinheit, Genauigkeit, aber auch Kraft umsetzen, oder Personen am Reißbrett bzw. solche, die Maschinen bedienen. Die Rückschau und Bewertung vergangener Ereignisse oder das Analysieren und Erstellen von Plänen sowie andere mentale Prozesse scheinen im Liegen effektiver abzulaufen. Diese Körperhaltung ist dann wohl wirkungsvoller als eine gespannte Erwartungshaltung, die mehr dazu dient, eine schnelle Reaktion auf von außen kommende Impulse zu ermöglichen.

William H. Burnham, ein bekannter Lehrer und Ausbilder, stellte einmal fest, dass «die für die körperliche und geistige Gesundheit wichtigen bedingten Reflexe im Zusammenhang mit der Körperhaltung entwickelt werden»[5].

Ruhig stehen ist nicht einfach

Um ruhig zu stehen, benötigt der Körper eine Vielzahl von Reflexen. Die Komplexität kann man mit der des Stellwerks in einem Bahnhof vergleichen, das simultan fünfzig Weichen steuert. Unser Körper gerät – bedingt durch den Einfluss von Schwerkraft und Trägheit – regelmäßig mit einzelnen Teilen in ein Ungleichgewicht und benötigt dann entsprechende Anstöße, um wieder zum Ausgleich zu gelangen. Zwischen Gehirn und den einzelnen Körperteilen läuft eine Kommunikation ab, die mit der in einem Warenverteilzentrum vergleichbar, wenn auch sehr viel komplizierter ist. Selten müssen wir wirklich ruhig stehen, es sei denn, es herrschen künstlich geschaffene Bedingungen, wie sie vielleicht in einem altmodischen Klassenzimmer oder Kasernen anzutreffen sind. Ein ruhiges Stehen ist meist nur für einen kurzen Augenblick notwendig. So halten wir kurz an, wenn wir an einer Straßenkreuzung ankommen, um uns zu orientieren. Und welche Reaktionsgeschwindigkeit wird dann anschließend von unserem Nervensystem gefordert, wenn wir Arme, Beine, Wirbelsäule und Kopf gemeinsam zu einem plötzlichen Sprung nach hinten organisieren müssen, sollte dies die Verkehrssituation erfordern! Wenn ein Tier in freier Wildbahn bewegungslos steht, befindet es sich in einer ähnlich kritischen Situation, da dann die notwendige Entscheidung über Flucht oder Angriff getroffen werden muss. Es bleibt dann keine Zeit für lange Überlegungen, alles muss bereit für jede nur denkbare Alternative sein. Dies bedeutet eine feine, dem Ungleichgewicht möglichst nahe Balance, bei der der leichteste Anstoß die geeignete Bewegungskette auslöst.

5 William H. Burnham: Posture as a Condition of Efficient Brain Activity (Essay), American Posture League

Gehen ist, wie jeder weiß, weniger anstrengend als Stehen, denn das Wechselspiel zwischen Verlust und Wiedergewinn des Gleichgewichts ist einfacher als unseren äußerst flexiblen und genau ausbalancierten Körpermechanismus in einer festen Position zu halten. So sind im Stehen tatsächlich mehr Einzelteile des Körpers koordinierend tätig. Außerdem müssen wir unseren Willen – also unser Bewusstsein – einsetzen, da das Stillstehen keinem natürlichen Verhalten entspricht. Dies ist ermüdender als jede Bewegung, selbst dann, wenn diese zu einem noch gar nicht vorhandenen Bewegungsmuster gehört. Muskeln können ohne Ermüdung nur für kurze Zeit in einer Position bzw. Kontraktion gehalten werden. Muskuläre Bewegung sieht ein Wechselspiel von Anspannung und Entspannung vor. Dies gilt sowohl für den Muskel als Ganzes, d. h. für die Gesamtheit aller zusammengehörigen Muskelfasern, als auch für die einzelnen Muskelfaserbündel.

Bewegung erlaubt ein rhythmisches Abwechseln und Variieren im Gebrauch einzelner Muskelfasern und schafft die Zeit, damit sich das einzelne Faserbündel ausruhen und zu seinem Grundtonus zurückkehren kann. Dessen ungeachtet gilt, dass die Muskeln im Stehen weniger arbeiten müssen, wenn sich die drei Hauptgewichte des Körpers, Kopf, Brustkorb und Becken, in guter Balance zur Wirbelsäule und den Gelenken befinden. Im ausgeglichenen Zustand nutzen wir dann sogar die Schwerkraft für unsere Zwecke. Wir sollten daher unsere Sensibilität für die kinästhetischen Signale verbessern und erkennen lernen, wie sich ein Gleichgewicht der einzelnen Körperteile anfühlt. Rufen wir dann dieses Gefühl wieder ins Bewusstsein, können wir die Anstrengung und Belastung unseres Körpers reduzieren.

Muskeln in Ruhe und Bewegung

Typisch für die Muskeln ist das Wechselspiel von Anspannung und Entspannung. Dies lässt sich gut am Beispiel des Herzschlages erklären. W.B. Cannon stellte fest, dass das Herz an einem Tag neun Stunden arbeitet und sich in den restlichen 15 Stunden in Ruhestellung befindet. Systole und Diastole sind die medizinischen Ausdrücke dafür. Sie bilden den Rhythmus für die lebenslange Tätigkeit des Herzens. Dieser alternierende Rhythmus ist besonders auffallend beim Herzen, weil es zwei Arten von Muskelgewebe enthält: den quergestreiften Muskel, der dem Skelettmuskel entspricht und den ungestreiften (glatten) Muskel, wie wir ihn im Darm und in den Gefäßwänden finden. Der glatte Muskel ist charakterisiert durch seine kontinuierliche und rhythmische An- und Entspannung. Auch die gestreifte Muskulatur neigt in gewissem Ausmaß zu diesem Verhalten. Dabei arbeiten die Muskeln paarweise, als Agonisten und Antagonisten. Kontrahiert sich der eine Anteil entspannt sich der entgegengesetzt arbeitende und kann so gestreckt werden. Die durch das Strecken erzeugte Spannung, vermittelt durch das propriozeptive

System, führt zur Bereitschaft zur Kontraktion, die dann die nächste Bewegung einleitet. Dabei existiert eine Tendenz, den Muskel in Erwartung der nächsten Bewegung zu kontrahieren. Heben wir im Liegen das gestreckte Bein vom Boden ab, sind alle Muskeln des Hüftgelenkes daran beteiligt. Die Muskeln auf der Vorderseite kontrahieren sich, die auf der Rückseite entspannen sich und werden so gedehnt. Sonst würde das Bein sich nicht bewegen. Stattdessen würde ein Zerren zwischen den zwei Muskelgruppen stattfinden. Spannt sich die ischiokrurale Muskulatur an, wird sich das Bein nach hinten beugen und der Musculus quadriceps femoris wird entspannt und leicht gedehnt. Das erzeugt eine Spannung in dieser Muskelgruppe, die eine Kontraktion vorbereitet und die Umkehrung der Bewegung einleitet. Diesen alternierenden Ablauf finden wir bei allen körperlichen Aktivitäten wie Gehen, Reiten, Laufen, Fahrrad fahren oder Klettern.

Die **Abbildung 6** zeigt schematisch die beiden zu einem Gelenk gehörigen Muskeltypen. Die Knochen werden dabei durch zwei Röhren dargestellt, an denen die jeweiligen Muskelenden befestigt sind.

Die zeitliche Abstimmung dieser alternierenden Muskelaktivität übernimmt das Eigenwahrnehmungssystem. Erst durch dessen Steuerung wird die Beinbewegung als abwechselnde Kontraktion und Entspannung der Muskeln möglich. Der zeitliche Ablauf wird durch Wiederholung und Übung perfektioniert, bis eine komplizierte Reihe von zeitlichen Reflexen für jede Bewegungsart aufgebaut ist, die neue Fertigkeiten beinhaltet.

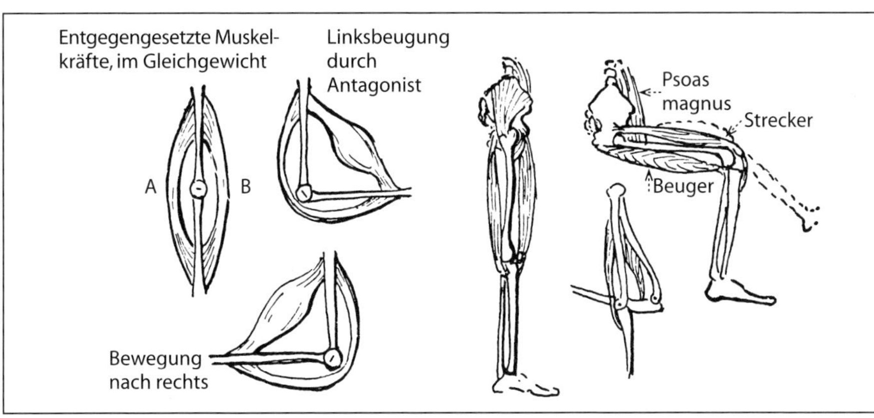

Abbildung 6: Muskeln als Agonisten und Antagonisten. Beugt sich ein Muskel, streckt sich gleichzeitig sein Antagonist.

Bewegungen der einzelnen Körperteile, die beim Stehen und Gehen eingesetzt werden, erfolgen durch mehrere Muskelpaare, unter anderem auch solche, die Teile der Wirbelsäule bewegen. Damit kann das Gewicht von Kopf, Rumpf und Becken um diese biegsame Säule herum ausbalanciert und das Gesamtgewicht über die Beine an den Boden weitergegeben werden. Die Arbeit, das Gewicht einzelner Körperteile vom Zentrum weg zu halten, sollte nicht auf Grund gedanklicher Konzepte von den Muskeln übernommen werden. Muskeln bewegen das Skelett und halten die einzelnen Knochen an ihren Kontaktstellen zur Wirbelsäule so im Gleichgewicht, dass deren Gewicht so direkt wie möglich auf die Basis, den Boden, übertragen werden kann. Sie in einer vorher ausgedachten Position zu halten bedeutet eine unnötige Anstrengung. Der einzige Weg, um hier eine optimale Lösung zu erreichen, besteht darin, die Gelenke in gut ausgerichteter Stellung zu halten. Dabei bleiben die Muskeln frei, um die Knochen und dabei den Körper in die gegebene Richtung zu bewegen, bzw. eine Richtungsanpassung vorzunehmen. Man kann dies erreichen, wenn man viel von Balance und dem Druck versteht, der auf den einzelnen Gelenken ruht. Hier sind Kenntnisse der Mechanik entscheidend. Das bedeutet aber nicht, dass wir Angst haben müssen, deswegen die Schönheit des Körpers zu beeinträchtigen. Ein Körper im Gleichgewicht ist eine schöne Erscheinung. Tatsächlich empfinden wir eine Körperhaltung dann als anziehend, wenn sie Gelassenheit, Ruhe und Kraft ausstrahlt, während uns das Bild von Angestrengtheit und Starre ein Gefühl von Unbehagen vermittelt.

Allerdings ist es nicht möglich, bei einem subjektiven Eindruck von Komfort und Bequemlichkeit mit ausreichender Sicherheit auch auf ein mechanisch vorhandenes Gleichgewicht zu schließen. Durch lang anhaltende Übung gewöhnt man sich auch an eine falsche Haltung, selbst wenn sie für die Körperkonfiguration anstrengend ist. Eine entsprechende neuromuskuläre Anpassung zu Beginn der Haltung sorgt dafür, dass kein Gefühl von Unbequemlichkeit entsteht, vor allem wenn wir den Vorgang selbstzufrieden als korrekt einordnen. Jede spätere Änderung wird dann zunächst als unbequem empfunden. Eine Person, die ihren Brustkorb nach oben gezogen hält, da dies einmal aus sozialen Gründen erwünscht schien, wird glauben, moralische Werte aufzugeben, wenn sie eine andere Haltung einnimmt, die der Körpermechanik besser entspricht. Das ist ganz einfach ein Reflex, der, um ihn zu ändern, der Umschulung bedarf. Gelingt es dabei, das Körpergewicht auf die Knochen und Gelenke umzuleiten und die Muskulatur zu entlasten, können neue Reflexe an die Stelle der alten treten. Dabei müssen die neuen Reflexe kraftvoll genug sein, um sich gegenüber den alten durchzusetzen. Die nun entstehende Körperhaltung wird weniger Kraftaufwand erfordern und das neu entwickelte Körpergefühl, das mit besser koordinierten Handlungen einhergeht, schafft neue Gewohnheiten, d.h. Bewegungsmuster und Haltungen, die sich mit der Zeit als angemessen und angenehm erweisen werden.

Körpermechanik und guter Gebrauch der Körperstruktur

Die gesamte Körperstruktur ist zwei Kräften ausgesetzt: Die eine ist mechanisch (statisch) und beeinflusst alle Körperteile ebenso wie jede andere Kombination aus Gewicht, Hebel und Stützkonstruktion. Die zweite ist die Kraft des Lebens, die durch das neuromuskuläre System ausgeübt wird. Unser Körper als dynamischer Organismus lebt in Wechselbeziehungen, die sich über zwei Wege manifestieren, die zueinander in Beziehung stehen. Druck und Spannung verursachen mechanische Veränderungen und das lebende Gewebe unterliegt organischen Veränderungen. Neuromuskuläre Kräfte bewegen den Körper, während mechanische Kräfte auf ein natürliches Gleichgewicht im Körper hinwirken. Ohne das neuromuskuläre System würde die Wirbelsäule unter dem mechanischen Druck, der auf ihr lastet, zusammenbrechen, wie es bei einer Lähmung geschieht. Unser Körpermechanismus folgt in seinen Reaktionen auf mechanische Kräfte denselben Prinzipien, wie sie auch für andere Strukturen mit denselben mechanischen Voraussetzungen gültig sind. Es gibt keinen Grund, etwas anderes zu glauben. Um eine bewusste Kontrolle des Gleichgewichts unserer Knochenstruktur zu erreichen, müssen wir ihren mechanischen Entwurf kennen lernen und dann dem schon lange etablierten automatischen Mechanismus des neuromuskulären Systems vertrauen, dass er die notwendigen räumlich-zeitlichen Anpassungen vornimmt. Bei jeder neuen Haltung kann dieser Automatismus gestört werden, wenn die Stellung eines Körperteils ohne Beziehung zum Ganzen verändert wird.

Um eine Balance der einzelnen Körperteile zu erreichen, ist weder eine außergewöhnliche Anstrengung noch der Einsatz bestimmter Muskelgruppen notwendig. Es genügt, einige Denkgewohnheiten zu fördern. Beachten wir diese Tatsache, wird sich unser Körper durch das Gefühl von mehr Bequemlichkeit beim Sitzen, Liegen und Stehen und auch mehr Beweglichkeit bedanken. Die neue Freiheit entsteht durch verminderte Anstrengung und ökonomischen Einsatz der Kräfte. Um diese Ökonomie zu erreichen, müssen wir den funktionalen Aufbau des zu untersuchenden Materials und die darauf wirkenden Kräfte kennen lernen und umsetzen. Auf diese Weise schaffen wir auch die Grundlagen zur Gesunderhaltung der Struktur.

Der richtigen Gebrauch der Körperstruktur kann auch als Anwendung der Prinzipien organischer Entwicklung bezeichnet werden, wie er in der Aussage «Die Funktion bestimmt die Form» zum Ausdruck kommt. Die erste Aufgabe des Skeletts ist es, der Schwerkraft entgegenzuwirken und das Körpergewicht über dem Boden zu tragen. Diese Aufgabe prägte die Form des Skeletts. Die Muskeln haben die wichtige Aufgabe, die Knochen durch Einsatz von Kraft an den jeweiligen Ansatzpunkten zu bewegen. Daher sollten sie keine Aufgaben übernehmen oder übernehmen müssen, die vom Skelett abgedeckt werden. Eine muskuläre Aktion wird vom Nervensystem gesteuert und läuft nach einem Muster ab. Dieses Muster beschreibt eine Bewegung mit ihren räumlichen und zeitlichen Bedingungen.

Die wachsende Differenzierung und Verfeinerung der Körperstruktur und neu hinzukommende Gefahren, denen zu begegnen war, erweckten im Körper das Bedürfnis, sich neuer Ebenen bewusst zu werden und weitere Interessensgebiete zu erobern. Die dafür notwendigen Anpassungen bestimmter Körperteile konnte er durch alte neuromuskuläre Mechanismen vornehmen. Das übergeordnete Interesse kann nicht sein, die alte Organisationsbasis für das Überleben inmitten der streitenden Kräfte von Schwerkraft und Trägheit zu verdrängen. Vielmehr können neue Funktionen des neuromuskulären Systems die alten nicht ersetzen, sondern nur ergänzen.

Die primäre Funktion des Skeletts ist die des Schutzes, noch vor der Stützfunktion, die daher die Schutzfunktion nicht beeinträchtigen darf. Als der Mensch sein Körpergewicht in eine aufrechte Haltung brachte, wurden die mit der kleinen Standfläche einhergehenden Nachteile und Gefahren vom Körper durch eine Reihe von Maßnahmen und Strukturänderungen ausgeglichen. Diese Änderungen jedoch haben sich als unzulänglich erwiesen, um eine leichte Balance unter den neuen Bedingungen zu erreichen. In der Folge wird die Schutzfunktion des Skeletts häufig durch die unzureichende mechanische Anpassung des Körpers gefährdet. In diesem Fall muss die menschliche Intelligenz einspringen und für einen Ausgleich sorgen.

Sobald Muskeln unnötigerweise zum Tragen von Körpergewicht herangezogen werden, anstatt die Knochen zu bewegen, wird ihre Beziehung zum Nervensystems gestört. Die eingehenden Impulse induzieren dann nicht mehr die zugehörigen Reflexe. Das Fixieren von Körperteilen in einer anstrengenden Zwangshaltung behindert zudem deren Durchblutung. Die entstehende Überlastung eines Teils zu Gunsten eines anderen wirkt sich immer negativ auf das Gesamtsystem aus. Nehmen wir als Beispiel die Atmung. Eine eingeschränkte Atmung mag für den Gasaustausch in den Lungen und damit die Lebenserhaltung noch ausreichend sein, wie es sich bei Krankheitsfällen zeigte, die eine Einschränkung der Lungenkapazität verursachten. Dennoch schadet es dem Körper, wenn er die für die Atmung zuständige Muskulatur, wie die tiefen Bauch- und Beckenmuskeln, nicht voll nutzen kann, da in diesem Fall einer der natürlichen Koordinationsvorgänge wegfällt und andere Körperfunktionen, wie der lymphatische und venöse Kreislauf, sowie die Funktion von Leber und Verdauung nicht mehr unterstützt werden.

Haltung findet immer statt. Sogar im Schlaf. Organfunktionen wie die Atmung und die Verdauung behalten ihren Rhythmus bei, und die einzelnen Teile der Körperstruktur bleiben in einer Beziehung zueinander, jedoch unterschiedlich in ihrem Freiheitsgrad und ihrer Spannung. Dies allerdings nur in dem Rahmen, wie sie nicht durch Stress gestört werden, den der Mensch aus dem vergangenen Tag mit in die Nacht genommen hat. Jetzt kann sogar schon eine geringfügige Spannung oder Stress erheblich an Bedeutung gewinnen. Permanente Impulse, die von den Muskeln und Gelenken zum Nervensystem gelangen, summieren sich in ihrer

Wirkung und lassen die Muskeln in einem ermüdenden Zustand verharren, der auch durch den Schlaf nicht vollständig behoben werden kann.

Halten die Ermüdungssignale an, z. B. wenn sich die Muskeln ohne Ruhepause zu lange kontrahieren, schaukelt sich der Effekt so weit auf, bis das Nervensystem reagiert. Dies geschieht auch, wenn die Kontraktion selbst gar nicht spürbar ist. Die vom Nervensystem kommende Reaktion kann im Extremfall Schockcharakter haben und zu unkalkulierbaren Verletzungen führen. Ungewohnte Signale führen zur Aktivierung von Reflexen, die für die Situation unpassend sind. Das Ergebnis ist abhängig vom gegebenen Reiz-Reaktions-Muster, einer Nervenblockade oder -überaktivität. Aus diesen Erkenntnissen kann man ableiten, dass eine Ermüdungsreaktion weitgehend vom emotionalen Gleichgewicht des Menschen abhängt.

Die körperlichen Fehlanpassungen, die uns die meiste Energie kosten und uns am stärksten ermüden, hängen mit unseren täglichen Aktivitäten zusammen. Wir sitzen am Tisch vor einer Nähmaschine, Schreibmaschine oder einem Mikroskop und verrichten Arbeiten, die kleine Augenbewegungen und -anpassungen bei konstanter Anspannung erfordern. Aufmerksamkeit bedeutet Spannung, die Bereitschaft, sich zu bewegen, ohne dass die Bewegung jemals ausgeführt wird, was aus den vorgenannten Gründen Müdigkeit auslöst. Dieser Effekt verdoppelt sich, wenn zu der Anspannung soziale Ängste kommen, wie die Unsicherheit über das Auskommen oder Angst vor der Zukunft. Auch wenn unsere Befürchtungen nicht mit der aktuellen Tätigkeit zusammenhängen und wir uns nicht mit einer diffizilen Zwangsaufgabe befassen, werden sich unsere unterschwelligen Emotionen in unserer Körperhaltung widerspiegeln. Gefühle finden sich immer als Teil der Körperhaltung wieder, sei es in Form hochgezogener Augenbrauen, einer bestimmten Haltung des Mundes oder dadurch, dass das Atmen eingeschränkt wird, die Nackenmuskeln sich versteifen oder wenn Mut- und Lustlosigkeit den Körper zusammensacken lassen.

Wir haben einige der wichtigsten, wenn auch auflösbaren, Arten von Spannung bei Nichtbeachtung der einwirkenden mechanischen Kräfte – vor allem der Schwerkraft – auf unseren Körper betrachtet.

Es gibt Mittel und Wege, um die wichtige und natürliche Körperbalance wiederzufinden, die sich im Spiel der beiden wirksamen Kräfte ergibt: der Mechanik und des Lebens. Falls es manchmal so scheint, dass wir zuviel Wert auf Selbstverständliches legen, wollen wir daran erinnern, dass es meistens die selbstverständlichen Dinge sind, die geklärt werden müssen.

3. Auswirkungen der Mechanik auf Funktionen und Strukturen des Körpers

Die Verhaltensmuster der Zweibeiner

Die Umstellung auf eine Haltung auf zwei Beinen war nicht einfach. Da die Evolution nur langsame Fortschritte macht und auf einer in Tausenden von Jahren bewährten Vierbeinerstruktur aufbauen musste, war es nicht einfach, die Körperstruktur eines Zweibeiners in das erforderliche Gleichgewicht zu bringen. Beim Vierbeiner hängen die Körpergewichte an der Wirbelsäule als horizontaler Achse, die die Körperlast fast gleichmäßig über die vier Stützpfeiler verteilt. Beim Zweibeiner dagegen dient die Wirbelsäule als vertikale geschwungene Achse, die das Gewicht auf eine kleine Basis von zwei tragenden Elementen leitet.

Dass es dem Menschen bislang nicht gelungen ist, seine Körperstruktur perfekt an die aufrechte Haltung anzupassen, wird durch die vielen Funktionsstörungen beim Halten und Bewegen seines Gewichtes deutlich. Diese Funktionsstörungen stammen von Belastungen der Körperökonomie, und können zu Hyperlordose, Wirbelsäulenverkrümmungen, Eingeweidesenkung usw. führen. Ebenso können die Funktionen des gestützten Gewebes und der benachbarten Organe durch die Belastungen, die vom Halteapparat auf sie übertragen werden, gestört werden. Falsche Haltungsmuster verursachen daher sowohl funktionelle als auch strukturelle Probleme.

Der Gesundheitsdienst der Vereinigten Staaten veröffentlichte 1927 ein «Resumée mit Kommentaren über die zum Thema Körperhaltung erschienene Literatur» von Dr. Louis Schwarz[6]. Darin beschreibt der Autor die notwendigen Körperveränderungen einschließlich deren Vor- und Nachteile, um von der waagerechten zur aufrechten Haltung zu kommen. Die Vielzahl und Variationsbreite der

6 Public Health Rep., 42: 1242 – 1248, 1927

Behinderungen, die jede Körperregion und jedes Organ zu betreffen scheinen, sind schier unglaublich, solange man sich nicht vor Augen hält, dass alle Teile in enger Beziehung zueinander stehen. Der Autor W.C. Makenzie behauptet sogar, «wolle man verallgemeinern, könne davon ausgegangen werden, dass die Ursachen menschlicher Krankheiten letztlich immer in Haltungsfehlern durch die aufrechte Haltung zu suchen sind».

Beruhigend sind jedoch die zahlreichen Vorteile für das menschliche Leben, die die Schwierigkeiten mehr als nur ausgleichen. Dies besonders, da die Schwierigkeiten aufgefangen werden können durch die Aufmerksamkeit, die wir einer guten mechanischen Abstimmung der einzelnen Körperpartien widmen. Eine intelligente Anpassung basiert auf der Kenntnis der mechanischen Probleme, der Art der Belastungen und des Stresses, der Vorkehrungen der Natur, um den Belastungen im organischen und anorganischen Bereich zu begegnen, und insbesondere auf einer Kenntnis der Gleichgewichtsgesetze, angewendet auf das Körpergewicht, das auf den Knochen ruht.

Strukturen und Kräfte

Eine Struktur kann man als ein spezifisch angeordnetes Material bezeichnen, das dazu geschaffen wurde bzw. dazu dient, die auf sie einwirkenden Kräfte weiterzuleiten oder ihnen standzuhalten. Die Auswirkungen von Kräften finden sich überall im Universum, wo Materie ist. Alle Materie stellt ein Gleichgewicht der Kräfte dar. Auch auf Molekularebene wird man feststellen, dass jede Substanzqualität davon abhängt, wie die sie aufbauenden Moleküle in ihrem Spiel der Anziehung und Abstoßung organisiert sind. Qualitätskriterium ist auch hier, wie die Substanz in der Lage ist, den auf sie einwirkenden Kräften zu begegnen.

Die Art der auf den menschlichen Körper einwirkenden mechanischen Kräfte wird leichter verständlich, wenn wir zunächst betrachten, wie sich diese Kräfte in der unbelebten Natur zeigen, wo ihrer Erscheinungsformen einfacher strukturiert sind.

Die Ingenieurwissenschaft basiert auf mathematisch berechenbaren Angaben über Winkel und Richtungen, in denen Kräfte wirken. Danach wird das passende Material ausgewählt und eine Konstruktion geschaffen, die die gewünschte Stabilität aufweist. Damit kann man zugleich eine Minimierung der Materialbelastung erreichen.

In der Welt der Physik sind Aktion und Reaktion gleich groß und einander entgegengesetzt. Beim Spiel der Kräfte gibt es keine Aktion ohne dazugehörige Reaktion. Eine in einer Richtung wirkende Kraft sieht sich einer anderen, gleich großen Kraft, oder der Kombination mehrerer zusammenwirkender Kräfte gegenüber. Dass dies nicht immer offensichtlich ist, ist darauf zurückzuführen, dass Materialien verschiedene Strukturen besitzen. Die Reaktionen und Widerstände von Luft, Wasser oder festen Stoffe, wie Holz oder Stein, gegenüber den auf sie einwirkenden Kräften sind unterschiedlich. Flüssigkeiten, Gase oder feste Stoffe unterscheiden sich entsprechend den Eigenschaften ihrer Moleküle. Selbst zwischen den Substanzen einer Gruppe sind weitere Unterscheidungen möglich, z.B. bei Gasen durch ihre Dichte, bei Flüssigkeiten durch ihre Dick- oder Dünnflüssigkeit oder bei festen Stoffen, die wir nach leicht und schwer, weich und hart, zäh und brüchig usw. einteilen können. Diese Unterschiede beruhen auf molekularen Eigenschaften und bestimmen die Reaktion auf die von außen kommenden Kräfte.

Die fünf auf den Körper einwirkenden mechanischen Kräfte

Jede einfache oder komplexe Struktur reagiert auf die von außen kommenden Kräfte entweder mit Widerstand oder durch Nachgeben.

Es sind fünf Kräfte, die auf den Körper einwirken können und auf die er reagiert. Von oben kommendem Druck wird durch Druck von unten begegnet. Ein Zug in die eine Richtung wird durch einen solchen in die andere Richtung ausgeglichen. Der Kraft, die einer Drehbewegung innewohnt, begegnet die Struktur durch eine Drehung in die andere Richtung. Dem Rutschen eines Teiles auf dem anderen oder den Kräften, die eine Verbiegung bewirken, stehen entsprechende Gegenkräfte gegenüber.

Die Art der Beanspruchung wird durch die Richtung der wirksamen Kräfte bezogen auf innere Achsen des Objektes bestimmt. Da keine Aktion ohne Reaktion bleibt, führt jede auf ein Objekt wirkende Kraft zu einer mehr oder weniger großen Beanspruchung. Durch den äußeren Druck auf ein Objekt entsteht ein Verdichtungseffekt, bei dem die Moleküle in eine größere Nähe zueinander gezwungen werden, die aber insofern instabil ist, da die Moleküle versuchen, ihre alte Konfiguration zurückzuerlangen. Ziehen bewirkt eine Dehnung, die Moleküle werden voneinander weg gezogen und entwickeln als Reaktion das Bestreben, sich einander wieder anzunähern.

Axiale und andere Beanspruchungen

Druck- und Zugbeanspruchungen werden als axial bezeichnet, da beide entlang einer Achse verlaufen, ohne diese zu verändern. Es gibt drei andere Arten der Beanspruchung von Strukturen, die die Achse in der einen oder anderen Weise beeinflussen. Dies ist bei der Kombination von Druck und Zug der Fall **(Abb. 7)**, oder wenn eine Beanspruchung in eine Richtung wirkt, die nicht der Achse entspricht, wie bei der Drehung, bei Scherkräften und bei der Beugung.

Torsionsbelastung **(Abb. 8)** entsteht bei einer Drehbeanspruchung und erfolgt durch Druck oder Zug auf ein Objekt in einer Weise, dass dessen Teile in eine Drehbewegung um die eigene Achse geraten. Bei näherer Betrachtung kann man entdecken, dass Drehungen aus Druck und Gegendruck oder dem Zusammenpressen und Auseinanderziehen der betroffenen Teile bestehen, ohne dass dabei direkt auf die Achse eingewirkt wird. Allerdings wird die Struktur im betroffenen Bereich in ihrer Stützfunktion beeinträchtigt.

Scherkräfte entstehen, indem eine Kraft in einem Winkel auf die Struktur trifft, der einen Teil über einen anderen rutschen lässt und somit die Achse aus ihrer Richtung bringt. Dies geschieht durch Krafteinwirkung auf einen bestimmten Teil, während der Rest der Struktur unbewegt bleibt oder bei der Einwirkung von zwei gegenläufigen Kräften auf benachbarte Teile.

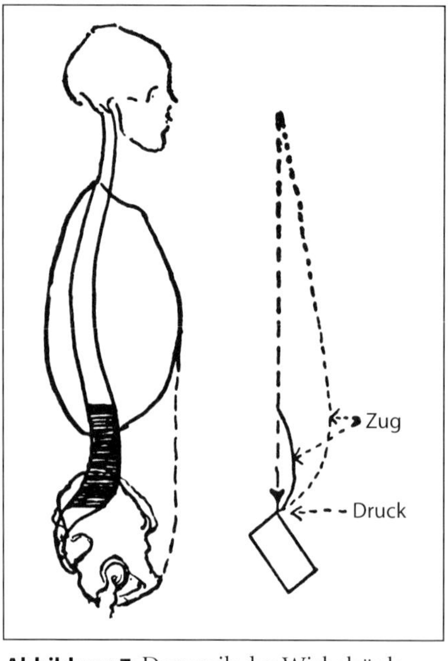

Abbildung 7: Dynamik der Wirbelsäule. Die axialen Kräfte von Druck und Zug gleichen sich über der frei schwingenden Masse des Beckens aus.

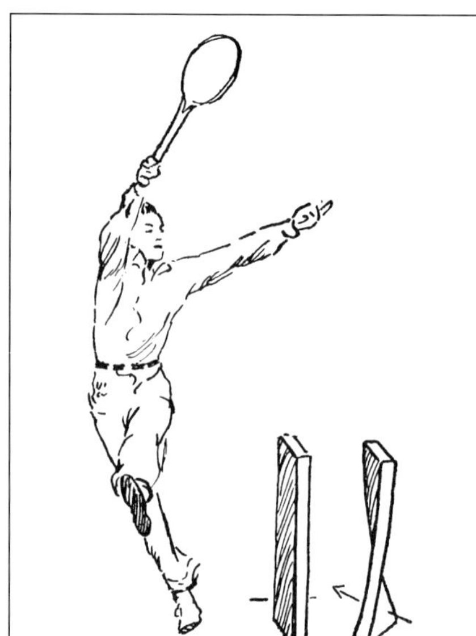

Abbildung 8: Torsionskräfte bei lebenden und unbelebten Körpern.

Beugen ist eine Kombination aus Spannung und Kompression, die eine Achse krümmt und so die Stützfunktion der Struktur beeinträchtigt. Die Ursache für eine solche Beugung kann eine ungleichmäßig zu einer Seite geneigte oder eine zu hohe von oben kommende Belastung sein. Der dabei entstehende Stress für die Struktur ist der schwerwiegendste, dem am schwierigsten zu begegnen ist.

Diese verschiedenen Belastungsarten treten meist in Kombination miteinander und in unterschiedlicher Ausprägung auf. Eine homogene Struktur wird auf die Stressfaktoren anders reagieren als eine, die aus unterschiedlichen Substanzen zusammengesetzt ist. Ebenso reagiert eine durchgängige Struktur anders als eine unterteilte.

Mechanische Beanspruchungen

Durch Veränderung der inneren Zuordnung der Moleküle, die bei jeder Beanspruchung innerhalb einer Struktur auftritt, wird zugleich deren innere Ordnung bedroht. Dauert eine Beanspruchung über den Zeitpunkt hinaus an, zu dem die Substanz in der Lage ist, Widerstand zu leisten, wird ihre Struktur nachgeben. Einzelne Substanzen weisen bei ihrer Widerstandsfähigkeit große Unterschiede auf, weswegen man ihre Qualität nach der Reaktion auf Belastungen bestimmt. Eine Struktur ist elastisch, wenn sie Zug oder Druck oder kombinierte Belastungen auch dann noch aushält, wenn sie durch diese Belastungsfaktoren in ihrer Ausdehnung verändert wird. Sie kann in die alte Molekularstruktur zurückkehren, sobald die Beanspruchung aufhört. Verformbare Substanzen brechen zwar unter Zug, Druck, Beugung und Verdrehung nicht, können aber nicht mehr in ihre Ursprungsform zurückkehren. Brüchige oder weiche Substanzen würden unter diesen oder ähnlichen Bedingungen brechen oder zerreißen.

Die eigentliche Belastung beginnt in dem Moment, in dem die innere Ordnung einer Substanz gefährdet wird. Dabei muss sie sich nicht notwendigerweise durch eine Deformation der Substanz zeigen, die dann z.B. reißt, bricht, zusammengedrückt oder auseinander gezogen wird. Eine Belastung kann schon lange bevor sie sichtbar wird beginnen und sich verstärken. Solche latenten Belastungen können gefährlicher sein als die offensichtlichen, da sie vorhanden sind, ohne erkannt zu werden.

Ingenieure sichern sich gegen verborgene Belastungen ab, indem sie einzelne Materialien verwenden oder mehrere kombinieren, die gemeinsam ein Vielfaches der eigentlich zu erwartenden Belastungen aushalten können. Bei der Einschätzung von Belastungen, die auf ein großes Gebäude zukommen, kalkulieren Ingenieure nicht nur die üblichen Kräfte, wie Schwerkraft, Wind, Druck und Erschütterungen ausreichend ein, sondern auch Belastungen durch wechselseitige Reaktionen der einzelnen Teile. Allgemein gilt, dass Einzelteile ihre Struktur zueinander im Gleichgewicht halten müssen und äußeren Kräften widerstehen können müssen, wenn die Struktur in ihrer Form erhalten bleiben soll.

Belastungen für den menschlichen Körper

Bislang können wir noch nicht mit mathematischer Genauigkeit voraussagen, welche Auswirkungen eine von außen einwirkende Kraft im Einzelfall auf den menschlichen Körper hat. Gleiches gilt für den Umfang der dabei erzeugten Belastungen oder anders ausgedrückt des Stresses für den Körper. Das Gleichgewicht des Körpers im Gegensatz zur unbelebten Materie wird nicht ausschließlich von statischen und dynamischen Prinzipien bestimmt, sondern auch durch seine Fähigkeit zu Veränderung und Anpassung, die der unbelebten Natur fehlt.

Im menschlichen Körper ist nicht immer erkennbar, dass Aktion und Reaktion zu jeder Zeit gleich sind und einander entgegengesetzt, weil der Körper einwirkenden Kräften eigene Kräfte entgegensetzen kann und diese Energie den Teilen zur Verfügung stellt, die sie benötigen. Gewicht wird dann durch Energie ausbalanciert und nicht durch eine ausgewogene Anordnung. Der beschriebene Prozess macht es schwierig, ein Konzept gegen Beanspruchungen und Belastungen zu entwerfen, ohne ihre Grundlagen zu ändern. Viele Jahre Lehrerfahrung haben zu der Erkenntnis geführt, dass die Grundlagen der Ingenieurwissenschaft bei ihrer Anwendung auf den Bau von Brücken und Hochhäusern usw. ebenso für den menschlichen Organismus gelten. Wir können sie einsetzen, um körperliche Belastungen zu reduzieren und den Energieeinsatz zu optimieren.

Der Körper besteht aus Substanzen unterschiedlichster Konsistenz und Dichte, vom Wasser bis hin zu den Knochen des Skeletts. Diese große Vielfalt zeichnet ihn aus und befähigt ihn, immer wieder erforderliche Veränderungen vorzunehmen und sich an das Spiel der universellen Kräfte so anzupassen, dass es nicht nach außen sichtbar wird. Eine weitere Fähigkeit besteht darin, gebrochene oder völlig erschöpfte Körperteile zu regenerieren sowie Energie für einen künftigen Bedarfsfall anzusammeln. In der Tat, die Natur macht für den Körper, was der Ingenieur für die Brücke oder das Gebäude tut; er sorgt für eine Belastungsfähigkeit, die weit über das hinausgeht, was erforderlich ist.

Unter normalen Umständen erkennen wir das gar nicht. Erst nach einem Unfall können wir die wirksam werdenden Sicherheitsmaßnahmen beobachten. Bricht beispielsweise ein Knochen, bilden sich an beiden Bruchstellen neue Zellen, die aufeinander zu wachsen und damit auch den ursprünglichen Knochen vergrößern. Daher muss ein Chirurg zur Vermeidung zu langer, buckeliger und möglicherweise gekrümmter Knochen an beiden Seiten der Bruchstelle den Rand wegnehmen, bevor er die Lücke, die das nachwachsende Gewebe ausfüllen wird, mit einer Platte überbrückt. Und aus demselben Grund wird das Narbengewebe einer Schnitt- oder Brandwunde dicker sein, als das Gewebe, das sie ersetzt.

Das Prinzip der übermäßigen Neubildung entdeckt man auch, wenn es um Energie geht. Nach dem Schock einer Operation oder bei Genesung von einer schweren Krankheit schafft der Körper ein Übermaß an neuer Energie, mehr als benötigt wird und dazu in einer Zeit, in der er verhältnismäßig untätig ist. Das kann manchmal zu einer Überschätzung der eigenen Kräfte führen und der Patient übernimmt sich, erleidet einen Rückfall und die Zeit bis zur Genesung verlängert sich. Die über längere Zeit aufgebaute Energiereserve wird in der akuten Situation, sei es Schock oder Krankheit, verbraucht und muss ersetzt werden, um wieder Überschuss für einen späteren Notfall schaffen zu können.

Um sein Gewicht zu tragen, mag der Körper mehr Muskelkraft einsetzen, als es im Augenblick nötig ist. Da er über Reserven verfügt, wird er auch in der Lage sein, diese Leistung dauerhaft zu erbringen. Wenn dabei aber einzelne Körperteile nicht so angeordnet sind, dass sie der Schwerkraft gut entgegenwirken, entsteht möglicherweise eine ungewohnte Belastung der Wirbelsäulenstruktur mit unvorhergesehenen und unangenehmen Folgen. Die Auswirkungen können sich wiederum an anderen Stellen zeigen und nicht dort, wo die Belastung auftritt. Schmerzen, die dabei entstehen und als lokale Symptome betrachtet werden, führen dann zu Fehlinterpretationen.

Übertragene Schmerzen

Die Diagnose von zurückgeleiteten und fortgeleiteten Schmerzen ist schwierig. Die Fachliteratur dazu ist sehr umfangreich. Einige Buchtitel wurden in das Literaturverzeichnis am Ende dieses Buches aufgenommen.

Ich darf aus dem Buch «Pain» von Dr. Richard J. Behan[7] zitieren: «Als übertragener Schmerz wird der Schmerz bezeichnet, bei dem die Irritation entlang dem Verlauf von Nervenfasern auftritt und in peripheren Körperteilen empfunden wird, wohin diese Nervenfasern führen».

Drei Orte, an denen eine Irritation zu fortgeleiteten Schmerzen führen kann, sind:

- das Rückenmark
- die hinteren Nervenwurzeln und Ganglien
- die Nervenstämme oder die peripheren Nerven.

7 Richard J. Behan: Pain: Its Origin, Conduction, Perception und Diagnostic Significance

Dr. Behan nennt folgende Beispiele für solche Schmerzen:

- Leistenschmerzen, die durch ein Muttermal am Fuß verursacht werden
- Kniebeschwerden, verursacht durch ein Hühnerauge
- Schmerzen im linken Schlüsselbein durch Verschlingungen des Dünndarms
- Beschwerden in Hand und Arm bei Druck auf das Armnervengeflecht durch eine überzählige Rippe
- Schmerzen im kleinen Finger, die durch Druck auf den Ulnarnerv ausgelöst werden, der durch eine Wucherung im Bereich der ersten Rippen hervorgerufen wird
- Schmerzen im vorderen oder hinteren Oberschenkel und der Leiste, die von einem Psoasabszess verursacht werden
- Schmerzen an der Außenseite der Hand durch eine Irritation des Radialisnervs bei einer Fraktur im mittleren Humerusdrittel.

Zur Unterscheidung von Schmerzen, die falsch lokalisiert werden können, zu solchen, die vom Entstehungsort weggeleitet werden, sagt Dr. Behan: «beim zurückgeleiteten (oder abgelenkten) Schmerz findet die Übertragung eines Schmerzimpulses von einem Neuronensystem zum andern statt, während beim fortgeleiteten Schmerz kein Transfer stattfindet, sondern lediglich eine falsche Bezugnahme der Empfindung vorliegt».

Äußern sich Schmerzen als fortgeleitete Schmerzen, so ist es schwierig, ihre Ursache zurückzuverfolgen, da sie eng mit vegetativen Funktionen verbunden sind.

Starling meint dazu: «Wenn die zum Zentralnervensystem hinführenden vegetativen Nervenfasern der Ort des Schmerzes sind, dann ist der fortgeleitete Schmerz hauptsächlich im Bereich des somatischen Hautnervs zu finden.»

Druck- und Zugelemente

Ingenieure bezeichnen die Teile einer Struktur, die ein Gewicht in direkter Linie zum Boden ableiten, als Druckelemente. Sie sind in jeder Struktur aufrecht angeordnet. Zugelemente sind dagegen hängende Teile, die das Gewicht an Druckelemente weitergeben, die es günstigerweise – bei lebenden Strukturen – durch Knochen aufnehmen und zum Boden ableiten. Die Richtung der Kräfte bei Druckelementen ist nach unten gerichtet, während die Richtung der Zugelemente der Schwerkraft entgegengesetzt ist.

Die Pfeiler einer Brücke sind in diesem Sinne Druckelemente, die selbst bei primitivsten und provisorischen Konstruktionen fest auf dem Boden ruhen und meist in die feste Erde eingelassen sind. Die langen Trossen, die die waagerechten

Teile der Brücke tragen, stellen Zugelemente dar. Alle dazugehörigen anderen Teile der Brücke, wie die kürzeren Trossen, die die langen mit den einzelnen Brückensektionen verbinden, Verstrebungen, Gitter, Bänder oder Balken sind entweder Druck- oder Zugelemente der Konstruktion. Druckelemente kompensieren die von oben durch die Schwerkraft einwirkenden Kräfte durch einen aufwärts gerichteten Druck ihrer Moleküle, Zugelemente halten das an ihnen hängende Gewicht mit ihrer Widerstandsfähigkeit gegenüber Zug. Die Druck- und Zugkräfte entsprechen dabei zumindest der sich im Gewicht zeigenden Schwerkraft.

Druckelemente müssen hart sein; und sie sollen unverformbar sein wie Holz oder Stein oder bis zu einem gewissen Grade elastisch wie Stahl. Zugelemente können entweder unverformbar sein wie Metall oder Holz oder biegsam wie Hanfseile oder Trossen aus gezogenem Stahl. Sind sie elastisch, müssen sie in der Lage sein, nach einer Dehnung unmittelbar wieder in ihre Ursprungsform zurückzukehren.

Druckbeanspruchungen können auch von festen Konstruktionen wie Bogen oder Trägern aufgenommen werden. Der Bogen selbst kann durch Stützen, Balken und Bänder, ein Träger durch Aufhängungselemente verstärkt werden. Eine Zugbeanspruchung in jede Richtung kann mit all den Substanzen aufgenommen werden, die einer Dehnung widerstehen. Biegsame und weiche Zugelemente arbeiten dabei nur in senkrechter Richtung, sofern sie nicht mit festen Konstruktionselementen kombiniert werden.

Prinzipien der Schwerkraft, des Kraftmoments und der Trägheit

Aufgabe des Ingenieurs ist die Suche nach Wegen, um der Schwerkraft, dem Kraftmoment und dem Trägheitsprinzip gerecht zu werden. Diese drei Kräfte wirken auf alle Objekte in Ruhe und Bewegung. Die Aufgabe wird schwieriger, wenn die durch Luft und Wasser verursachten Kräfte, wie Wind, Temperaturwechsel oder Fließkraft des Wassers, dazu kommen. Unabhängig davon, welchen Zwecken die Konstruktion dient, sei es ein Haus, eine Straße, eine Brücke oder ein Automobil, ist es immer die erste und vornehmste Aufgabe, diesen unausweichlichen, ewig fortdauernden, universellen Kräften zu begegnen.

Ebenso ist es mit dem menschlichen Körper. Seine wichtigste mechanische Fähigkeit muss darin bestehen, dem dauernden Zug der Schwerkraft in Richtung Erdmitte standzuhalten. Daneben gilt es, dem Trägheitsmoment zu begegnen, was besagt, dass ein Objekt in Ruhestellung die Tendenz besitzt, dort zu verharren und umgekehrt, wenn es in Bewegung ist, dass es diese Bewegung in gerader Linie weiter verfolgen will. Alle Körperteile sind in ständiger Bewegung und jedes einzelne Teil wird durch sein eigenes Gewicht heruntergezogen. Das Kraftmoment wird dabei durch die Größe und Dichte des Körperteils, die Art seiner Abstützung und seinen Abstand vom Boden bestimmt. Diesen beschriebenen Kräften, die in gleicher Weise auf Gewichte außerhalb des Körpers wirken, muss der Körper denselben oder stärkeren Widerstand entgegenbringen, um ihren vielfältigen Erscheinungsformen und -kombinationen begegnen zu können.

Den verschiedenen Arten mechanischer Beanspruchung wie Druck, Spannung, Beugung, Schereinwirkung und Drehung steht ein Körpermaterial gegenüber, dass den nötigen Widerstand aufbringen kann, gleichgültig ob es sich um Körpergewebe oder um ganze Körperorgane handelt. Dies kann sich in Abhängigkeit davon grundlegend ändern, wie eine Struktur eingesetzt und damit permanent einer Beanspruchung ausgesetzt wird. Für eine Beurteilung ist entscheidend, in welcher aktuellen Kombination die mechanischen Kräfte wirken. Die dabei gültigen Grundsätze für das Stützen, Balancieren und Bewegen der Körpergewichte sind fest mit dem rhythmischen Ablauf aller lebenswichtigen Prozesse des gesamten Organismus verbunden.

Vergleichen wir den Körper mit einem Gebäude oder einer Brücke, müssen wir in Betracht ziehen, dass es keinen einzigen Körperteil gibt, den man als reines Druck-, d. h. senkrecht stehendes Element bezeichnen kann. Die Wirbelsäule und andere Stützelemente des Körpers bestehen aus zahlreichen Teilen mit abwechselnder Druck- und Zugelementfunktion. Wäre das Körpergerüst aus einem Stück, könnten wir uns nicht bewegen. Es gäbe keine Fortbewegung, kein Hochspringen, wir wären statisch und nicht dynamisch.

Aufrechterhaltung des Körpergleichgewichts

Die Beibehaltung einer Gleichgewichtsposition inmitten widerstreitender Kräfte verursacht abhängig von der Position, dem Gewicht und der Widerstandsfähigkeit der beteiligten Einzelteile Beanspruchungen unterschiedlichster Intensität innerhalb der Struktur. Die Belastungen sind proportional dem Beanspruchungsgrad (Hook-Gesetz) und variieren auch dementsprechend. Um ein Minimum an Belastung zu erreichen, muss nicht nur die Konstruktion als Ganzes im Gleichgewicht mit den äußeren Kräften sein, sondern jedes Einzelteil der Konstruktion muss mit jedem anderen Einzelteil ausbalanciert sein. Das heißt, jedes Teil muss zum anderen ausgewogen positioniert, nicht zu nah oder zu weit entfernt sein.

Bewegt sich ein Teil von der Schwerpunktachse des Körpers weg, bewirkt dies die Bewegung des gegenüberliegenden Teils in die andere Richtung. Eine andere Art von Ausgleich wird durch Muskelkraft geschaffen, um die Konstruktion als Ganzes wieder ins Lot zu bringen.

Dies kann durch eine einfache Analogie verständlich gemacht werden:

> «Belaste die eine Seite einer ausbalancierten Stange mit einem Gewicht von 25 Kilogramm. Um das Gleichgewicht wieder zu erhalten, muss entweder die andere Seite auch mit einem 25-Kilogramm-Gewicht belastet werden oder wir können unsere eigene Kraft einsetzen, um den Ausgleich mithilfe eines muskulären 25-Kilogramm-Druckes auf die Stange herbeizuführen. Bringe das 25-Kilogramm-Gewicht zum Zentrum der Stange, und es ist kein Aufwand mehr nötig, um sie festzuhalten. Die Stange ist ausbalanciert. Die Gesetze der Mechanik sagen aus: Je näher ein Gewicht dem Zentrum kommt, um so weniger Energie ist erforderlich, um es auszubalancieren. Es ist daher von Bedeutung, dass wir den aus mechanischer Sicht vorteilhaftesten Punkt mit den anatomischen Gegebenheiten in Einklang bringen.»[8]

Da die Gewichte der einzelnen Körperteile bei aufrechter Haltung nicht horizontal an einer Stange aufgehängt, sondern übereinander gestapelt sind, wird das Problem von Veränderung und Wiederherstellung des Gleichgewichts erheblich schwieriger. Man stelle sich drei Blöcke in einer senkrechten Anordnung vor. Verläuft die Mittellinie dieser Konstruktion genau durchs Zentrum der einzelnen Blöcke, wird die Schwerkraft auf alle drei gleich wirken und die Konstruktion ist standfest. Schwingt aber einer der Blöcke aus der Anordnung heraus und verlässt das Zentrum der Konstruktion, wird der Einsatz externer Kräfte notwendig, um ihn in seiner Position zu halten.

Bei der Struktur des menschlichen Körpers unterscheiden wir drei hauptsächliche Gewichte: Kopf, Brustkorb und Becken. Sind diese entlang der Schwerkraftlinie ausgerichtet, die durch den Körperschwerpunkt geht, werden Bänder und Muskeln der Gelenke gleichmäßig belastet. Verlässt jedoch einer dieser drei Teile seine natürliche Lage, wird zusätzliche Muskelkraft erforderlich, um ihn in seiner Position im Raum zu halten, was unnötige Belastung und Energieverbrauch bedeutet.

Stahl und Knochen als Baumaterial

Einen Ingenieur interessieren zunächst die Eigenschaften des Baumaterials, das in Frage kommt und den zu erwartenden Belastungen standzuhalten vermag. Die Belastungsfaktoren werden dabei je nach Nutzung unterschiedlich sein. Die Pfeiler einer Brücke müssen neben dem Gewicht noch die Effekte aushalten, die durch die Bewegung der Objekte auf der Brücke entstehen. Hier hat sich Stahl wegen seiner Festigkeit und Dauerhaftigkeit als der geeignetste Werkstoff herausgestellt. Vor allem ist es aber auch die Elastizität, die ihn auszeichnet und dafür eignet, nicht nur Gewichtsbelastungen entlang seiner Achse, sondern auch unterschiedlichste Zug- und Druckkräfte auszuhalten.

8 ebd.

In diesen Eigenschaften ähneln die Knochen dem Stahl, sie besitzen eine hohe Haltbarkeit, Volumen und Steifigkeit, um Druck auszuhalten und auch in gewissem Umfang Schläge abzufedern. Knochen bestehen aus einem feinen Netzwerk lebender Fasern, die mithilfe chemischer Substanzen eng verschweißt sind, wodurch sie die erforderliche Härte und Festigkeit für Gewichtsbelastungen besitzen.

Es ist wichtig, die physikalischen und chemischen Eigenschaften von Knochen zu kennen, um ihre Eignung für die mechanischen Funktionen, denen sie dienen, einschätzen zu können. Der lebende, auch als organisch bezeichnete Anteil besteht aus einer Gallertmasse und Blutgefäßen und macht ein Drittel des Knochengewichts aus. Die beiden anderen Drittel sind mineralisch und bestehen aus unterschiedlichen Kalksalzen, überwiegend Kalziumphosphat. Entfernt man den organischen Knochenanteil bewahrt der salzige Rückstand zwar die Knochenform, wird aber sehr zerbrechlich und kann leicht zerstört oder beschädigt werden. Entfernt man den mineralischen Anteil mithilfe verdünnter Salzsäure, behält der Knochen seine Form ebenfalls bei, wird zäh und flexibel, sodass man beispielsweise aus einer entkalkten Rippe oder Speiche leicht einen Knoten binden kann.

Trotz seiner relativen Leichtigkeit weist der lebende Knochen physikalische Eigenschaften auf, die ihm ermöglichen, axialen Kräften von Druck und Zug zu widerstehen ohne zerbrochen oder zerdrückt zu werden. Die Druckbelastungsfähigkeit ist enorm. «Der fünf Millimeter dicke Würfel eines Rinderknochens widersteht einem Druck von 135 kg, werden die Kalkanteile entnommen immerhin noch von 62 kg. Wird der Druck entlang der Lamellenstruktur ausgeübt, kann er mit bis zu 386 kg belastet werden».[9]

Besonders bemerkenswert ist die Fähigkeit des Knochenmaterials, sowohl Druck- als auch Zugbelastungen auszuhalten. Insbesondere in diesem Punkt unterscheidet es sich deutlich von anderen Materialien. Piersol erwähnt, dass beispielsweise Gusseisen bei Druck einen fünfmal höheren Widerstand leistet als bei Zug, während Schmiedeeisen Druckkräften halb so viel Widerstand leisten kann, als dies bei Zugkräften der Fall ist. Knochenmaterial widersteht Zug fast in gleichem Ausmaß wie Druck; bei ihm gilt ein Verhältnis von vier zu drei.

In Prozenten ausgedrückt ergibt sich folgende Tabelle:

Material	**Widerstand gegenüber**	
	Druck	**Zug**
Gusseisen	100	20
Schmiedeeisen	100	200
Knochengewebe	100	75

9 George Arthur Piersol: Human Anatomy

Damit wird offensichtlich, dass die Verwendung nur von Guss- oder Schmiedeeisen den Einsatz einer großen Materialmenge erforderlich machen würde, sodass sich Gewicht und Masse vergrößern würden. Aus diesem Grund wird im Bau weder Guss- noch Schmiedeeisen verwendet, während Stahl in seiner Widerstandsfähigkeit gegenüber beiden Arten von Beanspruchung und damit für den Bau hoher Gebäude und großer Brücken geeigneter ist. Knochen müssen nicht hauptsächlich Zugkräfte aushalten, und sind deshalb in dieser Hinsicht etwas geringer belastbar. Entscheidend ist die allgemein hohe Belastbarkeit von Knochenmaterial, ohne dass dabei die Leichtigkeit des Materials verloren geht.

Organisation beweglicher Gewichte

Hauptaufgabe des Skeletts ist es, das Körpergewicht zu tragen, das sich nach unten hin vom Kopf über Rumpf, Becken und Beine bis zu den Füßen summiert. Das Skelett sollte deshalb sowohl im Ruhe- als auch im Bewegungszustand so ausgerichtet werden, wie es für seine Stützfunktion am besten ist.

Hier zeigen sich viele Ähnlichkeiten von Stahl und Knochenmaterial. Stahl widersteht mit seinen Eigenschaften erfolgreich den Beanspruchungen, die sich durch das Abstützen von Gewichten in großen Gebäuden ergeben, wo sich der Gewichtsdruck von Etage zu Etage erhöht. Das gilt auch für andere Belastungen wie Windkraft, Feuchtigkeit und Temperaturwechsel, die zusätzlich auftreten können. Die großen Angriffsflächen solcher Gebäude führen zu größeren und vielfältigeren Lasten als bei niedrigeren Gebäuden, sodass dort Stein und Holz als Material ausreichen können. Im menschlichen Körper hält das elastische Knochenmaterial die bei hohen Konstruktionen auftretenden Gewichtsbelastungen aus, die entlang einer Vertikalachse angeordnet sind.

Doch der Körper muss Dinge tun, die wir beim Hochhaus mit seinen im Boden gegründeten Stützen nicht kennen. Er muss mithilfe von miteinander verbundenen, beweglichen Wirbelsäulensegmente Gewichte transportieren können, um diese dann über die schaukelnde Basis zweier ebenfalls miteinander verbundener Stützen an den Boden abzugeben. Dies bedeutet die Balance von Teilen, die – wie bei einer Brücke – dadurch erreicht wird, dass sich ein ausgeglichenes Verhältnis von Druck- und Zugelementen einstellt. Die Kraftlinien des Gewichtsdrucks in den Druckelementen zeigen die Vielfalt und den Umfang des Zuges auf die den Knochen umgebenden und dort befestigten Zugelemente (Muskeln, Bändern und anderes weiches Gewebe).

Auswirkungen einer mangelhaften Balance

Wenn die Drucklinie zentriert durch die Gelenke läuft, wird der sich ergebende Zug auf die Dehnungselemente um das Gelenk herum gleichmäßig sein. Andernfalls werden Muskeln, Bänder und Faszien ungleich beansprucht, was zu einer Belastung des gesamten Körpers führt.

Muskeln dienen dazu, die Knochen zu bewegen. Dafür sollten sie größtmögliche Bewegungsfreiheit besitzen. Daher dürfen sie nicht mit Stützaufgaben belastet werden, d.h. zum Tragen oder Ausgleichen eines Gewichtes, das nicht mehr zentriert ist. Dauert das Ungleichgewicht lange an, werden nicht nur die Muskeln belastet sondern auch die Knochen können verletzt werden. Zudem wird die Blutzirkulation in den Gelenken, den Knochen und dem benachbarten Gewebe beeinträchtigt.

Ermüdung der Muskulatur

Es gibt verschiedene Faktoren, die bewirken, dass sich ein Ungleichgewicht primär auf die Muskulatur auswirkt. Ein Muskel arbeitet durch die Kontraktion einer Vielzahl von Muskelfasern. Sie bilden die Gestalt des Muskels. Die einzelnen Muskelfasern sind in Bündeln, den so genannten Faszikeln organisiert. Die Bündel werden zu größeren Einheiten, der eigentlichen Muskelmasse zusammengefasst und von einer Hülle, der Faszie, zusammengehalten. Der Muskel ist durch Sehnen mit den Knochen verbunden. Damit wird die einem Hebelarm vergleichbare Knochenbewegung z.B. des Oberarmknochens möglich.

Sofern ein Knochen an einem Gelenk fest durch Bänder mit einem anderen Knochen verbunden ist, wird sein Gewicht klar auf den unteren Knochen übertragen. In diesem Fall kann schon eine geringfügige Muskelkontraktion das Gelenk und die daran befestigten Teile bewegen. Ein vergleichbares Bild ist eine schwere Türe, die sich von einem kleinen Kind öffnen lässt, da sie sicher auf gut geölten Scharnieren liegt, obwohl das Kind niemals die Kraft hätte, die Tür anzuheben. Muss ein Muskel ein Gewicht nicht nur bewegen sondern zur dafür notwendigen Kontraktion das Gewicht auch anheben, wird er in seiner Arbeit behindert. Er wird durch das Gewicht gedehnt und muss nun gegen die im gesamten Muskelkörper auftretende Spannung eine Kontraktion durchführen. In der Folge muss die Muskelbeugung sehr kraftvoll sein, und es müssen weit-aus mehr Muskelfasern eingesetzt werden, als dies für eine einfache Bewegung um den Drehpunkt eines Gelenks notwendig wäre. Die Muskeln ermüden nun schneller, da sie keine Zeit haben, sich zwischen den Kontraktionen zu erholen, oder ihre Faserbündel abwechselnd zu bewegen, sodass sich immer ein Teil ausruhen kann – eine wichtige Vorrichtung der Natur, um eine schnelle Ermüdung zu verhindern.

Mechanismen für einen ökonomischen Muskeleinsatz

Nutzt man die im Körper vorhandenen Koordinierungsmechanismen, kann man einer vorzeitigen Muskelermüdung vorbeugen. Beim Muskeleinsatz werden die

Impulse der äußeren Sinne wie Sehen, Hören und Tasten mit den Empfindungen der Eigenwahrnehmung kombiniert und schaffen damit die Voraussetzung für das Gehirn, die Anforderungen muskulärer Aktionen richtig einzuschätzen.

Betrachten wir die Vorbereitungen für die Aufnahme einer Gewichtslast. Wird ein Gewicht vom unkontrahierten Muskel angehoben, ermüdet dieser sogar bei einem kleinen Gewicht sehr schnell. Der Muskel sollte bereits angespannt sein, bevor das Gewicht angehoben wird. Die erste Regel, um Muskelenergie zu sparen lautet deshalb, dass der Muskel sich auf die Gewichtsübernahme vorbereiten können muss. Versuchen Sie einmal, mit entspannter Fingermuskulatur dieses Taschenbuch aufzunehmen. Sie werden seine Schwere registrieren und vielleicht sogar feststellen, dass es ihnen beinahe aus der Hand gleitet. Legen Sie es dann zurück und ergreifen sie es mit der nun vorhandenen Vorstellung des Gewichts erneut. Es wird Ihnen möglicherweise wesentlich leichter erscheinen. Dies kann erklären, warum es für uns einfacher ist, ein festes, schweres Objekt anzuheben als ein leichtes, biegsames. So können die Muskeln ein Gewicht auf einem festen Brett besser anheben als ein weiches Polster oder eine Matratze, die zusammenklappen und dann plötzlich und unerwartet von Muskeln, die darauf nicht vorbereitet sind, aufgefangen und gehalten werden müssen.

> «Der Muskeltonus ist die von der Natur gewählte Maßnahme gegen Ermüdung. Er ist eine Form der Vorbereitung, die dafür sorgt, dass ein Muskel, der sich (auf einen Reiz hin) kontraktieren will, nicht erst eine Vorspannung aufbauen muss, bevor der Muskelzug einsetzt.»[10].

Beim Transport schwerer Objekte greifen wir häufig zu mechanischen Hilfen. Auf diese Weise verwandeln wir Ziehen in Drücken, Aufhängung in Abstützung von unten, z.B. bei der Verwendung eines Schulter- oder Kopfgurtes. Oder wir verteilen eine Last so, dass beide Seiten sie tragen, oder wir setzen die Last häufig ab und ruhen aus.

Auch diese Hilfen können wir nicht nutzbringend einsetzen, sofern sich die Hauptgewichte unseres Körpers nicht übereinander entsprechend der Stützstruktur der Wirbelsäule in einem Gleichgewicht befinden. Sonst sind einige Muskeln damit beschäftigt, die Gewichte fern von der zentralen Achse zu halten. Dies resultiert in einem ungleichen Zug und Belastungen an diesen Muskeln und zwar nicht alleine an den Betroffenen, sondern auch an anderen Muskeln entlang der Wirbelsäule, weil jeder mitwirken will, das Gleichgewicht wiederherzustellen. Die volle Funktionsfähigkeit der Wirbelsäulenmechanik erfordert ein Gleichgewicht aller Aktionen entlang ihrer Achse: Erstens die Bewahrung der Symmetrie

10 Ernest H. Starling: Principles of Human Physiology, 1912

der beiden Körperhälften, die eine wichtige Eigenschaft der Wirbelsäule darstellt. Zweitens müssen die verschiedenen kleinen Muskeln entlang der Wirbelsäule die Wirbelkörper, einen auf dem anderen, genau ausrichten, um das Rückenmark zu schützen, und drittens müssen die Wirbelsäulenkrümmungen, die die Stützfunktion der Wirbelsäule ermöglichen, erhalten werden.

Dauerbelastung von Muskeln

Bei anhaltender Muskelstreckung oder -kontraktion werden die Faszien, die im Muskel liegen und ihn umgeben, zu stark gedehnt und verdreht, was eine effektive Muskeltätigkeit behindert. Die Faszienblätter, die die Muskelfaserbündel umgeben und zwischen ihnen verlaufen, stellen den Zusammenhalt der kontrahierenden Teile sicher. Ohne diesen Zusammenhalt würde ein Kraftverlust auftreten, da der kumulative Effekt der einzelnen Kontraktionen verloren gehen würde.

Eine lang andauernde muskuläre Belastung kann nicht nur wegen des dabei auftretenden Missbehagens oder auftretender Schmerzen ernsthafte Folgen haben, sondern auch durch die chemische Verletzung des Muskelgewebes bei Anreicherung von Milchsäure. In der Folge kann es nicht mehr in der Lage sein, auf Nervenimpulse zu reagieren. Außerdem können die Muskeln entweder so verspannt sein, dass keine Entspannung mehr möglich ist, oder der Muskeltonus fällt ab und die Muskulatur erschlafft. In jedem Fall entwickelt sich eine ernste Situation, deren Aufhebung einige Zeit in Anspruch nehmen kann.

Ein eindrucksvolles Beispiel ist der bekannte Laborversuch, bei dem das Bein eines Frosches mit elektrischen Stromimpulsen gereizt wurde. Die vom grafischen Aufzeichnungsgerät registrierten Muskelkontraktionen ergaben eine Kraft, mit deren Hilfe ein kleines Gewicht angehoben werden konnte. Bei Unterbrechung der Muskelkontraktionen durch eine Ruhepause von etwa fünf Minuten und einem Bad in Salzwasser zu einem Zeitpunkt, als sich das vom Bein oben gehaltene Gewicht zu senken begann, war der Muskel wieder in der Lage, sich zu kontrahieren und das Gewicht weiter oben zu halten. Wird die Beanspruchung länger aufrecht erhalten, sinkt die Muskelkraft schnell ab bis zum völligen Verschwinden von Kontraktionen **(Abb. 9)**. Eine Regenerierung dauert dann 25 Minuten, also das Fünffache der Zeit beim ersten Experiment.

Man kann sich vorstellen, was dies bedeutet, wenn statt einem Hunderte von Muskeln betroffen sind und sich der Effekt addiert. Haltungsbedingte Belastungen haben damit einen sehr großen Einfluss auf die gesamte Körperökonomie. Alles, was dazu beiträgt, diese zu vermindern, hat somit vorteilhafte Rückwirkungen auf den gesamten Organismus.

Der beste Schutz gegen solche Belastungen wird durch Ausbalancieren der einzelnen Körpergewichte auf den jeweiligen Kontaktstellen der Knochen, den

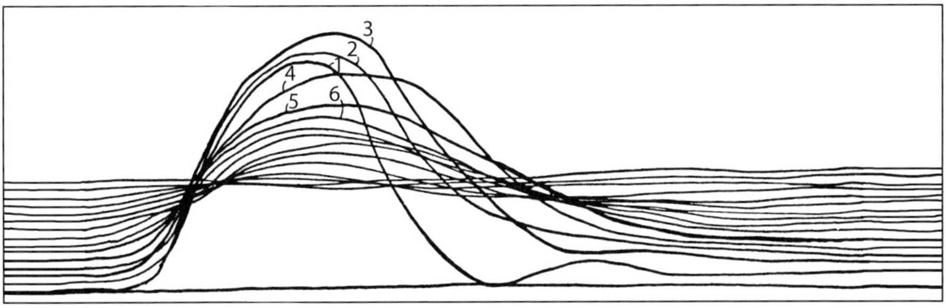

Abbildung 9: Graphische Darstellung des zeitlichen Verlaufes der Ermüdung von Muskeln. Die ersten sechs Kontraktionen sind nummeriert. Dabei wird ein Leistungsanstieg von der ersten bis zur dritten Kontraktion erkennbar, danach ein Leistungsabfall (nach Brodie).

Gelenken, erreicht. Bei Körperbewegungen und Gewichtsverlagerungen und dem Zurückkehren in die Ausgangsposition müssen deshalb auch die einzelnen Körperteile wieder ins Gleichgewicht zu ihren Gelenken gebracht werden.

Von allen Vieren zum Stand auf zwei Beinen

Am besten kann man die mechanischen Probleme der aufrechten Haltung verstehen, wenn man sie mit der Position des Vierbeiners vergleicht und dabei verfolgt, welche Gewichtsveränderungen bei einem Positionswechsel von vier auf zwei Beine entstehen.

Es gibt genau drei Möglichkeiten, wie Gewichte durch eine Konstruktion getragen werden können: Sie können aufliegen, hängen oder gestützt werden. Beim Aufliegen und Gestütztwerden müssen die betroffenen Elemente über eine ausreichende Steifigkeit verfügen. Der Gegendruck beim Aufliegen erfolgt vertikal nach oben, beim Stützen diagonal gegen das Gewicht. Bei einer bogenförmigen Stütze verläuft der Druck diagonal und beidseitig entlang der Brückenpfeiler. Ein hängendes Gewicht schließlich befindet sich an einer vertikalen Achse vom tragenden Element nach unten. Das Material des Stützelements ist entweder beweglich oder fest.

Beim menschlichen Skelett treten alle drei beschriebenen Formen auf: der Kopf sitzt auf der Wirbelsäule, die Arme hängen vom Schultergürtel herab, und die Darmbeine stützen das Kreuzbein. Die Übernahme der aufrechten Körperhaltung bedeutete in verschiedener Hinsicht eine Änderung der Unterstützungsrichtung im Vergleich zum Vierfüßler. Aus diesem Grund ändern sich auch die Funktionen der einzelnen Teile und ihre Beziehung zueinander. So liegen jetzt manche Teile auf, die zuvor aufgehängt waren, usw. Um das Skelett in seiner Stützfunktion am besten zu nutzen, müssen wir berücksichtigen, wo die einzelnen Teile aufliegen, herabhängen oder seitlich gestützt werden. Eine Anpassung der Körperhaltung nach diesen Fakten verringert die mechanische Beanspruchung, der das Körperskelett unterliegt, und schützt die Weichteile vor unnötigen Belastungen.

Steht ein Vierbeiner, hängen die Gewichte an der horizontalen Wirbelsäule, die wie ein Tragebalken wirkt. Die gesamte Last wird mehr oder weniger gleichmäßig über die gesamte Länge der Wirbelsäule verteilt und von dort aus durch Schulter- und Beckengürtel an die vier tragenden Beine weitergegeben. Das Gewicht wird gleichmäßig auf die einzelnen Wirbelgelenke übertragen und in einer ungefähr vertikalen Linie durch die aneinander liegenden Gelenkflächen geführt. Eine Gelenkfläche ruht oder liegt auf der anderen auf.

Das Körperinnere wird von einer Körperwand umschlossen, die die Form eines ungleichmäßigen Zylinders besitzt. Nach vorn hin öffnet sich der Zylinder etwas weiter. Dort sind auch die inneren Organe so untergebracht, dass sie vom Thorax oder Brustkorb gut gestützt werden können. Die Wirbelsäule bildet gemeinsam mit den Rippen den oberen Teil dieses Zylinders. Das Brustbein stellt gemeinsam mit den langen, kräftigen Bauchmuskeln die untere Grenze dar. Beide Grenzen sind verformbar. Die gut ausgeprägte Schulter- und Beckenmuskulatur liegt direkt oberhalb der Vorder- und Hinterläufe, sodass die Eingeweide vor ihren Bewegungen geschützt sind. Schließlich sind die Hinterbeine so angeordnet, dass sie eine kraftvolle Feder bilden, bei der die Kniegelenke so weit vorn sind, dass der Femur und die Wirbelsäule einen spitzen Winkel bilden. Die Wirbelsäule wird dadurch vor zu harten Stößen beim Übertragen des Gewichtes auf den Boden geschützt. Außerdem ist beim Vierbeiner gewährleistet, dass kaum Belastungen für den Bauchbereich des Körpers auftreten können.

Um eine Gefühl für diese Haltung zu bekommen, laufen Sie auf Händen und Knien im Vierfüßerstand, sodass Ihr Rücken parallel zum Boden verläuft, als ob Sie sich vorbereiten wollten, ein Gewicht auf den Rücken zu nehmen. Versuchen Sie, den Abstand zwischen Schambein und Brustbein möglich gering zu halten. Auf diese Wiese entsteht ein kompakter Zylinder mit annähernd paralleler oberer und unterer Begrenzung, der die Eingeweide schützend umschließt.

Lassen Sie uns darüber nachdenken was geschieht, wenn wir diese kompakte Zylinderkonstruktion aufrichten. Welche strukturellen und Organ-Probleme treten beim Stützen und Bewegen auf? Wäre die Bauchwand nicht durch die kräftige Linea alba geschützt, die zentrale sehnige Aponeurose, an der die kräftigen Bauchmuskeln ansetzen, wären wir in einer misslichen Lage.

Die Gewichte des Körpers, die bisher auf der breiten Basis der horizontalen Wirbelsäule und der vier Beine ruhten, müssen nun durch eine senkrecht stehende Wirbelsäule auf einer schmalen Basis getragen werden, um danach über beide Beine zum Boden abgeleitet zu werden. Aus mechanischer Sicht entstehen neue Drucklinien in den stützenden Skelettteilen, vom Hinterhaupt bis hinunter zum

Boden. Die notwendige Anpassung betrifft alle Kontaktpunkte und -flächen der Gelenke. Auch die inneren Organe und das weiche Gewebe der Körperhülle sind betroffen und müssen sich auf die neue Situation einstellen. Da fast alle Körperteile einbezogen sind, ist es besonders wichtig, die notwendigen Anpassungsvorgänge im Detail zu verstehen.

Beim Stand auf allen vieren verläuft das Gewicht des spinalen Tragbalkens und der daran hängenden Teile durch die paarigen, hinteren Facetten der Gelenkfortsätze der Wirbelkörper und ruht auf der Spitze von vier Schäften, den beiden Humeri vorne und den beiden Femora hinten. Hier gibt es nirgendwo eine Gewichtskonzentration nach unten über eine einzelne Achse. Dagegen ist eine seitliche Verteilung des Gewichts durch viele kurze Achsen entlang der Wirbelsäule bis zu deren Enden an Becken- und Schultergürtel gegeben. Die lumbosakralen Verbindungen an den hinteren Facettengelenken, durch die das Gewicht von der Wirbelsäule auf das Becken übertragen wird, liegen in einer Ebene mit den Hüftgelenken, über die das Gewicht vom Becken auf die Femora übertragen wird. Die tragenden Femurschäfte sind ausgerichtet nach den oberen Schambeinästen, um dann nach vorne auf die Darmbeinknochen zu umzubiegen.

In der aufrechten Haltung entfallen die vorderen Trageelemente, sodass das gesamte Gewicht auf den Beinen lastet, die nun in einem anderen Winkel zur spinalen Achse stehen. Dadurch ergibt sich ein grundsätzlicher Richtungswechsel der Drucklinien durch die gesamte Struktur und die einzelnen Elemente der Wirbelsäule, durch die das Gewicht läuft. Die Facetten oder Gelenkflächen der Wirbel sind nun vertikal ausgerichtet anstatt horizontal. Die Gewichtsübertragung verläuft nicht länger durch sie, sondern der Druck wird über die Wirbelkörper und die Bandscheiben weitergeleitet.

Außerdem können wir feststellen, dass die Druckverteilung von der Wirbelsäule zu den beiden Beinen schräg nach vorn von den Kreuzbeingelenken hin zum Kopf der Oberschenkelknochen verläuft. Die federartige Gestaltung der Beine verändert sich ebenfalls, da die Ausrichtung der Femora auf die Wirbelsäule nun unterbrochen ist und die Unterschenkelknochen sowie die Fußknöchel nahezu vertikal ausgerichtet sind.

Beim Stehen auftretende Beeinträchtigungen

Aus der aufrechten Haltung ergeben sich eine Reihe von Nachteilen für eine leichte Balance des Körpergewichtes. Während bei horizontaler Lage das Gewicht aufgeteilt und von einem zum nächsten Wirbel weitergereicht wird, konzentriert sich die Last in der Vertikalen auf einen einzelnen Bereich und dies auf jeder Ebene. Da das Gewicht neben den Knochen auch Knorpelgewebe durchläuft, z. B. die Bandscheiben der Wirbelsäule, besteht permanent die Möglichkeit einer Scherbelastung, wie sie beim Vierbeiner nicht vorkommt. Die Folge ist ein Verlust an Flexibilität, da die einzelnen vertikalen Gelenkflächen eine mögliche seitliche Rutschbewegung der Wirbelsäule über die Bandscheiben begrenzen.

Die Rippen können die Bögen der Wirbel durch ihren neuen Winkel nicht mehr in gleichem Ausmaß stützen. Das Körpergewicht mithilfe zweier drehender Hüftgelenke auf zwei Beinen zu tragen, ist nicht annähernd so stabil wie auf vier Beinen. Schließlich wird die federartige Tätigkeit des Beines durch die vertikale Ausrichtung der unterschiedlichen Teile, die die veränderliche Diagonale der Hinterläufe des Vierfüßlers ersetzt, verringert.

Erst durch genaueres vergleichendes Studium der Bewegungen von Menschen und Vierbeinern wird ein vollständiges Verständnis der mechanischen Auswirkungen dieser Unterschiede bei der Verbindung von Beinen und Wirbelsäule möglich sein. Zum Springen oder für einen kraftvollen Lauf gewinnt das Tier den nötigen Hebelarm, in dem es den Schwerpunkt auf die Hinterläufe verlagert. Den benötigten Raum verschafft ihm die horizontale Distanz zwischen den Beinen vorne und hinten. Beim Menschen ist dieser Raum auf die Knie und Knöchel beschränkt; und im Becken auf den sehr kleinen Abstand zwischen den Iliosakralgelenken und den Hüftköpfen.

Womit der Zweibeiner die gegebenen Nachteile ausgleicht

Durch die Vielzahl von Gewichtsverlagerungen im Körper verändert sich die Druckverteilung auf die Wirbelkörper. Die dabei entstandenen vier gegenläufigen Kurven der Wirbelsäule gleichen die beschriebenen Einschränkungen des Zweibeiners mehr als nur aus und bieten ganz neue Funktionsmöglichkeiten.

So gestattet die aufrechte Haltung weitergehende Rotationsbewegungen der Hüftgelenke, obgleich diese weniger stabil sind als bei Tieren. Die Arme sind davon befreit, Körpergewicht zu tragen, und das gibt ihnen ihren außergewöhnlichen Spielraum, den sie sonst nicht hätten. **(Abb. 10)**. Kein Tier kann Vorder- und Hinterbeine so weit vom Körperzentrum entfernen wie der Mensch, und nur wenige können die Gliedmaßen über den Rücken bringen.

Durch mechanische Anforderungen haben sich neben den Händen vor allem das Becken und die Beine gegenüber den Vierbeinern verändert. Anstelle wie bisher als Zwischenstück der Beine und Verbindungsstück zur Wirbelsäule an deren einen Ende zu dienen, trägt das Becken nun das gesamte Körpergewicht. Um verständlich zu machen, wie das Gewicht vom Becken ohne Einschränkung der Beweglichkeit getragen und weitergeleitet wird, wenden wir uns wieder dem Ingenieur zu und zwar am besten dem Brückenbauer. Der Aufbau des menschlichen Beckens ähnelt einer kurzen frei tragenden Brücke, bei der das Gewicht , das auf der einen Seite aufgenommen wird, von der anderen Seite mitgetragen wird. **(Abb. 11)**.

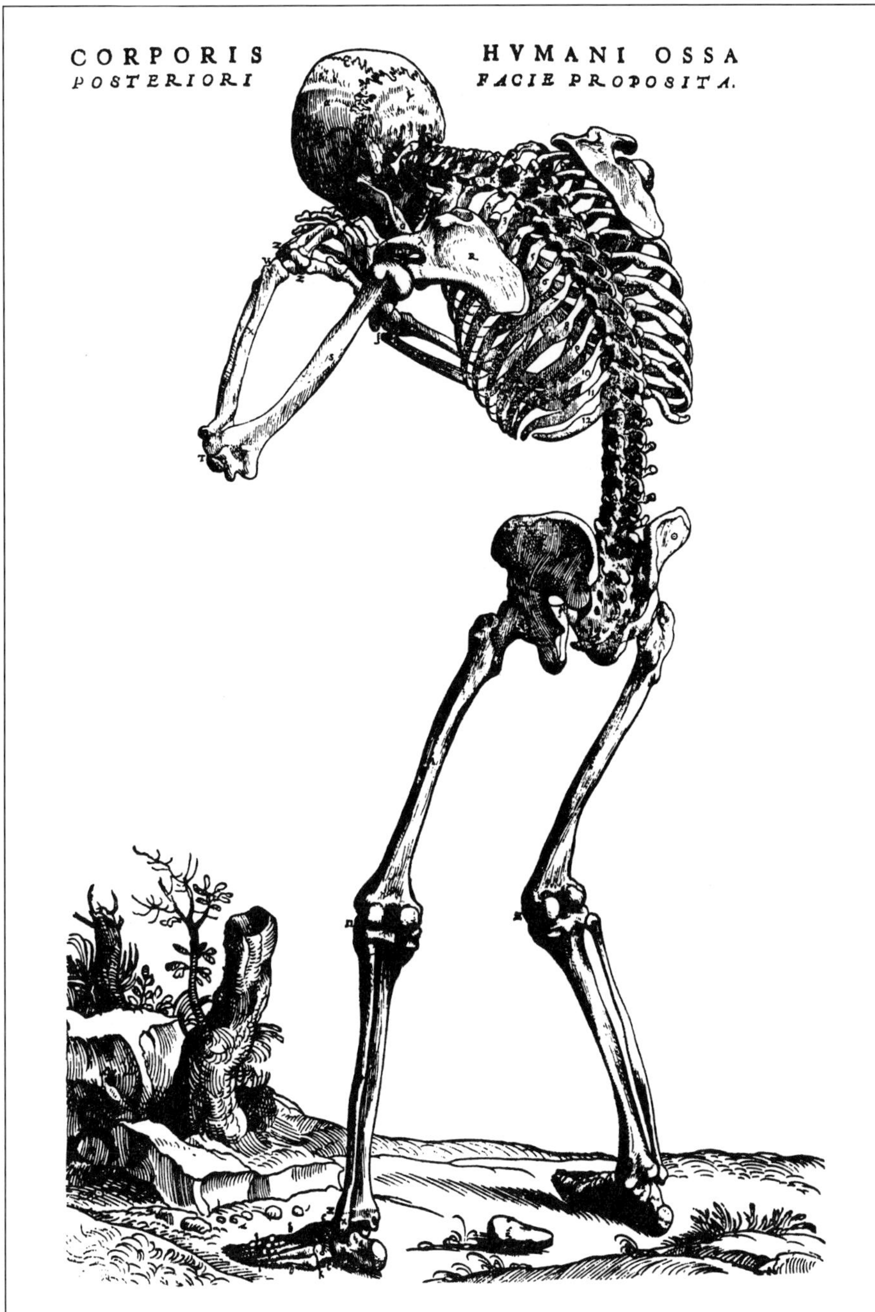

Abbildung 10: Balance in der Bewegung (Vesalius).

In aufrechter Haltung wirken die Kräfte auf das Becken wie die Kräfte auf einer Auslegerbrücke. Das Gewicht kommt im Kreuzbein an und wird dann nach rechts und links zu den Hüftgelenken auf die Oberschenkel übertragen. Die Druckkräfte wirken über die nach außen gehenden Knochen des Beckens so, dass eine ausgleichende Reaktion aller Spannungselemente gefragt ist, die an der Vorderseite des Beckenbogens aufwärts ziehen, ebenso wie eine Reaktion der Bänder, die innen den Bogen verstärken. Die ausbalancierte Reaktion dieser Druck- und Spannungskräfte sichert die Anpassungen an die Gewichtskräfte auf dem Sakrum und an den Femurköpfen.

Die Beckenbrücke ist durch drehbare Gelenke mit den Beinen verbunden, die sich in drei Ebenen bewegen können. Diese Gelenke liegen weiter vorn als man gemeinhin annimmt, da das Zentrum der Hüftgelenkspfanne, oder Acetabulum, die den Femurkopf aufnimmt, nur eine Handbreit von der Vorderseite des Beckens entfernt ist. Diese Gelenkart schafft ein Maximum an Freiheit, um sich der Vielzahl von Anforderungen anzupassen, die aus ihrer Aufgabe entstehen, das Körpergewicht zu tragen und zugleich die unterschiedlichen, bei jedem Schritt von den Beinen kommenden Stöße aufzufangen. Die Kraft dieser Stöße oder Erschütterungen entspricht genau der Wucht, mit der das Körpergewicht den Boden erreicht, die wiederum vom Gewicht, der Distanz , die das Gewicht zurücklegt, und der Geschwindigkeit abhängt. Der Umstand, dass Aktion und Reaktion gleichwertig sind und einander bedingen, wird ersichtlich, wenn wir von einem Randstein heruntergehen, der höher oder tiefer ist als erwartet. Dann wird die Erschütterung durch den ganzen Körper spürbar sein. Der Gehmechanismus richtet sich nach der

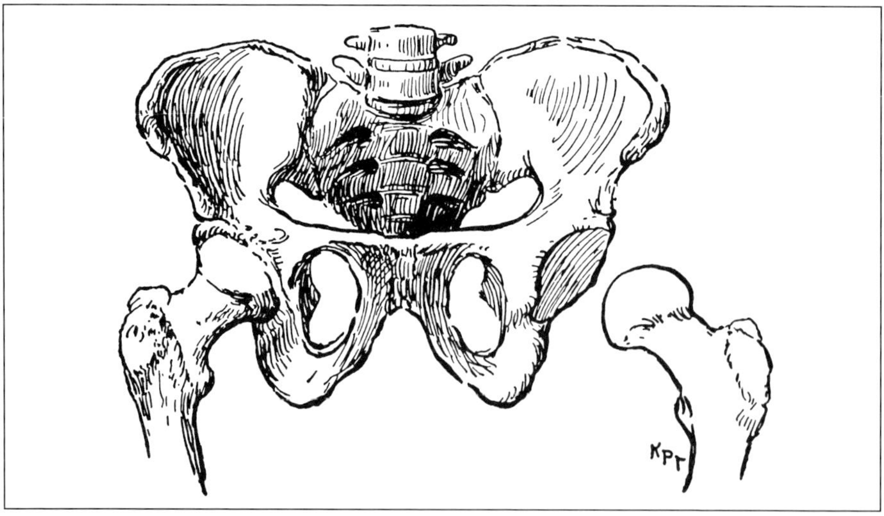

Abbildung 11: Beckenbogen und Hüftgelenke.

üblichen Höhe eines Randsteines, und die Muskeln bereiten sich darauf vor, einen bestimmten, zu erwartenden Stoß aufzufangen. Das Spüren der Erschütterung liegt daran, dass die Muskulatur unvorbereitet ist, die Reaktion an das unerwartete Ereignis anzupassen.

Der entscheidende Vorteil der aufrechten Körperhaltung ist die Befreiung der Arme und Hände von Stütz- bzw. Fortbewegungsaufgaben. Dies machte die Entwicklung einer eigenen Motorik und Sensorik möglich, die das schöpferische Potential des Menschen schuf. Ohne die dabei entstandenen Fähigkeiten wären Kunst, Literatur und Wissenschaft in der uns bekannten Form nicht denkbar.

Spekulationen über die Bedeutung der aufrechten Körperhaltung für die Entwicklung der Zivilisation können nicht Aufgabe dieses Buches sein, doch Dr. Schwartz weist in seinem Literatur-Resumée auf den entscheidenden Einfluss zumindest in den zwei Bereichen der Psychologie und Physiologie hin: «Sehen und Hören gewannen zu Lasten des Riechens an Bedeutung. Die mehr auf Sehen und Hören ausgerichtete Psyche führte schließlich zur Entwicklung von Kunst und Musik.»[11] Auf physiologischer Ebene kann man vermuten, dass «die verbesserte Drainage des Gehirns die unterschiedliche Intelligenz von Tier und Mensch erklärt.»[12].

Abschließender Vergleich

Das vorrangigste Ergebnis der Umstellung vom Vier- zum Zweibeiner ist die leichtere Störanfälligkeit des Körpergleichgewichts. Charakteristisches Merkmal der Zweibeiner wurde die immer vorhandene Gefahr einer Störung durch kopflastige Situationen oder verschiedene Belastungen und Stress. Andererseits verdankt es der Mensch dieser körperlichen Instabilität, dass er sich in seiner Umwelt besser durchsetzen und jederzeit in alle Richtungen bewegen kann und dies nicht nur mit einzelnen Körperteilen, sondern mit dem gesamten Körper.

Der Einfluss der Schwerkraft setzt im Gegensatz zum Vierbeiner in unterschiedlichen Winkeln an der Wirbelsäule an, und das weiche Verbindungsgewebe muss diese schräg ankommende Einwirkung ausgleichen. Die Scherkräfte, die an der Wirbelsäule wirken, können zu Eingeweidesenkung und Hohlkreuz führen. Die Symptome verstärken und reduzieren sich entsprechend dem Abstand von Brust-

11 J. Knox Thompson: A Résumé with Comments on the Available Literature Relating to Posture

12 Leonard Williams, ebd.

und Schambein. Die Gefahren der aufrechten Haltung wären weitgehend beseitigt, wenn dieser Raum mit Knochen überbrückt wäre, aber die Beweglichkeit wäre dann stark eingeschränkt. Hätten wir Menschen neben der rückwärtigen Wirbelsäule noch eine vordere, wäre dieses Buch nie geschrieben worden. Andererseits wären unsere Aktivitäten stark eingeschränkt. Das Wissen über die mechanischen Gesetze und die Konstruktionen im Körper wären unnötig.

Der einfachste Weg, für die inneren Organe eine Balance zu sichern, besteht darin, die Vorder- und Rückseite möglichst parallel zu halten und die Hüftgelenke so frei beweglich, wie mit einer guten Standsicherheit vereinbar.

Das Hauptproblem besteht darin, die Kompaktheit des Körpers, die er im Vierfüßerstand hatte, zu erhalten und gleichzeitig die Gelenke so zu organisieren, dass das Gewicht auf sie abgeleitet wird und zwar mit der geringsten Belastung und ohne Verlust der Balance für die angrenzenden Strukturen. Wollen wir unsere Gelenke ökonomisch und damit schonend einsetzen, müssen wir die Kraftlinien genau erkennen und ein feines Gespür dafür entwickeln, wie sie durch die Gelenke verlaufen.

Um die Körpermechanik zu verstehen, müssen wir sie funktionell betrachten, wobei insbesondere der Bewegung eine große Bedeutung zukommt: wir müssen Gestalt, Größe und die relative Position der Einzelteile, die selber das Resultat funktioneller Anpassung sind, kennen lernen. Wenn das getan ist, erscheinen die zu Grunde liegenden mechanischen Anpassungen des Körpers eine logische Konsequenz. Sie führt uns zum propriozeptiven System, das eine zentrale Aufgabe bei der Körperbalance hat. Wenn wir uns für eine schwerelose und schwebende Haltung entscheiden, verlieren gekünstelte Körperhaltungen, die meist auf einer statischen Betrachtungsweise basieren, ihre Bedeutung.

Bei einer gewichttragenden, sich bewegenden Struktur sollte zunächst auf die Gewichtsbalance durch die knöchernen Kontaktstellen, die Gelenke, geachtet werden. Ein menschliches Skelett ohne Muskeln, das nur von Bändern zusammengehalten wird, kann ohne zusätzliche Stütze allenfalls in einer sitzenden Position verharren. Dabei halten die Knochen auf den verschiedenen Körperebenen die auf ihnen ruhenden Gewichte und wirkenden Kräfte, wie z. B. der Atlas den Kopf, das Kreuzbein den untersten Lendenwirbel, der Oberschenkelknochen die Hüftgelenkspfanne. Bänder sind zähe Fasern, die die Knochen zusammenbinden und deren Bewegungsradius in den Gelenken einschränken. Bei dieser Funktion werden sie vom atmosphärischen Druck, das bedeutet dem Sog, unterstützt. Vor allem aber durch die Anordnung der Muskeln in Verbindung mit den Gelenken, insbesondere an den großen und kräftigen zusammengesetzten Gelenken wie dem Becken oder in Systemen wie der Lendenwirbelsäule. Muskeln kontrahieren sich und bewegen gemeinsam mit den zugehörigen Sehnen die Knochen. Sie werden dabei von den Muskelfaszien unterstützt, die einzelne Muskelfaserbündel, aber auch den Muskel als Ganzes umhüllen, und von der Sogwirkung, die die Muskeln dicht an den Knochen hält. Muskeln handeln automatisch und reagieren auf Reize des Nervensystems. Dieses steuert die gesamten Körperaktivitäten, integriert sie und macht den Muskelapparat zu einem zusammenhängenden und zweckdienlichem Ganzen.

Die Konstruktion einer sinnvollen menschlichen Körperstruktur hängt primär mit den mechanische Prinzipien von Dynamik und Statik zusammen. Dadurch ist sie mit erfolgreichen Bauten wie großen Brücken oder Hochhäusern vergleichbar, von denen sie in einigen physiologischen und psychologischen Gesichtspunkten abweicht. Die Knochen tragen das Gewicht und leiten es sowohl in Ruhe als auch in Bewegung kontrolliert an die Gelenke weiter. In diesem Zusammenhang dienen Knochen als Druckelemente und sollten auch so genutzt werden. Alle anderen Strukturen, die ebenfalls an der Bewegung der Knochen beteiligt sind, einschließlich der Muskeln, Bänder und Faszien, sind dehnbare Elemente und sollten deshalb so weit wie möglich von Gewichtsbelastungen befreit sein.

Da der Mensch vor allem einem dynamischen Problem gegenübersteht, muss die Funktionseinheit aus Knochen, Muskeln und Bändern bei Körperbewegungen bewusst zur Bewegung und nicht dem Tragen von Gewichten eingesetzt werden.

4. Die Arbeitsweise des menschlichen Skeletts

Grundlagen

Im Körperaufbau gleichen sich alle Wirbeltiere. Ob es sich um Fische, Amphibien, Reptilien, Vögel oder Säugetiere handelt, immer ist die Wirbelsäule das zentrale Bauelement des Körpers. Sie besteht aus einzelnen Teilen, den Wirbeln, die namensgebend für eine ganze Gruppe von Lebewesen wurden. Im Wasser lebende Wirbeltiere entwickelten die Wirbelsäule zum Schutz des Zentralnervensystems, lange bevor Arme und Beine zur Abstützung und Fortbewegung entstanden, obwohl der Kopf schon immer klar erkennbar war. Die Wirbelsäule teilt den Rumpf in zwei Kanäle: den dorsalen und den ventralen. Innerhalb dieser beiden Kanäle spielen sich die entscheidenden Lebensprozesse ab.

Der dorsale oder neurale Kanal beherbergt das zentrale Nervensystem, das vollständig von einer knöcherner Wand umhüllt wird, die von den Wirbelbögen gebildet wird. Der vordere (ventrale) oder viszerale Kanal, der alle lebenswichtigen Organe enthält, ist größer und wird nur teilweise von den knöchernen und knorpeligen Verlängerungen und Erweiterungen der Wirbelsäule begrenzt. Der ventrale Kanal wird überwiegend von der Körperwand aus Muskeln, Bändern, Faszien und Haut bedeckt.

Wir können zwei Teile des knöchernen Körperbaus unterscheiden **(Abb. 12)**. Das Achsenskelett, das sich aus der primitiven «Chorda dorsalis» entwickelt hat und das Anhangsskelett, das aus Extremitätenknospen in der Körperwand hervorgegangen ist. Das axiale Skelett besteht aus der Wirbelsäule und ihren direkten Ausstülpungen, dem Kopf, den Rippen und dem Brustbein. Entlang dieser Achse sind die lebenswichtigen Körpersysteme untergebracht. Das aus Gehirn und Rückenmark bestehende zentrale Nervensystem befindet sich an seiner Spitze und im Wirbelsäulenkanal. Auf der Vorderseite im ventralen Kanal liegen Verdauungssystem, Harnwege und Fortpflanzungsorgane sowie das Kreislauf- und Atemsystem.

Der Mensch unterscheidet sich beim axialen Skelett von anderen Wirbeltieren vor allem durch eine unterschiedliche Lage der einzelnen Teile im Körper. Dies ist

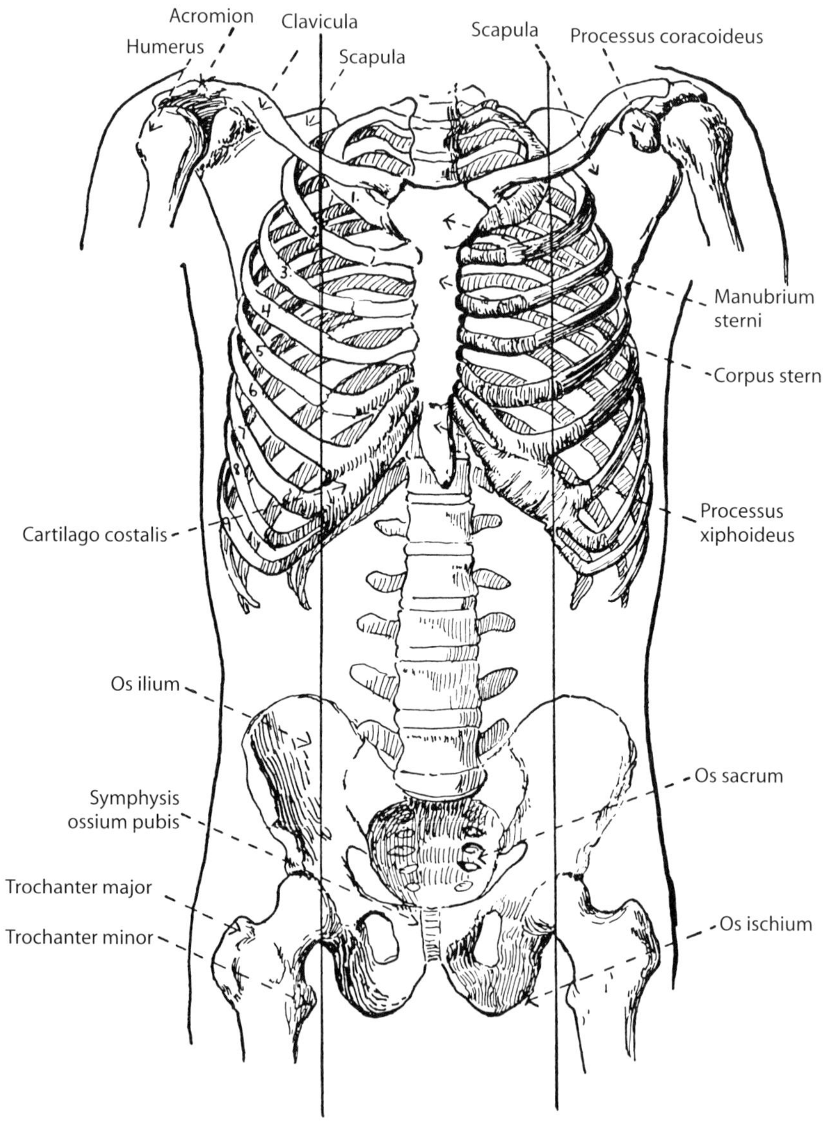

Abbildung 12: Anhang- und Achsenskelett (nach Eyclesheimer und Schoemacher).

bedingt durch die aufrechte Körperhaltung. Der größere Kopf und das größere Becken des Menschen sind weitere wichtige Unterschiede zu anderen Wirbeltieren. Die Wirbelkörper weichen in den verschiedenen Körperbereichen und in Abhängigkeit von Art und Inhalt der neuralen und viszeralen Kanäle in Größe und Gestalt voneinander ab. Die Schädelknochen selbst stammen nicht von Wirbelkörpern oder -fortsätzen ab und bilden eine komplexe Struktur. Sie bilden Kapseln und Wände zur Aufnahme der Seh-, Hör- und Geruchsorgane, die Schädelbasis mit Anteilen der Chorda dorsalis, die Knochen der Schädeldecke und andere Deckknochen. Der viszerale Anteil besteht aus Mund, Zungenbein und Kiemenbögen sowie Deckknochen, Oberkiefer, Zähnen usw.

Das Anhangsskelett, das aus vollkommen anderen Embryonalanlagen stammt, entwickelt das Stützgerüst der Gliedmaßen. Es besteht aus Schulter- und Beckengürtel, an denen eine Serie von Hebeln, die die Arme und Beine bilden, angebracht sind. Die knöcherne Struktur von Armen und Beinen ist trotz des unterschiedlichen Aussehens nahezu identisch. Bei beiden ist ein langer oberer Knochen mit zwei unteren Knochen verbunden, die wiederum mit kleineren, in Reihe angeordneten Knochen, die sich zu einem Mosaik fügen, verbunden sind. Daran schließen sich fünf Strahlen an.

Der Schultergürtel besteht aus zwei Schlüsselbeinen oder Claviculae und Schulterblättern oder Scapulae, die außen dem Brustkorb aufliegen. Sie haben keine knöcherne Verbindung mit der Wirbelsäule. Im Gegensatz dazu ist der Beckengürtel, aus Darmbeinen, Sitzbeinen und Schambeinen (zusammengefasst als Hüftbeine bezeichnet) bestehend, fest mit der Wirbelsäule verbunden. Er bildet einen Teil der Körperwand und ist die Basis der Bauch- und Beckenhöhle.

Die Arbeits- und Wirkungsweise des Skeletts kann nicht vollständig erfasst werden, wenn man die Knochenstruktur getrennt betrachtet. Knochen, Muskeln und Bänder arbeiten zusammen, und keines dieser Elemente kann unabhängig vom andern funktionieren. Gesteuert werden sie alle durch das Nervensystem.

Die physikalischen Eigenschaften der Knochen, die festeste Form des Bindegewebes, schaffen wie im vorausgegangenen Kapitel bereits beschrieben einen hohen Widerstand bei Druck- und Zugkräften. Von besonderer Bedeutung sind dabei ihre Leichtigkeit und Elastizität. Das sind übrigens auch die typischen Eigenschaften von Stahl.

Knochen, die sich meistens aus einer Gewebevorstufe, dem Knorpel, entwickeln, werden zweckmäßigerweise nach ihrer Form eingeteilt. In Armen, Händen, Beinen und Füßen findet man die Röhrenknochen – lange Knochen – mit Schaft und zwei Enden. Platte Knochen sind einige der Schädelknochen, die Darmbeine und die Schulterblätter. Unregelmäßige Knochen sind die, die die Wirbelsäule bilden sowie die gewichtstragenden Teile des Fußes. Die Röhrenknochen sind am interessantesten bezüglich ihrer mechanischen Möglichkeiten.

Der Schaft ist ein hohler Zylinder aus kompaktem Knochen, der mit dem für die Bildung der roten Blutkörperchen verantwortlichen roten Knochenmark gefüllt ist. Seine Hohlform macht den Knochen leicht und zugleich belastungsfähig. Eine solche Konstruktion folgt dem bekannten physikalischen Gesetz, dass bei einer gegebenen Menge Materials eine Hohlzylinderform sowohl bei Längs- als auch bei Querbelastung stabiler ist als eine Massivform derselben Größe und Länge[13].

Knochen werden an ihren Verbindungsstellen, den Gelenken, von Bändern zusammengehalten. Diese ermöglichen einen unterschiedlichen Grad an Beweglichkeit. Bänder selbst bestehen aus zähem, obgleich flexiblem Bindegewebe. Neben ihrer Aufgabe im Zusammenhang mit den Knochen stützen Bänder auch die inneren Organe. Das Bändergewebe ist gelegentlich elastisch, Gelenkbänder in der Regel unelastisch. Bestimmte Bänder der Wirbelsäule, die eine Reihe unregelmäßiger Knochen sowie Gelenke verbinden, sind bemerkenswert elastisch. Nahezu alle Gelenke werden von kapsulären Bändern umschlossen, flexiblen, röhrenartigen Strukturen, die beide Knochenenden umfassen. Die eigentliche Gelenkverbindung, in der die Bewegung stattfindet, ist dadurch vollständig in eine Bänderkapsel eingebettet. Die einzelnen Gelenkkapseln unterscheiden sich dabei sehr deutlich in ihrer Bedeutung und Festigkeit. Gelenkflächen sind regelmäßig mit Knorpel überzogen und die Gelenke in aller Regel mit einer Synovialhaut ausgestattet, die Gelenkflüssigkeit produziert. Diese Flüssigkeit hat einen Schmiereffekt und setzt die Reibung herab.

Skelettmuskeln, von denen wir schon einige Eigenschaften beschrieben haben, sind umhüllt von Faszien, einer anderen Art des Bindegewebes. Diese sind an den Knochen oder an anderen Muskeln angeheftet und manchmal durch Sehnen – einem starken, dichten, fibrösen Gewebe, gänzlich unelastisch – an dicken faszialen Bändern. Sehnen können rund, streifenförmig oder plattenartig flach sein.

Für eine verständlichere Beschreibung ihrer verschiedenen funktionalen Beziehungen werden Skelettmuskeln unterschiedlich eingeteilt. Als Muskelpaare wie Agonisten und Antagonisten, die Kontraktion und Entspannung auf den gegenüberliegenden Seiten eines Knochens bewirken, als Adduktoren und Abduktoren oder als Beuger und Strecker, entsprechend der Bewegungsrichtung, die sie auslösen.

Für den jetzigen Zweck der mechanischen Betrachtung unterscheiden wir die Muskeln danach, ob sie sich zum Zentrum hin oder vom Zentrum weg bewegen oder mit anderen Worten, ob sie die Körperteile zum Körperzentrum

13 George Arthur Piersol: Human Anatomy

hin oder von diesem weg ziehen. Unter sich ändernden Bedingungen können beide dieser Muskelbewegungen alle Abläufe der oben genannten Muskelgruppen beeinflussen.

Die Wirbelsäule

Das Rückgrat stellt sich sowohl von vorn als auch von hinten betrachtet als eine Säule dar, die sich zu ihrer Basis hin gleichmäßig verbreitert, sodass man sie auch als eine in die Länge gezogene Pyramide beschreiben kann. Von der Seite betrachtet sieht sie anders aus: Die Körpervorderseite bildet eine lang gezogene S-Kurve, während der hintere Teil, eine Reihe kleiner Knochenfortsätze, eine sehr viel flachere Kurve manchmal bis hin zur Geraden bildet.

Einen guten Eindruck von Tiefe und Breite, die sich in ihren Abmessungen etwa entsprechen, vermitteln die in diesem Buch enthaltenen Bilder **(Abb. 13, 14)**. So lässt sich eine Vorstellung von allen drei Dimensionen der Wirbelsäule gewinnen. Auf allen Ebenen des Körpers liegt die Wirbelsäule weit hinten und nimmt ungefähr die Hälfte des Durchmessers von vorne nach hinten ein (siehe auch Abb. 3, S. 28).

Die zentrale Lage der Wirbelsäule, ihre nach beiden Seiten symmetrische Ausrichtung und pyramidenartige Form geben ihr die große Stärke als Stütze für den Körper. Die S-förmige Kurve gibt ihr die für die aufrechte Haltung notwendige Stabilität und die Kraft, das Körpergewicht zu tragen.

Die Wirbel

In ihrer Form variieren die einzelnen Wirbel sehr stark, folgen aber dennoch einem Grundmuster: Sie bestehen aus einer runden Scheibe, dem Wirbelkörper, von der ein Bogen ausgeht **(Abb. 15)**.

Bei der menschlichen Wirbelsäule tragen die Wirbelkörper das Körpergewicht. Der Wirbelbogen erweitert den Wirbelkörper nach hinten, seine beiden Seitenteile treffen sich und bilden eine runde Öffnung, durch die das Rückenmark verläuft. Seitliche und rückwärtige Knochenfortsätze auf dem Bogen vervollständigen die Konstruktion.

Die Wirbelkörper vergrößern sich nach allen Seiten je näher sie am unteren Ende, der Basis der Wirbelsäule, liegen. Die unteren Wirbel können größere Lasten tragen, die sich nicht nur durch größere und schwerere Körperteile, die auf den einzelnen Ebenen zu tragen sind, sondern auch durch das nach unten wachsende Gesamtgewicht ergeben. Die größten Abmessungen besitzt deshalb das Kreuzbein, auf dem sich das gesamte Gewicht von Kopf und Rumpf ansammelt, um von hier über den Beckenbogen an die Beine weitergegeben zu werden.

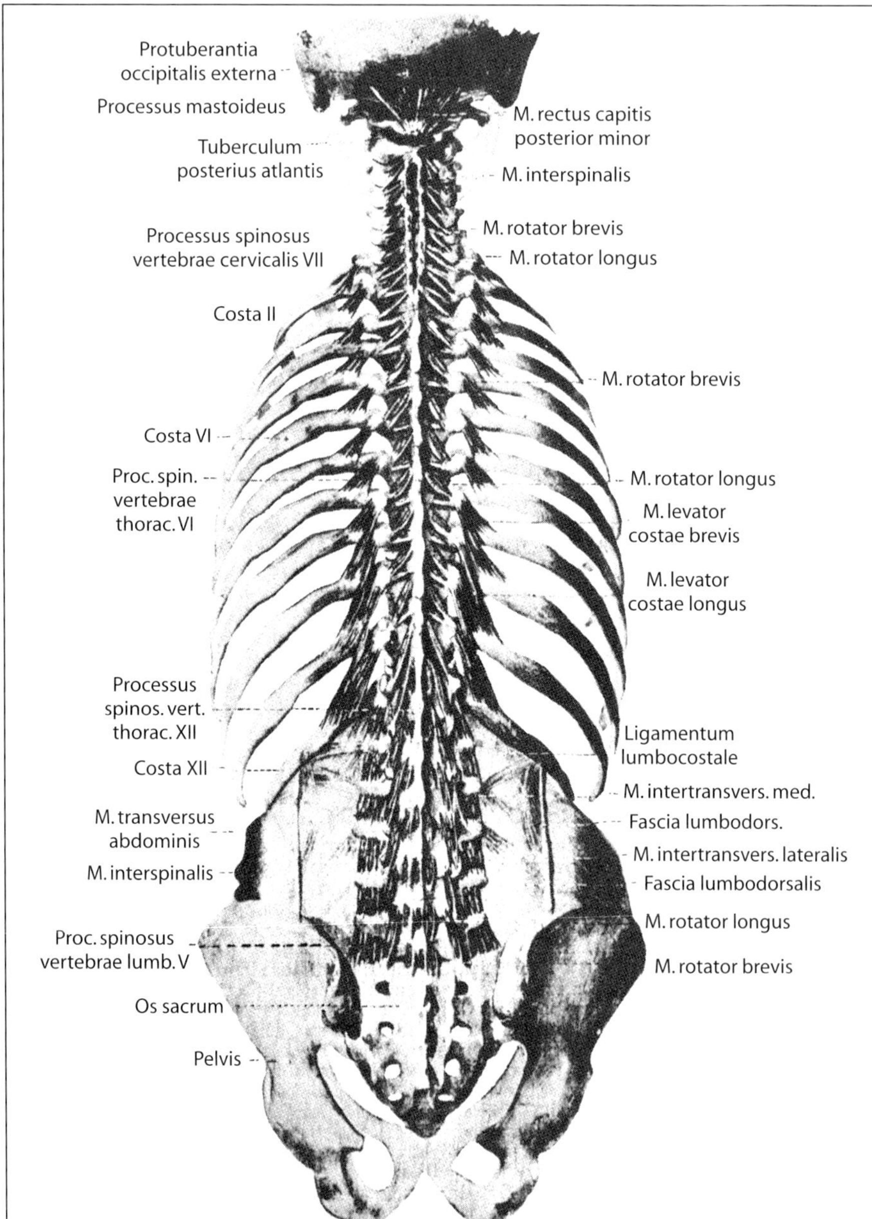

Abbildung 13: Die Wirbelsäule und die kleinen Muskeln für die Feinsteuerung der Bewegungen der Wirbelsäule und der Rippen. Beachte die Fascia lumbodorsalis (thorakolumbale Faszie) als Ursprung der transversalen Muskeln (M. transversus abdomins) (nach Spalteholz).

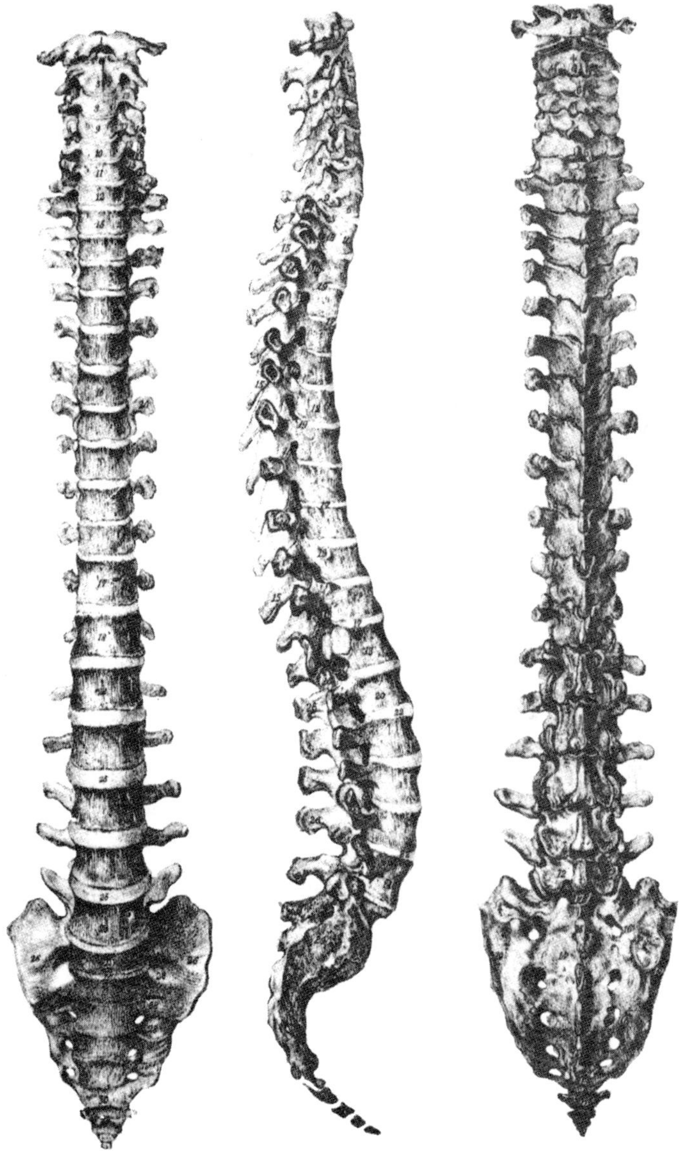

Abbildung 14: Vorder- Seiten- und Rückansicht der Wirbelsäule. Erkennbar wird die Tiefe und Breite sowie die verschiedene Ausgestaltung der einzelnen Wirbel (Quain und Wilson).

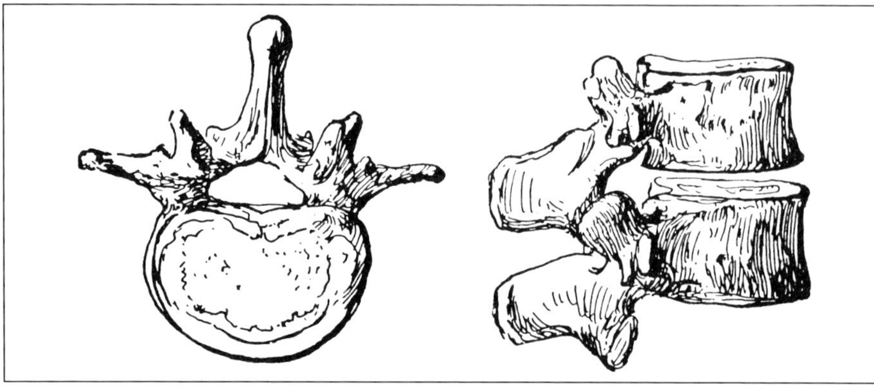

Abbildung 15: Erster Lendenwirbel, Ansicht von oben. Zweiter und dritter Lendenwirbel von der Seite.

Aussehen und Größe der seitlichen und hinteren Fortsätze ändern sich ebenso wie die Grundform der 33-34 Wirbelkörper, sodass trotz einer generellen Übereinstimmung der Grundstruktur niemals ein Wirbel wie ein anderer aussieht. Die Wirbel werden in die folgenden Gruppen eingeteilt:

- Sieben Halswirbel halten den Kopf und stützen teilweise indirekt Brustkorb, Schultern und Arme. Es ist erstaunlich, dass fast alle Säugetiere dieselbe Anzahl aufweisen. Selbst die Giraffe verfügt nur über sieben Halswirbel.
- Zwölf Brustwirbel, von denen die Rippen abgehen, die gemeinsam mit ihnen und dem Brustbein die schützende und tragende Wand des Brustkorbes bilden, der Herz, Lungen und den oberen Teil des Verdauungsapparates umgibt.
- Fünf Lendenwirbel, die den größten Umfang aller Wirbel haben und den beweglichen Teil der Wirbelsäule vervollständigen.
- Fünf Kreuzbeinwirbel, deren Körper und Fortsätze beim Erwachsenen zusammengewachsen sind und eine einzige, schildartig gekrümmte Platte bilden, an der der Beckengürtel befestigt ist. Der obere Teil des Kreuzbeins ist breiter als die Lendenwirbel, dafür ist die Platte des Kreuzbeins dünner und verjüngt sich zum Steißbein.
- Vier oder fünf Steißbeinwirbel, die ebenfalls zu einer Einheit verschmolzen sind, und das schwindende Überbleibsel eines ehemaligen Schwanzes darstellen.

Die verbreitete Meinung, dass die Wirbelsäule eine flache Struktur direkt unterhalb der Rückenwand ist, stammt daher, dass die einzigen Teile, die wir von außen ertasten können, die abgerundeten Enden der Dornfortsätze sind. Die Fortsätze gehen nach hinten von den Wirbelbögen, die das Rückenmark umgeben, ab und haben eine wichtige Schutzfunktion. Sie liefern Ansatzstellen für die langen Spinalmuskeln und Bänder, die nicht nur den Körper bewegen, sondern auch die umgebende Hülle des Nervensystems nach außen abpolstern.

Sowohl die Quer- als auch die Dornfortsätze der Wirbel variieren in Dicke und Länge in Abhängigkeit davon, wie viele und welche Muskelfasern auf den verschiedenen Ebenen an ihren Oberflächen befestigt sind. Die an der Wirbelsäule befestigten Rückenmuskeln tragen das Gewicht nicht direkt, sondern helfen nur dabei mit, die natürliche Kurvenform der Wirbelsäulenanteile zu bewahren. Ihre Hauptfunktion besteht darin, den Rumpf zu strecken und Becken, Brustkorb und Kopf in einer Einheit zusammenzuhalten.

Die Mechanik der Wirbelsäule

Wir interessierten uns vor allem für die Stützfunktion der Wirbelsäule, die aus ihrer senkrechten Position resultiert, und für die erforderlichen Vorkehrungen auf den verschiedenen Ebenen, die dazu dienen, das Gewicht von Kopf, Brustkorb und Becken zu tragen und die nach unten zunehmende Last an den Boden weiterzugeben. Die Gewichtsverteilung in der aufrechten Position erfolgt dabei über dieselben Muskeln und Knochen, wie sie auch der Vierbeiner einsetzt, wobei die Kräfte in anderen Winkeln wirksam werden und die Körperstruktur entsprechend anders beanspruchen. Dazu werden die alten neuromuskulären Koordinierungsfunktionen genutzt, die teilweise von neuen Nervenmustern überlagert werden. Dass die alten Muster auch bei einer neuen Entwicklung erhalten bleiben, ist von Bedeutung und verdient beachtet zu werden. Beim krabbelnden Säugling ist dies gut zu sehen, aber auch beim Erwachsenen, wie er sein eigenes Gewicht trägt, oder wenn er sich beispielsweise auf allen Vieren auf dem Boden vorwärts bewegt.

Ein detailliertes Verständnis der Wirbelsäulenmechanik ist erforderlich, um sie ordnungsgemäß zu benutzen und vor allem zu vermeiden, dass sie durch unsachgemäße Nutzung beschädigt wird. Dabei ist einerseits die Form der Wirbelsäule und die Art und Weise, wie sie dem konstanten Druck der Schwerkraft begegnet, von Interesse und andererseits, wie sie auf Trägheits- und Kraftmomente reagiert, die sich bei einem Leben an Land und bei aufrechter Körperhaltung ergeben.

Gestalt und Material der Wirbelsäule geben ihr große Festigkeit und zugleich Flexibilität **(Abb. 16)**. Für Flexibilität sorgen vor allem die zwischen den Wirbeln eingefügten Bandscheiben, die aus einer faserigen Knorpelmasse bestehen und zusammen etwa ein Viertel der Länge der Wirbelsäule ausmachen. Die Bandscheiben trennen und verbinden die Wirbel miteinander. Ihre Bindungsstärke rührt aus

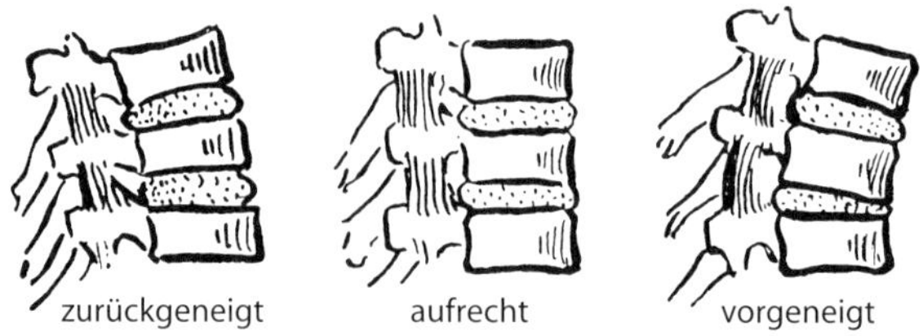

Abbildung 16: Wirbelstellung bei verschiedenen Bewegungen (nach Mollier).

dem schrägen Verlauf der äußeren, starken Fasern, die erst in die eine, dann in die andere Richtung verlaufen, einige Fasern laufen nahezu horizontal.

Jede Bandscheibe enthält einen zentralen Kern aus einer gelblichen, gallertigen Masse, deren Flüssigkeit so stark unter Druck steht, dass sie wie ein fester Ball innerhalb der elastischen Fasern wirkt. Ähnlich der Wirkung eines Golfballs verhindert dieser Kern, dass die Wirbel aufeinander drücken, und stellt zudem sicher, dass die Bandscheibe selbst nur zu einem gewissen Grad durch den ständigen Druck, der auf den Gelenken lastet, verformt wird. Die enge Verzahnung von Wirbeln und Bandscheiben und die Flexibilität der Wirbelgelenke schützt die Spinalnerven, während sie aus dem Rückenmark austreten. Die Bandscheiben sind in den beweglicheren Teilen der Wirbelsäule größer. Sie bilden 40 % der Länge der Halswirbelsäule, 33 % der Lendenwirbelsäule, aber nur 20 % der Brustwirbelsäule. Im Kreuzbein gibt es keine Bandscheiben.

Die Bänder entlang der Wirbelsäule sind verwoben angeordnet, verbinden Wirbelkörper und -gelenke miteinander und ähneln Streben und Seilen einer Brücke. Dabei haben einige Wirbelkörper einfache, einige auch doppelte Bänder **(Abb. 17)**. Diese Anordnung verbessert die Widerstandsfähigkeit der Wirbelsäule gegen Druckbeanspruchung, ohne ihre Beweglichkeit einzuschränken. Eine Reibung in den Wirbelgelenken wird durch schleimproduzierende Ausstülpungen an jedem Gelenk herabgesetzt.

Schließlich und endlich dienen die entlang der gesamten Wirbelsäule vorhandenen Bänder der Funktionsfähigkeit der Wirbelsäule. Sie verbinden Wirbelkörper, Bandscheiben, Wirbelbögen und Fortsätze miteinander. Die wichtigsten Bänder sind das vordere und hintere Längsband (Ligamentum longitudinale), die beide vom Kopf bis zum Kreuzbein führen, und das Ligamentum supraspinale, das an den Dornfortsätzen der Wirbel befestigt ist, sowie das Ligamentum flavum, das benachbarte Wirbelbögen verbindet **(Abb. 18)**.

Das Ligamentum flavum spielt in mechanischer Hinsicht wegen seiner hohen Elastizität eine besonders wichtige Rolle beim Zusammenwirken der Wirbelsäulenkomponenten. Elastisches Bindegewebe ist gelb, daher der Name flavum.

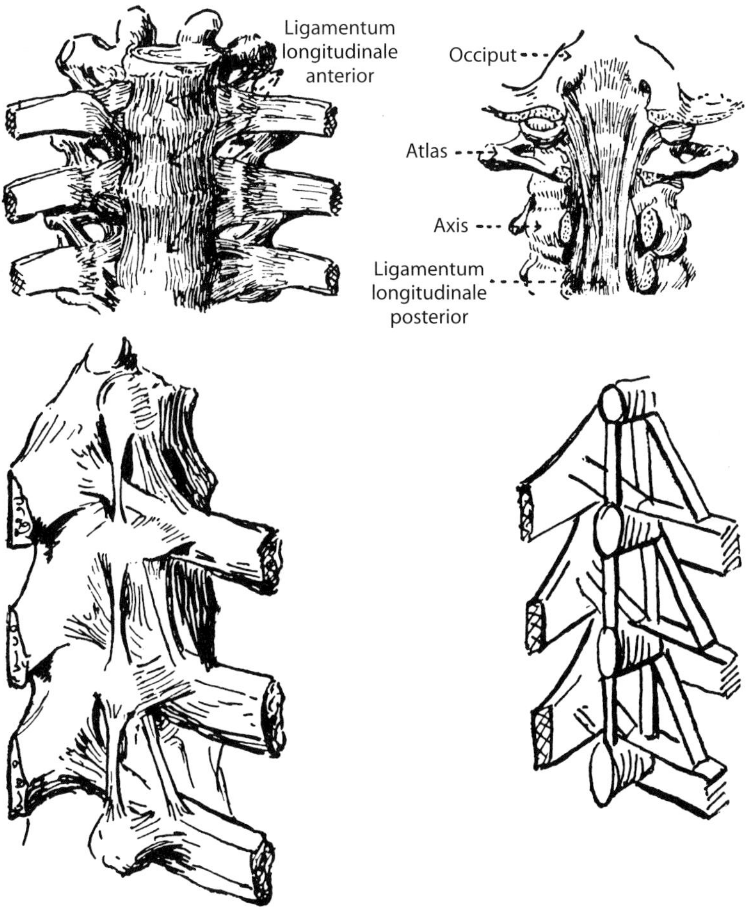

Abbildung 17: Wirbel und die sie verbindenden Bänder; man erkennt Parallelen zur Mechanik bei Brückenkonstruktionen.

Sein breites, flaches Band verbindet die hintern Teile der Wirbelbögen und verläuft über die gesamte Länge der beweglichen Wirbelsäule, ausgehend vom Axis, dem zweiten Halswirbel, bis hinunter zum Kreuzbein. Die Fasern der Ligamenta flava sind untrennbar verbunden mit den Gelenkbändern, die kapselartig die Wirbelgelenke umschließen. Die in den Ligamenta flava vorhandene Spannung verhindert die Faltenbildung im Bereich der Gelenkkapseln. Außerdem trägt sie dazu bei, die Knochen in die richtige Lage zurückzubringen, aus der sie durch zahllose kleine Verschiebungen gebracht werden können. Außerdem sind die Ligamenta flava mit

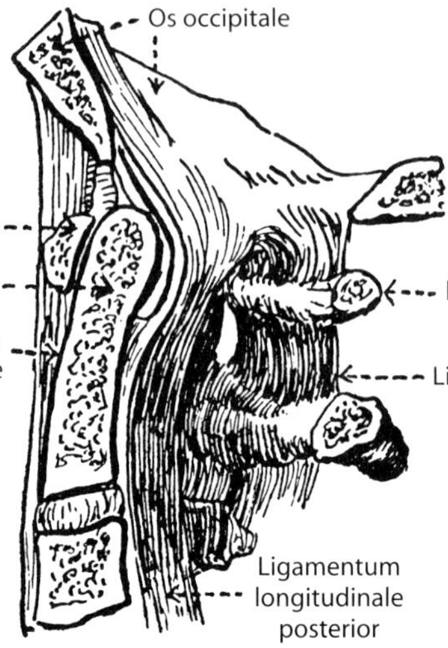

Abbildung 18 : Längsschnitt durch Hinterhauptbein, Atlas und Axis und die benachbarten Bänder (nach Spalteholz).

den anderen Längsbändern verflochten und wirken mit diesen zusammen. Wie sich Piersol[14] ausdrückt: «Dadurch, dass diese Ausrichtung allein durch die physikalischen Eigenschaften des Gewebes entsteht und keine muskuläre Arbeit nötig macht, kann viel Energie gespart werden».

Die stabile Anordnung und Lage der Wirbel und Bandscheiben, die es ermöglicht, Lasten in aufrechter Haltung zu tragen, hängt ihrerseits vom Tonus der Bänder, speziell des vorderen Längsbandes ab. Dieses wiederum wird durch die Muskeln, die die Wirbelsäule sowie die Verbindung zum Becken und zu den Beinen kontrollieren, beeinflusst.

Belastungen der Wirbelsäulenbänder können vermieden und beseitigt werden, wenn man verstehen lernt, in welchen Richtungen die Kräfte auf die einzelnen Gelenke einwirken und wie die Wirbelsäule mit ihren aufeinander folgenden gegenläufigen Krümmungen organisiert ist.

Die gekrümmte Wirbelsäule

Als Mechanismus gedacht, der Gewicht zu tragen hat, stellt die Wirbelsäule eine flexible, in Abschnitte aufgeteilte Konstruktion dar, die sich in einem dynamischen

14 George Arthur Piersol: Human Anatomy

Gleichgewicht befindet und ihre Bewegungsachse in sich selber hat. Die Krümmungen der Wirbelsäule resultieren aus ihrer Aufgabe, sich selbst und die an ihr befestigten Körperteile zu bewegen. Die Wirbelsäulenkurven sind durchgehend und werden daher von keinen Ecken oder Geraden unterbrochen. Ein konkaver geht unmerklich in einen konvexen Abschnitt über und umgekehrt, wenn sie die gedachte spinale Vertikale in der einen und anderen Richtung kreuzen.

Die einzelnen Krümmungen sind nach dem anatomischen Bereich, den sie durchlaufen, benannt: Hals, Brustkorb, Lende und Becken. Sie stimmen nicht genau mit den konvexen und konkaven Wirbelsäulenabschnitten als Ganzem überein. Betrachtet man die Wirbelsäule von vorn, findet die konvexe Krümmung der Halswirbelsäule ihren Höhepunkt zwischen dem dritten und vierten Halswirbel an einem Punkt, an dem die Wirbelsäule anfängt, sich nach hinten zu krümmen und die lange konkave Hauptkrümmung beginnt. Diese geht hinunter bis zum vierten Lendenwirbel. Vom Standpunkt eines spinalen Gleichgewichts betrachtet, befinden sich die Grenzwirbel des Hauptbogens der Wirbelsäule mitten im Hals und im Lendenbereich. Die am ehesten horizontal stehenden Wirbel sind die, die diese Kurve verbinden, der dritte Halswirbelkörper und der vierte Lendenwirbelkörper sowie die Wirbel in der Mitte der Kurve, der sechste, siebte, achte und neunte Brustwirbel.

Diese symmetrische Konkavität, die wir den «Arbeitsbogen» der Wirbelsäule nennen könnten, umfasst 19 der 24 beweglichen Wirbel, davon vier Hals-, zwölf Brust- und drei Lendenwirbel. Der restliche Bereich der Wirbelsäule weist keine so ausgeprägte Flexibilität auf. Am oberen Ende haben der erste und zweite Wirbel die Aufgabe den Kopf zu tragen, am unteren Ende ist der fünfte Lendenwirbel bereits in die Basis des Beckens einbezogen, dort, wo die Konkavität des Beckens beginnt.

Jede anatomische Krümmung hat Anteil am Charakter der angrenzenden, d.h. dem Bereich der Gegenrichtung und daher hat jede eine konkave und konvexe Phase. Es müssen zwischen den einzelnen Wirbelsäulenkrümmungen wechselseitig Führung und Widerstand stattfinden oder die Kraft zur Bewegung geht verloren.

Betrachten wir die Hauptgewichte des Körpers, d.h. Kopf, Brustkorb und Becken, können wir feststellen, dass die eigentliche Gewichtsübertragung zwischen den Condyli occipitales und dem Atlas, zwölftem Brust- und erstem Lendenwirbel, fünftem Lendenwirbel und Kreuzbein, Kreuz- und Darmbein und zwischen Hüftgelenkspfanne und dem Femurkopf stattfinden. Das Gewicht verteilt sich auf diese Punkte und wirkt dort wechselseitig, andauernd und kumulativ. Herrscht zwischen diesen Punkten eine wirkliche mechanische Balance, kann man davon ausgehen, dass alle innerhalb dieser Konstruktion vorhandenen Muskeln und Bänder minimal belastet werden.

Wie wir sahen, beginnt der Übergang vom Hals zum Bereich des Brustkorbs mit dem vierten Halswirbel und geht bis zum zweiten oder dritten Brustwirbel. Genauso markieren der 11. und 12. Brustwirbel und der erste und zweite Lendenwirbel den Übergang zwischen Brust- und Lendenbereich. Die beschriebenen Wirbel ähneln sich in ihrem Aussehen, insbesondere was ihre Quer- und Dornfortsätze betrifft. Die letztgenannten Wirbelteile sind so zueinander ausgerichtet, dass sie als Einheit agieren und damit tatsächlich nur einen beschränkten Bewegungsumfang besitzen. Diese Eigenart der Konstruktion dient dazu, den großen Gewichtswechsel, der bei einer Änderung der Wirbelsäulenkrümmung auftritt, abzufedern.

Wie es zu den ausbalancierten Wirbelsäulenkurven kam

Beim Neugeborenen ist die Wirbelsäule gerade und sehr flexibel. Alle Gelenke sind beweglich. Die ersten Muskeln, die Kraft entwickeln, befinden sich im Lendenwirbel- und Beckenbereich. Sie wurden vom Foetus schon vor der Geburt gebraucht, um sich zu drehen, den unteren Rücken zu bewegen und zu strecken sowie die Beine anzuziehen und – allen Müttern wohlbekannt – sie nach außen zu stoßen. Für einige Zeit nach der Geburt sind es diese Muskeln, die für die Zentrierung des Körpers sorgen und aktiv werden. Sie haben die Aufgabe, alle Körperteile möglichst nahe zu der als Hauptstütze des Körpers dienenden Wirbelsäule zu halten. Auch Beine und Arme werden aus denselben Gründen nahe am Körper gehalten, wie dies auch schon vor der Geburt zu beobachten ist. Später nehmen selbstbestimmte Aktivitäten und Bewegungswünsche zu, dann, wenn die Bewegungen ausgedehnter und die Muskeln, die Gewichte vom Zentrum der Unterstützung weg bewegen, aktiv werden.

Die Wirbelsäule trägt und bewegt alle auf ihr lastenden Gewichte. Um Bewegung zu erreichen, mussten ausgleichende Kurven geschaffen werden. Eine gerade, segmentierte Säule wäre ungeeignet, seitlich angeordnete Gewichte außerhalb des Zentrums, wie beispielsweise den Brustkorb, zu tragen. Sie würden Scher- und Beugebelastungen verursachen, da die Wirbelsäule auf der Höhe da Krafteinwirkung nachgeben würde. Eine gekrümmte Achse andererseits ist nicht besonders geeignet, von oben kommende Lasten zu tragen, da sie ihre Krümmung verstärken würde. Beginnt sich die Wirbelsäule zu biegen, wird jede Art von Last dazu führen, die Biegung zu verstärken, bis die Säule nachgibt. Aus diesem Grund entstand eine flexible Wirbelsäule, die axiale und laterale Lasten tragen kann und als wichtigstes Konstruktionsmerkmal eine Krümmung aufweist, die der Beugung der Wirbelsäule entgegenwirkt. Danach entstanden ausgleichende, sozusagen Hilfskrümmungen, die die Gesamtkonstruktion verstärken.

Die beiden Hauptkurven im Brustkorb und Becken sind schon bei der Geburt angelegt und durch die Knochenstruktur dieser beiden Körperteile, die an der Wirbelsäule hängen, bedingt. Auch ist die Lage dieser Teile in der Gesamtkörperkrümmung des sich entwickelnden Embryos von Bedeutung. Weder im Lenden- noch im Halswirbelbereich gibt es vergleichbare knöcherne Erweiterungen des Körpers, sodass dort Krümmungen der Wirbelsäule kaum angezeigt sind. Hält man ein Baby ohne Unterstützung des Rückens hoch, wird er wegen seines schweren Kopfes und des Brustkorbs in irgendeine Richtung einknicken. Seine Wirbelsäule besitzt noch nicht die Form, um das Körpergewicht zu tragen und mit ihren Krümmungen einen Ausgleich zu jenen in der Brust- und Beckenregion zu schaffen.

Kraftvolles Strampeln und Schreien in den ersten fünf Lebensmonaten fördert die Entwicklung der Muskulatur, die die Krümmung im Lendenbereich herstellt und stabilisiert. Die Wirbelsäule erhält dann ihre konvexe Form zur Vorderseite hin und stellt ein Gleichgewicht zur schon vorhandenen Krümmung im Brustbereich her. Vor diesem Vorgang wird der Säugling weder seinen Kopf halten, noch sitzen oder gar alleine stehen können. Beim Sitzen oder Stehen wird die von oben kommende Last von der Brustwirbelsäule über eine kurze, diagonal nach vorn verlaufende Strecke hinein in den Lendenbereich geleitet. Soll die Wirbelsäule an dieser Stelle nicht überfordert werden, muss ein Gegendruck aus der anderen Richtung wirken. Die erwähnte Krümmung der Lendenwirbelsäule schafft diesen Ausgleich.

Das vom Kopf kommende Gewicht, das auf der Wirbelsäule lastet, erzeugt eine weitere Krümmung im Nackenbereich. Sie ist im Gegensatz zu der im Brustbereich leicht konvex und vervollständigt gemeinsam mit der unteren lumbalen Kurve die Stabilisierung der Wirbelsäule, um Gewichte in aufrechter Haltung zu tragen.

Durch Bewegungen von Armen und Beinen, Drehen des Kopfes von Seite zu Seite und Aufrichten aus der Bauchlage entwickelt der Säugling langsam Kraft in den kleinen Muskeln und Bändern entlang der Wirbelsäule, die die sekundären Wirbelsäulenkurven stabilisieren. Aktive Bewegungen und die daraus resultierende tiefere Atmung führen zu abgestimmten Bewegungsmustern der Wirbelsäule. Da das Zwerchfell und die untere Lenden- und Beckenmuskulatur eng miteinander verbunden sind, wird dieser Prozess beim Schreien und Weinen des Säuglings besonders gefördert.

Durch unbequeme, und wie es scheint sogar schmerzhafte Prozesse wird also aus der Wirbelsäule eine Achse mit gegenläufigen Kurven. Sie ist in der Lage, die angemessene Abstützung und Bewegung des Gewichts der einzelnen Körperteile zu übernehmen. Bevor diese lange Achse nicht gefestigt ist, kann das Kind auch den Kopf nicht halten, nicht sitzen, stehen oder gehen. Spinale Muskulatur und Bänder müssen ausreichend stark ausgebildet sein, um die Achse zu sichern. Sie haben in einer komplizierten Aktion von Belastung und Ausgleich über die einzelnen Wirbel diese gegenläufigen Kurven geschaffen.

Diese Konstruktion beruht nicht nur auf vier alternierend konvexen und konkaven Krümmungen sondern auch auf deren Gestalt, Länge und Winkel, die sich aus der Natur des zu tragenden Gewichts und den zu erwartenden Bewegungen ableiten. Die Halswirbelsäule weist die flachste Krümmung auf, da der Kopf genau zentriert auf dem obersten Wirbel liegt und im Gegensatz zu den anderen Lasten ein beachtliches Einzelgewicht darstellt.

Die Krümmung der Brustwirbelsäule ist dagegen weit ausgeprägter. Sie bezieht ihre Stabilität aus ihrer Länge und Symmetrie und daraus, wie sie für Balance sorgt. Das Gleichgewicht wird nicht nur durch die anderen Krümmungen entlang der spinalen Achse geschaffen, sondern ebenso durch die gleich große und gegenläufige Krümmung des Brustbeines sowie den gekrümmten Verlauf der Rippen, die den Brustkorb versteifen.

Die Krümmung der Lendenwirbelsäule ist relativ kurz und im Verhältnis dazu stark ausgeprägt. Sie umfasst nur fünf Wirbel, die allerdings sehr massiv sind und zusammen mit den zugehörigen Muskeln einen großen Anteil des unteren Rumpfes ausmachen. Daher sind die von der Lendenwirbelsäule ausgehenden Aktionen sehr kraftvoll, und da sie weitaus flexibler ist als die Brustwirbelsäule, dominiert sie die Bewegungen des gesamten Rumpfes, der Schultern, Arme und Beine.

Die Wirbelsäulenkrümmung des Kreuzbeins ist die ausgeprägteste von allen. Die Wirbel sind beim Erwachsenen zusammengewachsen und daher in sich stabil, was eine notwendige Voraussetzungen für ihre Funktion als Basis der gekrümmten Wirbelsäule ist. Obwohl der darüber liegende Wirbelsäulenabschnitt sehr flexibel ist, wird diese Flexibilität vom darunter liegenden Kreuzbein nicht übernommen. Es besitzt nur einen relativ kleinen Bewegungsspielraum. Sein gekrümmter Verlauf wird nach unten und vorne durch das Steißbein fortgesetzt und mittels Gelenken, Bänder und Muskeln zu anderen Teilen des Beckens. Der Winkel dieser Sakrum-Becken-Krümmung hat dieselbe Größe wie die Winkel der einzelnen Wirbelsäulenkurven darüber. Das läuft darauf hinaus, dass diese vier Wirbelsäulenkurven zwei rechte Winkel bilden und so die oberen Kurven im Gleichgewicht gehalten werden **(Abb. 19)**.

Außerdem entsteht durch die Beckenform mit den ausgeprägten Bögen von Kreuz- und Darmbeinen in den Lumbosakral- und Iliosakralgelenken, sowie die Verteilung des Gewichtes über die Darmbeine auf die Femurköpfe eine vollkommen andere Situation, als sie in den flexiblen Abschnitten der darüber liegenden senkrecht verlaufenden Wirbelsäule vorliegt. Die Krümmungen des Beckenbereiches dehnen sich dreidimensional über solide Streben aus und enden an einem Punkt am vorderen Schambein.

Die Besonderheit, mit der die Wirbelsäulenkurven trotz unterschiedlicher Länge und Tiefe zueinander im Gleichgewicht stehen kommt auch durch die

Tatsache zum Ausdruck, dass die abgeleiteten Winkel übereinstimmen. Zieht man Linien durch Bandscheiben der Wirbel, die die Kurven begrenzen, treffen sich diese in immer gleich großen Winkeln obwohl die Entfernung der Winkel zur Vertikalen der Wirbelsäule unterschiedlich ist. Weiter noch: Verlängert man die Linien, die die Winkel bilden, so schneiden sie sich und bilden Parallelogramme. Dies lässt die Möglichkeit einer mathematischen Berechenbarkeit von Beanspruchungen und Belastungen vermuten, sodass resultierende Krafteinwirkungen messbar werden könnten. Mit Hilfe solcher Messungen könnte ein System entwickelt werden, das in seiner Anwendung zu mechanischen und physiologischen Hilfen führen und eine Entwicklung in Richtung auf eine praktische, strukturelle Gesundheitspflege ermöglichen könnte.

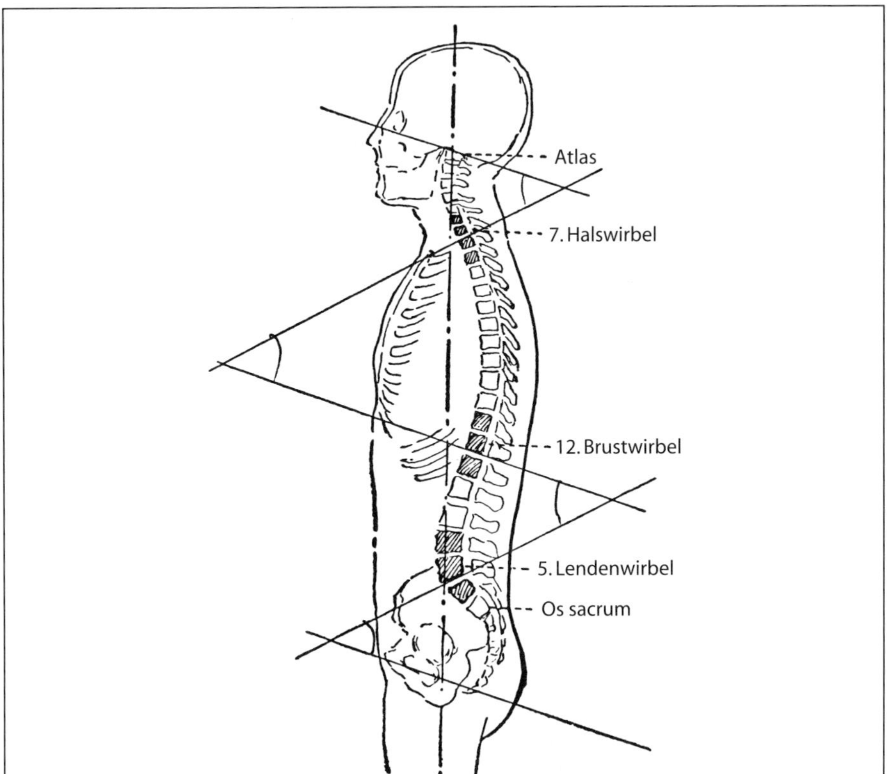

Abbildung 19: Richtungswechsel bei den Wirbelsäulen-Kurven und daraus ableitbare Winkel.

Befinden sich Gewicht und Lage von Kopf, Brustkorb und Becken im Einklang mit den Wirbelsäulenkurven, heben sich ihre Beugungseffekte wechselseitig auf. Ist dies nicht der Fall, werden die Beugungskräfte die Balance der Wirbelsäulenkurven über die spinale Achse hinaus durcheinander bringen, und Kräfte außerhalb der Wirbelsäule müssen sie wiederherstellen. Im menschlichen Körper kann eine Balance nicht einfach durch ein Gegengewicht, bei gleicher Größe im gleichen Abstand, bei geringerer Größe in größerem Abstand, ausgeglichen werden. Der Stützmechanismus des Körpers besteht aus einer kompakten, flexiblen Säule, deren Wirksamkeit davon abhängt, dass die einzelnen Druckelemente zueinander und zur zentralen Achse in naher, ausgewogener Beziehung stehen. Kommt ein Teil aus diesen Gleichgewicht, bedeutet dies zunächst Arbeit für die kleinen Muskeln und Bänder im Bereich der einzelnen Wirbel. Diese Wirbel werden stärker belastet, vielleicht sogar im Verhältnis zur normal ausgerichteten Wirbelsäulenkrümmung gedreht. Es kann jedoch auch zur Einbeziehung anderer muskulärer Aufhängungen oder Zugelemente z. B. im Hals kommen, die dann mehr Gewicht tragen müssen, als es ihre Aufgabe ist.

Weitere Eigenschaften der Wirbelsäule

Die Fähigkeit der Wirbelsäule, die auf ihr ruhenden Lasten, die zur Basis hin zunehmen, bei aufrechter Körperhaltung zu tragen, beruht überwiegend auf ihrer Kurvenform. Andere Eigenschaften des Körpers unterstützen sie bei ihrer Aufgabe:

- Die von vorn gesehen symmetrische Form der Wirbelsäule ermöglicht erst deren Krümmungen, die selbst nach vorn und hinten verlaufen.
- Die Lage der Wirbelsäule im Körper ist ebenfalls von großer Bedeutung. Der Umfang der Wirbelkörper und seiner Quer- und Dornfortsätze nimmt einen bemerkenswerten Anteil am längsachsigen Skelett ein und dies sowohl in seiner seitlichen Ausdehnung als auch in seiner Tiefe.
- Die abgestufte Größe der Hauptgewichte und der Anheftungsstellen.

Die Wirbelsäule liegt in allen Abschnitten bezogen auf die Körpervorder- und -rückseite zentraler als man meist vermutet **(Abb. 20)**. An ihrem oberen Ende befindet sich die Vorderseite des Atlas in der Mitte zwischen Vorder- und Hinterseite des Kopfes. Betrachtet man den Lendenwirbelbereich, befindet sich die Vorderseite der Wirbelsäule dort genau im Körperzentrum. Da die Lendenwirbelsäule außerdem kräftige Muskeln und Bänder besitzt, nimmt sie die Hälfte des gesamten Volumens dieses Bereichs ein und ist vergleichsweise schwerer als die dort auf der Körpervorderseite vorhandenen Weichteile des Körpers.

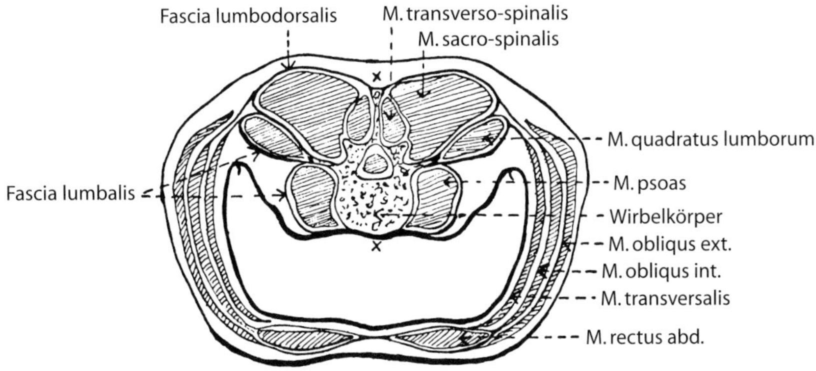

Abbildung 20: Körperquerschnitt auf Höhe des dritten Lendenwirbels. In halbschematischer Darstellung sind Muskel und Faszien erkennbar. Besonders deutlich wird die Tiefe der Wirbelsäule, die durch die beiden Kreuze an der Wirbelkörpervorderseite und am Dornfortsatz angedeutet wird (nach Braus)

Die Wirbelkörper werden nach unten immer größer. Zwischen dem queren Durchmesser des axialen Skelettes und Wirbelgröße existiert eine Abhängigkeit. So nimmt die Breite des ersten Brustwirbels ebenso ein Viertel des oberen Brustkorbs ein wie der fünfte Lendenwirbel bezogen auf den oberen Beckenteil. Zieht man Linien vom ersten Brustwirbel zu den Außenkanten des Kreuzbeins, berühren diese die Spitze der Querfortsätze der dazwischen liegenden Lumbalwirbel. Auf denselben Ebenen und in gleichem Maße vergrößern sich die Dornfortsätze. Die Wirbelfortsätze werden auch deshalb zu Beginn der Brust- und der unteren Lendenwirbelsäule größer, weil dort große Muskeln befestigt werden müssen. Im Halswirbelbereich sind die Dornfortsätze bezogen auf die Wirbelkörper besonders lang, da von ihnen die großen Muskeln seitlich der Wirbelsäule und des Halses ausgehen.

Ein anderes Element im Dienste einer mechanischen Balance und Stabilität ist die Form und Anordnung der zu tragenden großen Körperteile. Der Kopf nimmt etwas mehr als ein Drittel der Schulterbreite ein. Das Becken hat etwa die Breite der Schultern, wenn man die Arme außer Acht lässt und ist so breit wie der Brustkorb am Punkt seiner größten Ausdehnung. Die drei größten auf der Wirbelsäule lastenden Gewichte (Kopf, Brustkorb und Becken) haben an ihrer weitesten Stelle, von vorn nach hinten gemessen, also einen fast identischen Durchmesser. Vorder-

und Rückseite des Körpers bilden dadurch eine flachere Körperwand, als man gemeinhin annimmt. Würde man flache Bretter an der Vorder- und Rückseite des Körpers anbringen, die jeweils Kopf, Brustkorb und Becken berühren, würden sie annähernd parallel zueinander und senkrecht stehen.

Der Kopf bildet eine axiale Last, die auf der Spitze der Wirbelsäule ruht **(Abb. 21)**. Er liegt ausbalanciert auf dem Atlas und stellt damit jene Art von Gewicht dar, die am einfachsten von der aufrechten, gekrümmten und beweglichen Beschaffenheit der Wirbelsäule profitiert. Die Verbindungspunkte sind zwei kleine, flache Erhebungen, die Condyli occipitales, mit konvexen Oberflächen, die an der Schädelbasis, auf halbem Weg zwischen der Vorderseite des Oberkiefers und dem Hinterkopf liegen **(Abb. 22)**. Sie passen in die konkav geformte Oberfläche des Atlas, mit dem sie eine Gelenkverbindung eingehen **(Abb. 23)**.

Diese Konstruktion erlaubt es, den Kopf leicht nach vorn und hinten zu neigen, ohne dabei die beteiligten Teile aus ihrer Position zu bringen. Der Kopf befindet sich auf der Wirbelsäule an einem Punkt unmittelbar hinter dem Kiefergelenk in einer Linie mit dem Gehörgang. Also nicht dort, wo man es sich vorstellt, nämlich irgendwo auf der Rückseite des Halses. Es ist verständlich, dass ein Neigen des Kopfes leichter möglich ist, wenn er auf einem Wiegegelenk sitzt, das an seiner

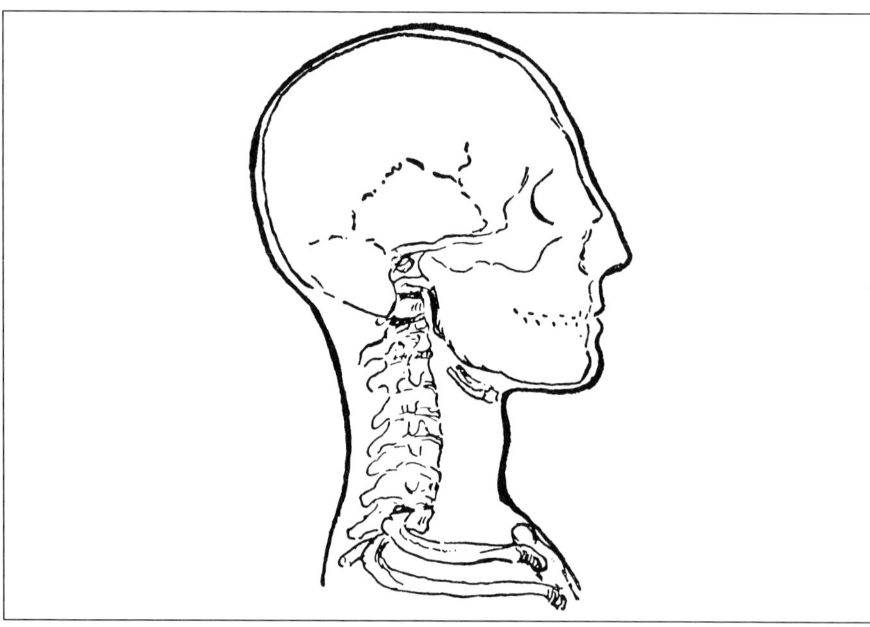

Abbildung 21: Der auf der Halswirbelsäule ausbalancierte Kopf. Beachte die Position des Os hyiodeum und die Neigung der ersten beiden Rippen.

Basis angebracht ist, als wenn er an einem rückwärtig angebrachten Scharniergelenk schwingen würde.

Als Mitte des Kopfes kann eine Linie angenommen werden, die die beiden Balanceachsen der Kondylen kreuzt. Bei oberflächlicher Betrachtung und in Anbetracht der unterschiedlichen Konturen von Schädel und Gesicht wird man nicht unbedingt zu dieser Schlussfolgerung gelangen.

Die Zentrierung ist jedoch notwendig, da sich die Organe, die uns die Position des Kopfes in Relation zur Erde vermitteln und uns damit mitteilen, wo wir im Raume sind, unmittelbar oberhalb der Kondylen befinden. Diese Sinnesorgane liegen im Innenohr, und das Ohr liegt in einer Ebene mit den Kondylen. Die

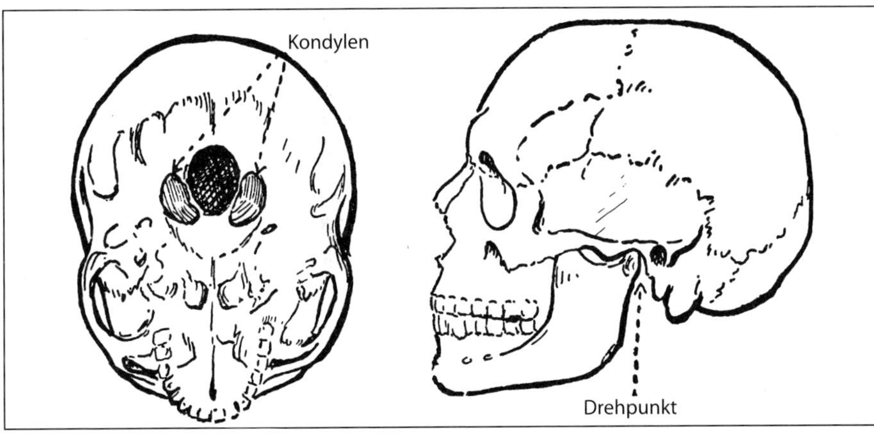

Abbildung 22: Ansicht des Schädels von unten und von der Seite mit dem Drehpunkt bei den Kondylen.

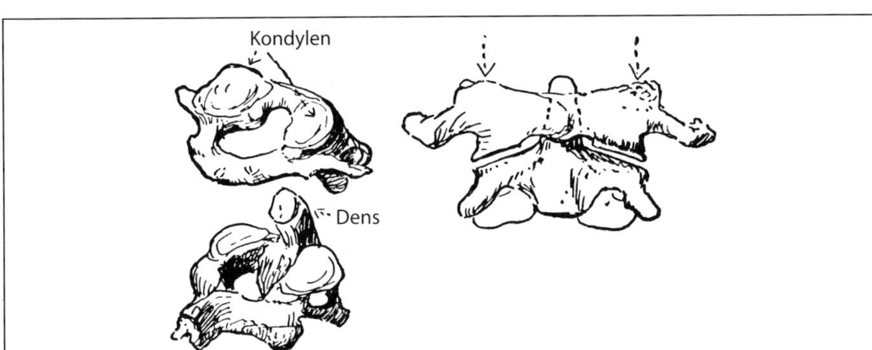

Abbildung 23: Atlas und Axis. Die Pfeile zeigen die Auflagestellen des Kopfes.

leichteste Kopfbewegung wird vom Gleichgewichtsorgan registriert und an das Kleinhirn weitergeleitet. Die von dort kommenden Reflexe gehen zu den Augenmuskeln und führen zu einer Neuausrichtung des Augapfels entsprechend der neuen Sichtebene.

Dasselbe Informationssystem arbeitet auch mit den anderen Muskeln des Körpers, um eine gewünschte Bewegung auszulösen oder sie vorzubereiten. Damit das in der Balance zu haltende Gewicht austariert werden kann, bedarf es eines solchen empfindlichen Mechanismus. Der Schwerpunkt des Kopfes kann dann in eine Linie mit den Gelenkflächen gebracht werden. Andernfalls müsste er durch Muskelkraft gehalten werden, was zu einer enormen Komplizierung des Eigenwahrnehmungssystems führen würde.

Wird der Kopf gewohnheitsmäßig im Ungleichgewicht gehalten, z.B. durch eine seitliche Neigung oder eine Neigung nach hinten mit einer Absenkung der Kehle, so ermüdet nicht nur die haltende Muskulatur, sondern es wird auch das propriozeptive System irritiert.

Der Kopf wiegt zwischen sieben und neun Kilogramm und muss im Gleichgewicht gehalten werden. Wenn wir den Kopf am Brustkorb hängen lassen mit seinem eigenen Gewicht, dann bekommen wir einen guten Eindruck seiner Schwere.

Eine komplizierte Konstruktion von Muskeln und Bändern verbindet den Kopf mit dem Hals, die Schultern mit dem Rumpf und die Wirbel untereinander.

Die Bänder, die den Kopf mit Atlas und Axis und diese miteinander verbinden, sind so ausgerichtet, dass sie ein Maximum an Festigkeit, Flexibilität und ausreichende Beweglichkeit liefern. Synovialgelenke schützen den gesamten Mechanismus, da sie die notwendige Gleitfähigkeit bereitstellen.

Die Kondylen liegen nicht parallel. Zur Vorderseite hin verlaufen sie aufeinander zu und sind zur Mitte hin nach unten abgeschrägt. So ergeben sie eine keilförmige Form entlang des Foramen magnum in der Schädelbasis, durch das das Rückenmark den Schädel verlässt. Lage und Form der Kondylen begrenzen die Schaukelbewegung des Kopfes auf dem Atlas und verhindern Seitneigung und Drehen an dieser Stelle. Um dies zu tun, müssen die darunter liegenden Wirbel, insbesondere der Axis als zweiter Halswirbel, einbezogen werden. Außerdem wird der komplexe Einsatz von Muskeln und Bändern des gesamten Umfeldes erforderlich, was von Natur aus sehr viel aufwendiger als das einfache Ausbalancieren des Kopfes auf dem Atlas mithilfe der Kondylen ist.

Mit Ausnahme des Kopfnickens arbeiten deshalb auch Atlas und Axis bei allen Kopfbewegungen zusammen. Bei Drehbewegungen dreht sich der Atlas auf dem Axis um eine Achse, nämlich um den Dens, den Zahn des Axis.

Der Atlas ist sehr breit und hat einen Durchmesser von etwa zwei Dritteln der darüber liegenden Schädelbasis zwischen den Warzenfortsätzen des Schläfenbeines. Damit bildet der Atlas-Axis-Mechanismus eine solide Basis für die beiden

Kondylengelenke des Kopfes. Der große britische Anatom Sir Arthur Keith[15] beschreibt diesen Kopfmechanismus in seinem Buch «Engines of the Human Body» auf sehr interessante Art und Weise.

Der Kopf balanciert auf der Wirbelsäule

Eine erste Vorstellung von den Problemen bei der Balance eines axialen Skeletts bekommt man durch die Betrachtung des Kopfes. Wenn wir mit dem Kopf nicken wie eine Spielzeugpuppe, vermittelt das eine Vorstellung davon, wo der Kopf auf der Wirbelsäule ruht. Während wir dieses kostbare, sich in Balance befindliche Gewicht schaukeln, können wir beobachten, wie die Augen entgegen der Kopfrichtung auf den Horizont fixiert bleiben. Augen- und Nackenmuskulatur werden sogleich über Reflexe, die vom Gleichgewichtsorgan ausgelöst werden, angepasst. Will man die Augen entsprechend der Kopfbewegung führen, bedarf es der Unterbrechung der Reflexe, was zu einem Gefühl von Anstrengung und Spannung führt. Nun kommen die starken hinteren und seitlichen Muskeln von Kopf und Nacken ins Spiel und die Art der Kopfbewegung verändert sich von einem mechanischen Balancieren zu einem angestrengten Vor- und Zurückziehen des Kopfgewichtes durch die Muskeln.

Erlernte Bewegungsmuster verbrauchen mehr Energie als unbewusste. Gewöhnlich adaptieren sich die Augen unbewusst von selbst; es sei denn, wir wollen ein bestimmtes visuelles Ergebnis erzielen. Wenn wir uns also den gewöhnlich unbewussten Prozess der Kontraktion der Augenmuskeln bewusst machen, stört dies den gesamten Mechanismus und bringt mehr Muskeln und Bewegung ins Spiel, als dies nötig ist. Ein anschauliches Beispiel hierfür ist die Verwendung einer Prismenbrille, um schielende Augen zu üben.

Nacken- und Kopfmuskulatur sind sehr stark ausgeprägt **(Abb. 24)**. Das ist notwendig, wenn man das schwere Gewicht des Kopfes in Betracht zieht, der im Gleichgewicht gehalten und bewegt werden muss. Zudem liegt er im Verhältnis zu seinem Umfang auf einer kleinen Auflagefläche.

Dies macht viele Befestigungsbänder erforderlich, die ja auch reichlich in Form von Muskeln und zähen Sehnen vorhanden sind, die von den Rippen, dem Brustbein, den Schulterblättern und den Schlüsselbeinen zum Kopf führen und durch seitliche Bänder zwischen Rippen und Halswirbeln verstärkt werden. Die Wirbelsäule bietet dem Kopf durch ihre gegenläufigen Kurven und die kräftigen verlaufenden Muskeln und Bänder eine sichere Stütze für die aufrechte Haltung.

15 Sir Arthur Keith: Engines of the Human Body

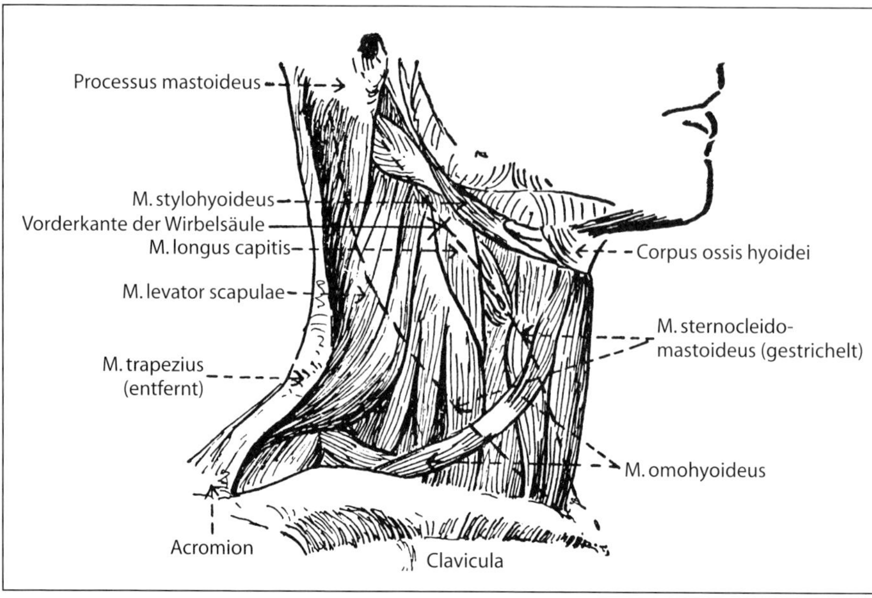

Abbildung 24: Nackenmuskeln von der rechten Seite gesehen. Beachte den M. stylohyoideus, der Hyoid und Schädel verbindet, sowie den M. omohyoideus, der zum Schulterblatt verläuft. Letzterer hilft beim Schlucken (nach Spalteholz).

Liegt der Kopf ausbalanciert auf der Atlasoberfläche, wird sich eine Balance zwischen dem Atlas und den anderen Halswirbeln einstellen. Dadurch können die Muskeln frei arbeiten, und die Bänder haben den richtigen Tonus, das in Folge erleichtert bei aufrechter Haltung die Anpassung der übrigen Wirbelsäule an ihre Lasten, da der Kopf gleichsam den Taktstock schwingt bei der Ausbalancierung des gesamten Körpers.

Ist der Kopf nicht mehr zentriert, wird die Kurve der Halswirbelsäule verändert. Dies hat Auswirkungen auf die darunter liegenden Kurven im Brust-, Lenden- und Beckenbereich, die aus dem Gleichgewicht geraten, sodass über die gesamte Länge der Wirbelsäule kompensatorische Maßnahmen ergriffen werden müssen. Erst dann erhält die Wirbelsäule als Element des Achsenskeletts ihre Stützfunktion zurück. Dennoch wird sie unnötigen Belastungen durch Druck und Zug ausgesetzt. Wir sollten unseren Kopf zentriert tragen: «Befestige deinen Kopf an einem Stern, wenn du spazieren gehst, und fühle, wie die Spannungen nachlassen».

Der Brustkorb ist eine seitlich an die Wirbelsäule angebrachte Last. Er beginnt unmittelbar unterhalb der Halswirbelsäule und wird vor allem von der Brustwirbelsäule getragen. Die Wirbelsäule ist dort im Gegensatz zur Hals- und Lendenwirbelsäule, die konvexe Kurven aufweisen, konkav gebogen. Der Brustkorb dient primär dem Schutz von Herz und Lungen sowie des oberen Verdauungstraktes und seiner anhängenden Organe. Er unterstützt all diese inneren Organe in ihrer spezifischen Funktion.

Die Stützfunktion des Brustkorbs ist wichtig und unstrittig. Durch die Rippen und das Brustbein werden breit gefächerte Befestigungsmöglichkeiten für die Zugelemente des Rumpfes zur Verfügung gestellt, aus denen die große Muskel- und Sehnenwand der Körpervorderseite gebildet wird. Diese Wand erstreckt sich vom Brustkorb bis zum Beckengürtel. Sie ist am Brustkorb aufgehängt und damit mittelbar mit Kopf, Nacken und oberer Brustwirbelsäule verbunden. In ihrer Gesamtheit kann sie so viel Kraft entwickeln wie die Muskulatur auf der Körperrückseite, die in die Gegenrichtung wirkt.

Die Form des Brustkorbs und die ausgeklügelte Anordnung der vielen einzelnen Teile sowie deren Bewegungsmöglichkeiten bewirken seine Schutzfunktion. Er ist ein starker, eiförmiger Käfig mit beweglichen Wänden, die sich in alle Richtungen ausdehnen lassen. Der Brustkorb besteht aus 12 Rippenpaaren, die am Rücken fest mit der Wirbelsäule verbunden sind. Mit Ausnahme die letzten beiden Paare, den so genannten freien Rippen, sind alle Rippen über knorpelige Verbindungsteile mit dem Brustbein verbunden. Die Oberkante des Brustkorbs wird durch die ersten Rippen, verbunden mit dem ersten Brustwirbel und dem Manubrium, dem oberen Teil des Brustbeines, gebildet. Brust und Bauchhöhle werden durch das Zwerchfell, den großen ausgedehnten Atemmuskel getrennt. Es bildet den Boden des Brustkorbes und reicht mit seinen Muskelsträngen weit hinab zur Wirbelsäule.

In seinem oberen Teil ist der Brustkorb viel enger, als man annehmen mag. Der obere Rand macht nur etwa ein Drittel des Durchmessers von Schulter zu Schulter aus. Seine größte Ausdehnung besitzt er in der Ebene der neunten Rippe vorne und des ersten Lendenwirbels hinten.

Rippen und Brustbein

Die schräg nach unten und vorn verlaufenden Rippenpaare bilden mit ihrer eigenwilligen Gestalt die charakteristische Form des Brustkorbs, mit der er seiner Aufgabe als feste und dennoch während des Atmens bewegliche Hülle gerecht wird **(Abb. 25)**. Außerdem dient er dazu, die die Körperwand bildende Muskulatur zu tragen. Die Rippen bilden einen symmetrischen Hohlraum für Herz und Lungen. Diese Funktion wird auch nicht durch ihre Beweglichkeit und die Aufgabe, Körpergewicht zu tragen, beeinträchtigt. Bei den Rippenbewegungen während des Atmens handelt es sich um kleine Abstandsänderungen von Rippe zu Rippe. Atmung und Körperbalance sind eng miteinander verbunden, da sich Atmung und Fortbewegen gleichzeitig entwickelt haben. Der Brustkorb ist deshalb so konstru-

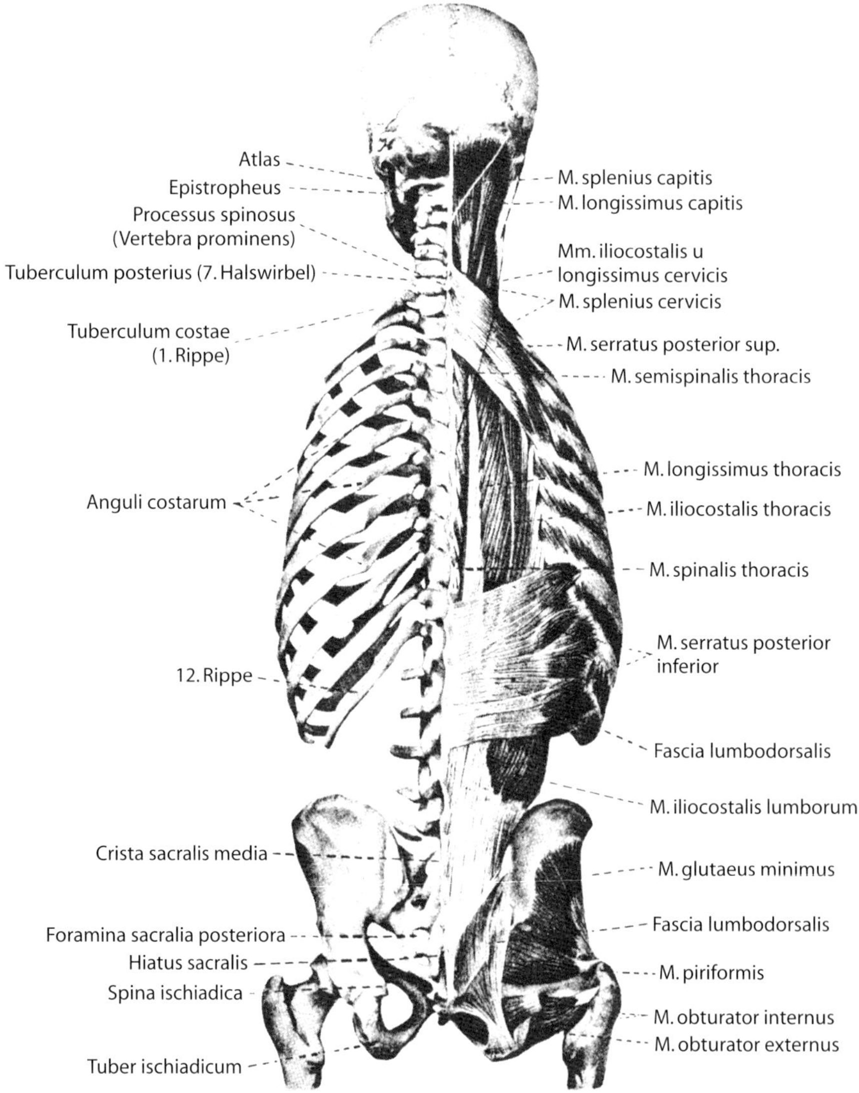

Abbildung 25: Tiefe Rückenmuskeln in Ruhestellung. Der Musculus splenius ist auf dem Bild entfernt. Dadurch wird der Blick frei auf den Bereich zwischen Musculus serratus posterior und erector trunci. Zwei Bänder der Fascia lumbordorsalis im rückwärtigen Lendenbereich dienen dem Serratus in Form einer Aponeurose zur Befestigung. Die anderen Faszien sind entfernt. Beachtenswert ist die Eiform des Brustkorbs und dessen Weite auf Höhe der neunten Rippe (Braus).

iert, dass sein Gewicht und die Bewegungen, die er ausführt, im Einklang mit den angrenzenden Körperteilen stehen.

Die Rippen sehen vollkommen anders aus als die anderen Knochen des Skeletts. Dabei entspricht kein Rippenpaar in Gestalt, Größe oder Verlauf einem anderen. Sie zeigen sich als flache, gekrümmte und leichte Knochengebilde mit speziell geformten Halsabschnitten und Kopfenden zur Wirbelsäule hin sowie vorne becherartigen konkaven Enden aus Knorpel, die mit dem Brustbein verbunden sind.

Die Rippen hängen von der Wirbelsäule herab und sind mit ihr über zwei hintereinander liegende Gelenke verbunden. Jedes Rippenköpfchen liegt Wirbelkörper und Bandscheibe an, die Hälse den Querfortsätzen. Dieser doppelte Kontakt sorgt sowohl für Festigkeit als auch für Flexibilität. Andererseits begrenzt er den Bewegungsumfang der einzelnen und paarigen Rippen **(Abb. 26)**. Die Gelenke an den Wirbelkörpern sind im Verhältnis zur spinalen Achse ein wenig nach unten geneigt, und die Rippen setzen diese Neigung nach unten fort, während sie nach außen und hinten gerichtet sind, bis sie dorsal die Höhe der Dornfortsätze erreichen. Hier befindet sich der so genannte Rippenwinkel, an dem die Rippen nach vorne umbiegen. Sie senken sich weiter nach außen und unten, bis jede Rippe vorne viel tiefer als ihre spinale Kontaktstelle endet. Einige enden sogar 15 cm tiefer.

Zur Vorderseite des Körpers hin verlaufen die Rippen in unterschiedlichen Richtungen. Die oberen fünf Rippenpaare verlaufen nach Querung der mittleren Axillarlinie nahezu horizontal zum Brustbein, und die ersten drei Paare verlaufen ganz horizontal, wenn sie das Brustbein erreichen.

Die beiden letzten Rippenpaare, die freien Rippen, haben keine knorpelige Verbindung zum Brustbein. Sie enden frei und gehen kaum über die mittlere Axillarlinie hinaus. Sie dienen vor allem zur Aufhängung des Zwerchfells und Befestigung einiger Fasern des Musculus quadratus lumborum, der Brustkorb

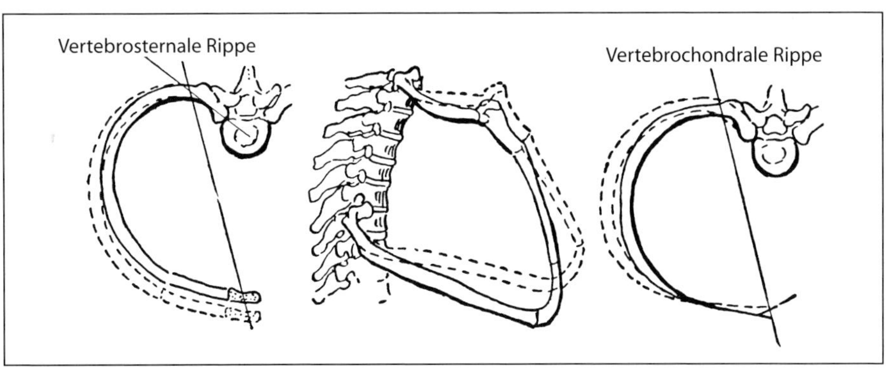

Abbildung 26: Bewegungsmöglichkeiten der Rippen.

und Becken verbindet, sowie des Musculus transversus abdominis. Beide Muskeln spielen zusammen mit dem Zwerchfell eine wichtige Rolle bei der Atmung.

An dem Punkt, an dem sich die Rippen, mit Ausnahme des ersten Rippenpaares, nach vorn wenden entstehen die dorsal gelegenen so genannten Rippenwinkel. Sie liegen unabhängig von der Rippenlänge vertikal übereinander und in einer Ebene mit den Dornfortsätzen des zugehörigen Wirbelkörpers. Gemeinsam mit den bedeckenden Muskeln ergibt sich so der Eindruck eines flachen Körperrückens. Der Bereich zwischen den Winkeln bildet die Rückenrinne. Diese Rinne ist relativ tief und wird von den großen Längsmuskeln des Rückens ausgefüllt, die vom Kopf bis zum Becken verlaufen und für das flache Oberflächenrelief der Rückenmitte verantwortlich sind.

Das Dreieck zwischen den Enden der unteren Rippen und dem Schwertfortsatz des Brustbeins an der vorderen Rumpfwand wird häufig als epigastrischer Winkel bezeichnet. Dieser Bereich markiert die Umrisse der oberen Bauchhöhlenwand, die sich viel weiter nach oben erstreckt, als man allgemein glaubt, und bis etwa zur Höhe des achten Brustwirbel hinaufreicht. Die äußere Bauchmuskulatur verläuft über die Rippen bis zur Brustwand. Der tiefste Bauchmuskel, der Musculus transversus abdominis, verläuft zur Innenseite der Rippen, ist verzahnt mit dem Zwerchfell und arbeitet mit diesem Muskel beim Atmen zusammen **(Abb. 27)**.

Die innere Oberfläche der Rippen ist glatt. Von oben betrachtet bilden die Rippen durch ihre Verbindung mit der Wirbelsäule und durch ihre weite Ausdehnung in den Brustraum hinein, eine herzartige Form. Legt man einen horizontalen Querschnitt durch den Brustkorb trifft man durch die ausgeprägte Neigung der Rippen in jeder Ebene auf mindestens zwei, im unteren Bereich sogar auf bis zu sechs Rippenpaare.

Das Brustbein ist ein breiter, leicht gekrümmter, schwertähnlicher Knochen. Er bildet einen Teil der Brustwand und verbindet die Rippen an ihren Enden. Beim Embryo werden fünf oder sechs Knorpelteile zur Bildung der drei knöchernen Teile des Erwachsenen-Brustbeins vereinigt: der Handgriff, oder Manubrium, der Körper, oder Corpus, und der Schwertfortsatz oder Processus xiphoideus.

Das Brustbein ist kürzer als die Brustwirbelsäule. Es weist erhebliche individuelle Unterschiede hinsichtlich Position und Neigung auf. Beim Erwachsenen befindet sich das Manubrium auf der Höhe des zweiten und dritten, der Schwertfortsatz gegenüber dem neunten oder zehnten Brustwirbel. Die Krümmung des Brustbeins verläuft symmetrisch zur oberen Brustwirbelsäule.

Die ersten sieben Rippenpaare sind mit knorpeligen Fortsätzen ihrer Enden am Brustbein befestigt. Das erste Paar ist mit der Knorpelmasse des Manubriums verwachsen, während die anderen Paare gelenkig mit dem Brustbein verbunden sind. Die Verbindungen selbst werden durch Bänder verstärkt, die sie kapselartig umge-

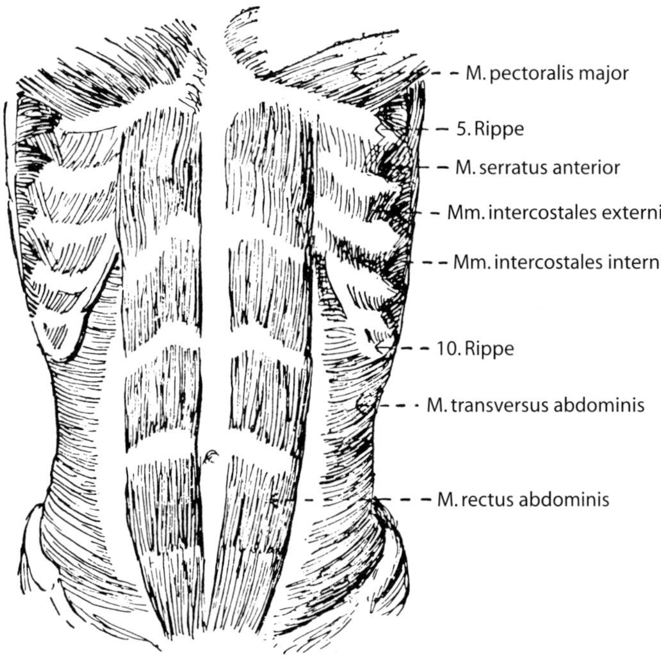

Abbildung 27: M. transversalis und M. rectus abdominis umfassen die Bauchhöhle auf der Körpervorderseite (nach Spalteholz).

ben oder strahlenförmig von ihnen abgehen. Diese Art von Befestigungen verleiht den Rippen Elastizität und gestattet Bewegungen von vorne nach hinten. Die Rippen sind in Kopfnähe durch kurze Bänder miteinander verbunden und in ihrem weiteren Verlauf durch innere und äußere Zwischenrippenmuskeln. Diese Muskeln verlaufen diagonal und gegenläufig zwischen den Rippenrändern und arbeiten alternierend während der Atmung.

Das erste Rippenpaar ist kurz und flach und mit dem ersten Brustwirbel verbunden. Es verläuft in einer starken Krümmung nach vorne zu seiner festen Anheftung an die ausgezogenen Ecken des Manubriums. Es neigt sich so wenig nach unten, dass es nur eine Strecke von 1 ½ kurzen Brustwirbeln überwindet. Seine knöchernen Anteile enden weit seitlich vom Brustbein und deutlich höher im Vergleich zum 2. + 3. Rippenpaar und haben überall eine breite und flache Oberfläche. Die ersten Rippen bilden die eigentlichen «Kragenknochen», nicht die Schlüsselbeine (im Englischen als «collar-bone» bezeichnet; Anm. d. Übers.), da die Klavikeln zwar oberhalb der ersten Rippen am Manubrium befestigt sind, aber von dort aus nicht den Hals umgreifen, sondern in nahezu gerader Linie zur Seite verlaufen und zur Befestigung der beiden Schulterblätter dienen **(Abb. 28)**.

Wie schon festgestellt, ist der obere Abschluss des Brustkorbs in allen Richtungen sehr eng und nimmt deshalb nur etwa ein Drittel der Schulterbreite ein. Am ersten Rippenpaar setzen verhältnismäßig wenig Muskeln an, die in vertikaler Richtung arbeiten. Die wichtigsten sind dabei die Musculi scaleni, die seitlich an den Rippen und an der Rückseite der oberen Halswirbel befestigt sind. Sie balancieren und bewegen die Rippen im Verhältnis zu Kopf und Atlas. Das oberste Rippenpaar ist vorne praktisch unbeweglich, und auch in den Gelenken mit der Wirbelsäule sind nur kleine Bewegungen überwiegend in anterioposteriorer Richtung möglich. Der anterioposteriore und transversale Durchmesser des Brustkorbs sind nur im Bereich des ersten Rippenpaars nahezu gleich.

Das zweite Rippenpaar ist schmaler und beinahe doppelt so lang wie das erste. Seine Form entspricht eher den anderen als den ersten Rippen. In ihrem Verlauf und der Krümmung folgen sie jedoch weitestgehend dem ersten Rippenpaar, sodass die beiden zusammen den oberen Abschluss des Brustkorbes bilden. Das dritte Rippenpaar ähnelt den beiden ersten bezüglich der Krümmung und horizontalen Anbindung an das Brustbein, doch die Beweglichkeit in den Kostovertebralgelenken ist größer und markiert den Anfang einer größeren Beweglichkeit im hinteren Bereich, die nach unten hin deutlich zunimmt. Begin-

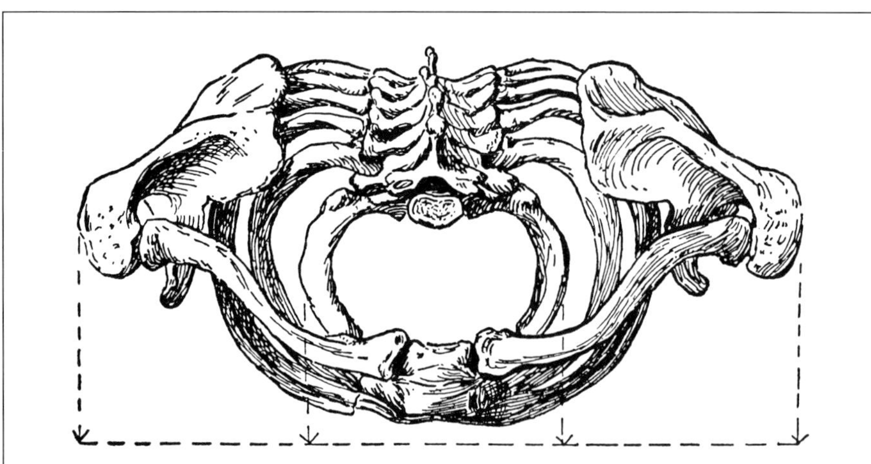

Abbildung 28: Blick von oben auf Brustkorb und Schultergürtel. Auf dem Bild ist erkennbar, dass die obersten Rippen nur etwa ein Drittel der Breite des gesamten Schultergürtels ausmachen (nach Spalteholz).

nend mit der 3. Rippe drehen sich die Rippen um ihre Längsachse dort, wo sie im dorsalen Rippenwinkel nach vorne umbiegen, sodass ihre Oberfläche zur Seite hinweist.

Das Becken

Beim Wechsel zum aufrechten Gang wurde das Becken in seiner mechanischen Funktion am stärksten betroffen. Dort waren die umfangreichsten und radikalsten Anpassungen erforderlich. Beim Vierbeiner hat der Beckengürtel eine einfache Tragefunktion als fester Querträger der als Tragebalken wirkenden Wirbelsäule. Mit ihm sind die beweglichen Beine verbunden. Im Normalfall trägt das Becken beim Vierbeiner lediglich die Hälfte des Körpergewichts.

Demgegenüber hat das Becken beim Menschen eine dreifache Funktion. Es übernimmt das gesamte Gewicht des Kopfes, der Schultern und des Rumpfes von der Wirbelsäule und leitet es an die Beine weiter. Daneben muss es für die Beweglichkeit des Rumpfes auf den Beinen und der Beine am Rumpf sorgen.

Seinen Aufgaben, das Gewicht zu tragen und weiterzuleiten sowie für Beweglichkeit zu sorgen, wird das Becken durch seine gewölbte Struktur gerecht. Wie in Abbildung 29 zu sehen ist, wird das Aussehen des Beckens von gekrümmten und runden Oberflächen sowie von Trageelementen geprägt. Die vielen Öffnungen in der Knochenwand sind mit Bändern ausgefüllt und dienen dazu, die Konstruktion so leicht wie möglich zu machen, ohne ihre Festigkeit zu beeinträchtigen. Ein festes Becken mit durchgehenden Knochenwänden würde außerordentlich schwer und plump sein.

Das Gewicht von Kopf, Schultern und Rumpf addiert sich und wirkt in konzentrierter Form über den fünften Lendenwirbel auf das Kreuzbein. Die lasttragende Aufgabe des Kreuzbeins ist dermaßen schwierig, dass die fünf Wirbel, aus denen es besteht, zu einer durchgehenden Knochenplatte verschmolzen sind und dabei auch die gegebene Krümmung fixieren. Der Verschmelzungsprozess erfolgt beim Menschen allmählich und ist nicht vor dem 20. Lebensjahr beendet.

Kreuz- und Steißbein vervollständigen das axiale Skelett. Da sich der Schwerpunkt unseres Interesses mehr auf die mechanischen Funktionen als auf den anatomischen Aufbau konzentriert, betrachten wir das Becken als Ganzes und unterteilen nicht exakt nach axialen und peripheren Teilen, also nach Kreuzbein und Hüftknochen oder Beckengürtel.

Jeder Hüftknochen besteht aus drei Komponenten, die sich vom Kindesalter bis zur Pubertät ausbilden: dem Darmbein, oder Os ilium, dem Sitzbein oder Os ischium, und dem Schambein, oder Os pubis. Im Erwachsenenalter verschmelzen sie zu einer Einheit und werden als Hüftknochen bezeichnet. Gemeinsam mit dem Kreuzbein bilden die Hüftknochen den Beckenbogen, der in Wirklichkeit ein

Doppelbogen ist. Er funktioniert wie folgt (vgl. **Abb. 29**): Das Gewicht wird vom Kreuzbein über die Iliosakralgelenke auf beide Seiten verteilt und folgt nun, abhängig davon ob die Person steht oder sitzt, einer von zwei Richtungen. Im Stand gelangt der Gewichtsdruck durch die kräftigen unteren Teile des Darmbeins zur Hüftgelenkspfanne, dem Acetabulum, wo er vom Femurkopf aufgenommen wird. Von dort aus verläuft er über die langen Oberschenkelknochen, durch Kniegelenke, Unterschenkel, Knöchel und Füße bis zum Boden. Beim Sitzen wird das Gewicht durch den schweren Teil der Darmbeine entlang der Acetabula zum untersten Teil des Sitzbeins, den Sitzbeinhöckern, weitergeleitet. Auf diesen beiden Punkten wird das Gewicht des Rumpfes in der aufrechten Sitzposition ausbalanciert und an die darunter liegende Sitzfläche z.B. des Stuhls abgegeben. In der deutschen Sprache wird man dieser Tatsache durch die Bezeichnung des Os ischii als «Sitzbein» gerecht (**Abb. 30**).

Von unten gesehen ist der Standbogen femoro-ilio-sakral, dessen Seiten beidseits vom Acetabulum zum Iliosakralgelenk hinaufsteigen und der Sitzbogen ist ischio-ilio-sakral und geht vom Sitzbeinhöcker beidseits zum Iliosakralgelenk.

Diese beiden Bögen sind die entscheidenden gewichttragenden Beckenanteile. Bei beiden spielt das Kreuzbein die Schlüsselrolle. Alle anderen Teile dienen der Verstärkung dieser Hauptbögen, und unterstützen sie in Ruhe und Bewegung bei ihrer Aufgabe. Eine weitere wichtige Verstärkung bieten die Schambeine, die sich vorn in der Schambeinfuge, der Symphysis pubis, treffen. Der Beckengürtel bildet so einen zusammenhängenden Ring, um die in Bewegung befindliche Körperlast auf die gesamte Konstruktion zu verteilen.

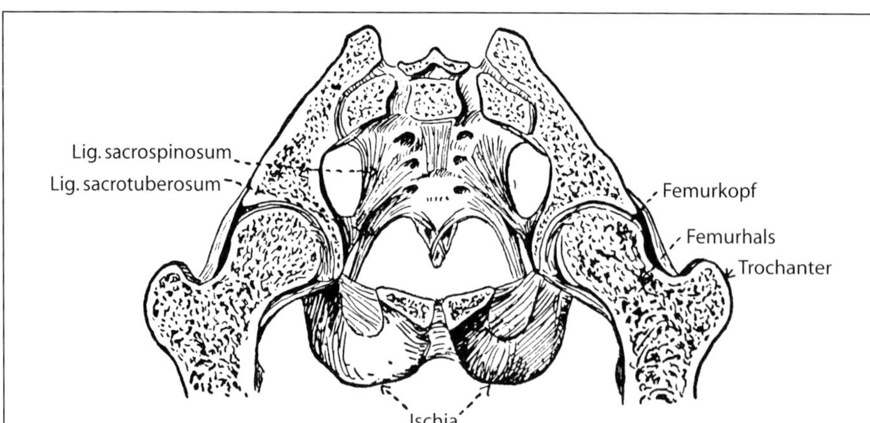

Abbildung 29: Schnitt durch den Oberschenkelknochen und das Darmbein und Sicht auf die sie verbindenden Bänder.

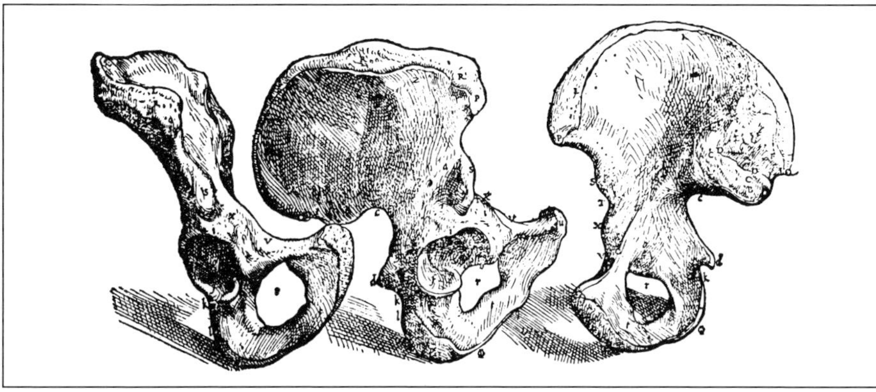

Abbildung 30: Wir sitzen auf dem Os ischium (Vesalius).

Wirbelsäule, Darm-, Sitz- und Schambeine sowie Oberschenkelknochen sind umgeben von einem Netz starker Bänder, die scheidenartig, rund, kurz oder lang sein können, sich kreuzen und in alle Richtungen miteinander verwoben sind. Die Bänder breiten sich über alle Knochenoberflächen aus, runden Ecken ab, glätten Außenkanten und machen das Becken zu einem großen, zusammengesetzten Gelenk. Eng verbunden mit den Bändern in dieser festen Einheit sind die starken Muskeln mit ihren widerstandsfähigen Sehnen und Faszien, die die Knochen von Wirbelsäule, Becken und Beinen zusammenhalten und bewegen.

Der Mechanismus der Muskelkoordination, der dafür sorgt, dass ein Muskel oder eine Muskelgruppe in eine Richtung arbeitet und sich dabei einem gegenläufigen Muskel, dem Antagonisten, gegenübersieht, wird im Beckenbereich besonders deutlich. Die aus Knochen bestehenden Beckenanteile müssen in einer stabiler Position zueinander gehalten werden, was durch die Muskelwirkung erreicht wird. Dies gilt besonders für die Winkel zueinander und den Verlauf der Kraftrichtungen bei Stößen und der Reaktion darauf. Dies ist im Becken schwieriger als in anderen Körperteilen, da hier die Körpergewichte akkumulieren und die Entfernungen, über die sie geleitet werden müssen, lang sind. Das Rumpfgewicht wird über lange Hebel zum Boden weitergeleitet. Im Becken wirken meist nicht einzelne Muskelpaare antagonistisch sondern ganze Muskelgruppen oder -systeme.

Pfeiler, die den Beckenbogen tragen

Befindet sich das Becken im Gleichgewicht, sind die Kräfte, die im Sitzen und Stehen auf das Kreuzbein als Schlüsselelement in der Beckenmechanik wirken, identisch. Die Ruhepunkte, nämlich Sitzbeine und Hüftgelenkspfannen, sind vertikal ausgerichtet. Das Rumpfgewicht, das von der Kreuzbeinbasis seitlich durch die Beckenbögen zu den Femurköpfen geleitet wird, neigt dazu, den Beckenbogen zu spreizen. Dieser Tendenz wird durch die Querbalkenfunktion der Schambeine auf die gewölbten Seiten der Darmbeine begegnet, und diese Funktion wird verstärkt durch Muskeln und Bänder innerhalb des Bogens.

Bei näherer Betrachtung weist der Beckenbogen weitere gekrümmte Konstruktionselemente auf. Die Seiten des Kreuzbeins, die durch die ersten drei der verschmolzenen Wirbel gebildet werden, wölben sich an ihrer Verbindung mit dem Darmbein im Iliosakralgelenk nach außen, oben und hinten. Darm- und Schambeine verschmelzen noch in der Kindheit zu einer engen Wölbung und bilden dabei die Gelenkpfanne für den Oberschenkelknochen. Die Oberschenkelknochen sind weitere Stützen der Darmbeine, die ihrerseits Stützen für den Schlussstein des Bogens – das Sakrum –, darstellen. Sie tun dies, indem sie dem von oben kommenden Gewichtsdruck durch Druck des Oberschenkelkopfes gegen das Acetabulum Widerstand leisten. Die dabei entstehenden Drucklinien verlaufen weiter durch das Darmbein zum Iliosakralgelenk und von dort zum Zentrum der Auflagefläche des fünften Lendenwirbels auf dem Kreuzbein.

Diese Kraftlinien kommen vom Boden über die Oberschenkelknochen und werden weitergeleitet zum «Schlussstein», und zwar durch elastische Kräfte, Muskeln und Bänder. Sie treffen auf die von oben kommenden Druckkräfte des Körpergewichts, das durch die Gelenke der Wirbelsäule und des Beckens läuft. In **Abbildung 31** wird dieser Zusammenhang in schematischer Form dargestellt.

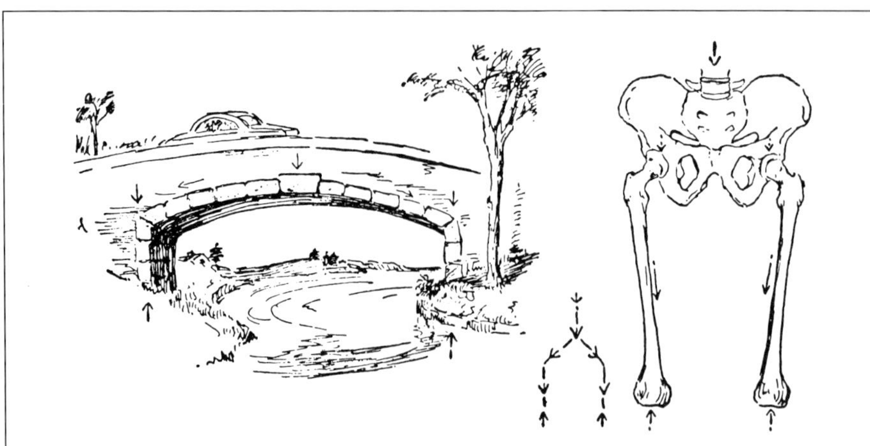

Abbildung 31: Die Brücke, mit der wir gehen, ist ähnlich konstruiert wie jene, über die wir gehen. Beachte die Linien der einwirkenden Kräfte bezogen auf den Schlussstein.

Ausgeglichene Kontakte in den betroffenen Gelenken schaffen eine gleichmäßige Spannung der zugehörigen Bänder und Muskeln, und die Kraftlinien heben einander im Lumbosakral- und Iliosakralgelenk auf. Werden Muskeln und Bänder ungleichmäßig belastet und ist das Zeitgebersystem, das die Antagonisten steuert, gestört, trifft das Gewicht auf eine dafür nicht vorbereitete Konstruktion.

Die Stützfunktion der Oberschenkelschäfte geht verloren, wenn die Kraft die Femurköpfe zu weit vorne trifft. Dies ist z. B. der Fall, wenn die gestreckten Beine ganz nach außen gedreht sind, die Zehen also nach außen weisen. In diesem Fall werden die vom Bein kommenden Gegenkräfte nicht mehr durch die festen Wände des Darmbeins zum Zentrum des Brückenbogens geleitet, sondern nach vorn und zur Mitte der Schambeinbögen. Dies bewirkt eine Tendenz, den Beckenbogen in den Darmbeingelenken zu spreizen, eine gefährliche Situation. In diesem Fall werden die Iliosakralbänder ungleichmäßig belastet und können nachgeben, was zu starken Schmerzen bei Lockerung der Iliosakralfugen führt. Kompensatorische Bewegungen des fünften Lumbalwirbels resultieren auch aus einer Bewegungseinschränkung der Hüftgelenke.

Durch den Gebrauch der Muskeln innerhalb des Beckenbogens, die Lumbalwirbel, Kreuzbein, Darmbeine und Femora verbinden, halten wir den Bogen zusammen, und nur ein geringer Aufwand ist nötig, um die Balance wieder herzustellen.

Verhaltensweisen, die zur Gewohnheit geworden sind, neigen dazu, automatisch weiter zu bestehen, wenn nicht neue Lernschritte aufgewandt werden.

5. Dynamische Bewegungsmechanismen

Muskeln von Becken und Oberschenkel

Nachdem wir unsere Knochen als lebendige, aktive und für dynamische Prozesse verantwortliche Körperteile kennengelernt haben, sollten wir uns nun mit den Mechanismen beschäftigen, die die Körpergewichte in Bewegung setzen. Dazu müssen wir zunächst wissen, wie eine gestaltete Bewegung ausgelöst wird. Tatsächlich geschieht dies an der Basis der aufrechten Körpersäule. Dabei ist die Beckenmuskulatur als die größte und stärkste als erstes in Betracht zu ziehen. Sie steuert die Bewegung bei jeder Positionsänderung des Körpers im Raum.

Mit dem Becken sind ungefähr 36 Muskeln verbunden, die in jeder Richtung arbeiten **(Abb. 32)**. Einige verlaufen bis weit hinauf in den Rumpf, andere bis tief hinab in die Beine. Neben ihrer Aufgabe, Bewegung zu erzeugen, formen sie auch wichtige Stützelemente der Körperwand. Hier helfen sie, die Hauptgewichte des Skeletts zusammenzuhalten und verbinden Brustkorb, Rumpf, Beine und sogar den Kopf mit dem Becken.

Fünf der am tiefsten liegenden Muskeln sind dazu bestimmt, die wichtige Aufgabe des Zusammenwirkens von Becken und Wirbelsäule zu organisieren und die ungestörte Arbeit und ausgewogene Bewegung der Hüftgelenke zu erhalten **(Abb. 33)**. Es handelt sich dabei um die Musculi psoas major und minor, iliacus, pectineus, obturatorius internus und externus und den Musculus piriformis. Die beiden Musculi psoas sind aufgrund ihrer Funktion, Ausdehnung und Beziehung zueinander die wahrscheinlich wichtigsten Muskeln, die dem aufrechten Gang des Menschen dienen. Der massige Psoas major verläuft seitlich entlang der größten Wirbel der Wirbelsäule, über die gesamte Länge vom zwölften Brust- bis zum fünften Lendenwirbel. Er ist an den Wirbelquerfortsätzen befestigt und bildet mit den Musculus quadratus lumborum einen bedeutenden Teil der unteren hinteren Bauchwand. Seine Muskelfasern gehen von den Wirbelkörperseiten des untersten Brust- und ersten Lendenwirbels ab sowie von den Querfortsätzen der übrigen Lendenwirbel. Sie verlaufen direkt nach vorn und unten über das Becken, um dann

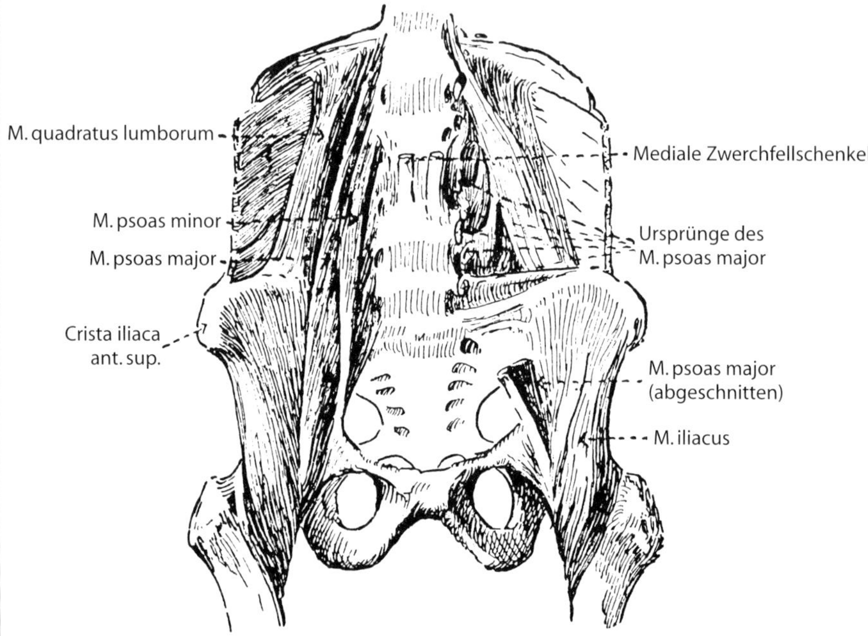

Abbildung 32: Muskeln des Lendenbereichs von vorne gesehen. Sie bilden den tiefverankerten, vorderen Halt für das Hüftgelenk (nach Spalteholz).

gemeinsam mit dem Musculus iliacus am Oberschenkelknochen anzusetzen. Der Musculus psoas minor als vom psoas major getrennter Teil liegt auf dessen ventraler Fläche und geht vom untersten Brust- und obersten Lendenwirbel ab. Auf Höhe etwa des vierten Lendenwirbels laufen die Fasern zu einer Sehne zusammen, die die Form eines Riemens annimmt, um dann nahe der Beckenvorderwand in die Fascia iliaca überzugehen.

Der Musculus iliacus stammt von der oberen Hälfte der Vorderseite des Darmbeinkammes und der darunter liegenden Fossa iliaca. Seine Fasern verlaufen aus einer fächerförmigen Form heraus nach unten und vereinen sich mit dem Musculus psoas zu einer gemeinsamen Sehne, die am Trochanter minor befestigt ist. Da sie eng zusammenarbeiten, werden beide Muskeln auch als Musculus iliopsoas zusammengefasst.

Beide Muskeln sind über ihre gesamte Ausdehnung von der Fascia iliaca bedeckt, die sich oben an das Ligamentum arcuatum des Zwerchfells anheftet und an die Fascie des M. transversalis. Weiterhin hat sie bedeutende Verbindungen im Becken als Teil des Atemmechanismus. Der Musculus psoas minor strafft diese Faszie.

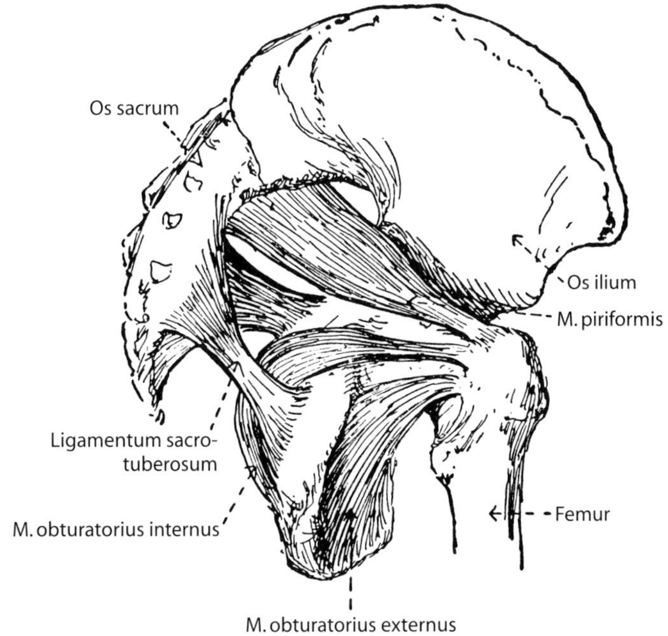

Abbildung 33: Die tiefen Beckenmuskeln, der tief gelegene hintere muskuläre Halt des Hüftgelenkes.

Der Musculus pectineus entspringt von der Linea iliopectinea auf der Vorderseite des Darmbeines und vom oberen Schambeinast, dem Teil des Beckens, der mit seinem Pendant auf der Gegenseite das kräftige vordere Gelenk des Beckengürtels, die Symphyse bildet. Der Musculus pectineus setzt an der Rückseite des Oberschenkelknochens unmittelbar unterhalb des Musculus iliopsoas an.

Die Musculi obturatorius internus und externus folgen einer Linie, die der Iliospsoas-Muskelgruppe entgegengesetzt verläuft.

Der Musculus obturatorius externus, eine dicke, dreieckige Struktur, entspringt von der Vorderfläche der unteren Hälfte der Membrana obturatoria (die das große Foramen obturatum bedeckt, das mittig vom Acetabulum liegt), von den Schambeinbögen und dem Sitzbein, die die untere Begrenzung des Foramens bilden. Seine Fasern verlaufen nach außen zu einer runden Sehne, die am Boden der Fossa trochanterica des Oberschenkelknochens direkt oberhalb und in derselben Ebene ansetzen, wie die ausgedehnten Fasern der Musculi iliopsoas.

Der Musculus obturatorius internus entspringt von der Innenfläche der Schambein- und Darmbeinbögen, von der glatten Knochenfläche hinter dem Acetabulum und von der gesamten Innenfläche der Membrana obturata. Seine

Fasern verlaufen nach unten und hinten und gehen in eine starke Sehne über, die sich in der Nähe des Foramen sciaticum minus um die Kante des Darmbeins windet, um dann durch das Foramen aus dem Becken zu treten und an der Innenfläche des Trochanter major unmittelbar oberhalb der Fossa trochanterica anzusetzen. Die Form des Musculus obturatorius internus ist ungewöhnlich, wie aus **Abbildung 34** ersichtlich wird, wo er vollständig und abgelöst vom Becken dargestellt wird.

Seine Aktion dreht das Bein leicht nach außen und zieht die Vorderseite des Beckens nach unten. Werden Psoas und Iliacus überdehnt, können die Musculi obturatorii das Becken so weit nach unten ziehen, dass die Tragefunktion des fünften Lendenwirbels gefährdet wird. Deshalb ist eine ausbalancierte Arbeitsweise der Musculi iliopsoas und oburatorii erforderlich, um das Becken als Bindeglied und Gewichtsverteiler zwischen Beinen und Wirbelsäule zu erhalten.

Der Musculus piriformis entspringt von der Vorderfläche des Kreuzbeins, verläuft durch das Foramen sciaticum majus und mündet am Trochanter maior, nahe an dessen Spitze in unmittelbarer Nähe zum Musculus obturatorius internus, dessen Aktion er durch eine Auswärtsdrehung des Beines unterstützt **(Abb. 35)**.

Der Beckenboden besteht aus zwei Muskeln, die als Scheidewand zwischen Becken und Dammregion wirken. Sie erstrecken sich vom Schambein und den Seiten des Sitzbeines aus bis zum Steißbein. Die Musculi levator ani und coccygeus liegen im Gegensatz zu den oben beschriebenen Muskeln vollständig innerhalb des Beckens ohne Verbindung nach außen. In dieser Hinsicht ähneln sie dem Zwerchfell zwischen Brust- und Bauchhöhle. Diese beiden Strukturen haben neben ihrer engen Beziehung zur Atmung viele funktionale Ähnlichkeiten. Der Musculus piriformis liegt oberhalb des Musculus coccygeus, breitet sich auf dem Kreuzbein aus und bildet die Rückwand des Beckens. Die drei Musculi levator ani, coccygeus und piriformis sind durch loses Bindegewebe verbunden und daher eine durchgehende Einheit.

Wie die Beckenmuskeln dem Gleichgewicht dienen

Das Becken hat die Aufgabe, das Gewicht weiterzugeben. Um dies zu gewährleisten, stabilisieren die Beckenmuskeln die Gelenke. Die Musculi iliopsoas und pectineus helfen mit, die aufwärts gerichteten Kräfte vom Oberschenkel über die Hüftgelenke zu den Sakroiliakalgelenken und den Lumbosakralgelenken zu zentrieren. Auf der anderen Seite vergrößern die Mm. obturatorii und der M. piriformis die Neigung des Beckens, verlagern die Krafteinleitung nach vorne und damit weg vom Sakrum, dem Schlussstein.

Die Aktionen der Musculi iliopsoas und pectineus müssen einander gleich und gegenläufig zu denen der der Musculi obturatorii und piriformis sein, um

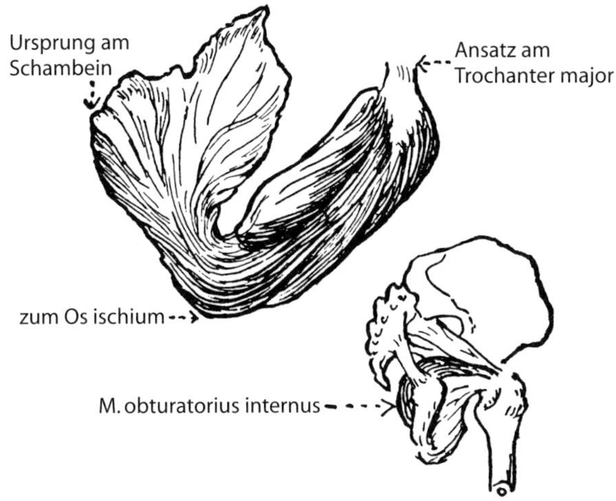

Abbildung 34: Der M. obturatrius internus (nach Braus).

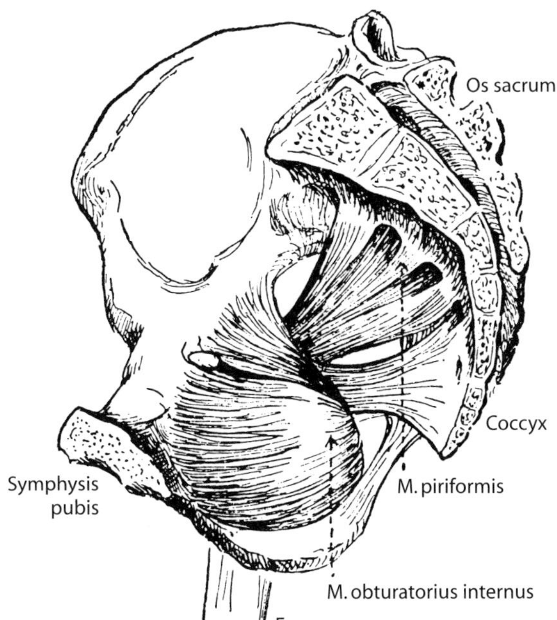

Abbildung 35: Die tiefen Beckenmuskeln vom Körperinnern gesehen. Sie stabilisieren den hinteren Bereich des Hüftgelenks und sorgen für dessen Balance (nach Spalteholz).

den Femurkopf in der Hüftgelenkspfanne stabil und im Gleichgewicht zu halten. In diesem Fall verläuft auch der Druck zentriert durch das Becken zum Kreuzbein. So halten diese Muskeln die Gelenke in der richtigen Position zur Wirbelsäule, wie dies auch Aufgabe der Bänder ist. Arbeiten die Muskelgruppen nicht ausgewogen, ermüden die Bänder und die Gelenke werden gefährlich überlastet.

Die Bänder des Beckenbereichs

Die zahlreichen Bänder auf allen Seiten der Beckengelenke machen aus dem Becken ein Gesamtgelenk. Es wird dadurch stabil genug für einen sicheren Gewichtsaustausch. Neben den speziellen Gelenkbändern gibt es noch die Leisten- oder Poupart-Bänder, die die Kanäle für wichtige Nerven- und Blutbahnen zu den unteren Gliedmaßen bilden.

Die zähen Bänder, die die verschiedenen Teile des Beckengürtels sicher verbinden, befinden sich nicht nur zwischen den Gelenken und um sie herum sowie auf den diesen gegenüberliegenden Knochenoberflächen. Sie dehnen sich auch auf verschiedenen Ebenen in unterschiedliche Richtungen aus und verbinden weit voneinander entfernte Teile. Es existieren drei Bändergruppen, die die Beckenteile gemeinsam mit den Beckenmuskeln und den sie umschließenden Faszien zusammenhalten. Damit vervollständigen sie den Beckenboden und machen ihn zu einem sicheren Behälter für die Beckenorgane. Im Einzelnen handelt es sich dabei um die Bänderverbindung zwischen Darmbein, Kreuzbein und dem vierten und fünften Lendenwirbel; zweitens die Bänder sowie Bandverbindungen zwischen Kreuz- und Sitzbein; drittens die bänderartigen Membranen, die die seitlichen und unteren Beckenwände vervollständigen und damit den freien Raum zwischen den Knochen, die Foramina obturata und sciatica, abdecken **(Abb. 36)**. Die Bänder, die die Oberschenkelknochen mit den verschiedenen Teilen des Beckens verbinden, sind sehr eng mit anderen Bändern verknüpft, sodass sie ein System bilden.

Die Wirbelsäule kann ihrer Stützfunktion nur dann gerecht werden, wenn die Bänder im Beckenbereich, insbesondere die inneren und äußeren Bänder um das Hüftgelenk, arbeitsfähig sind. Die wichtigsten Bänder die die Stützung der Wirbelsäule sichern sind die Bänder des Hüftgelenkes, insbesondere die, die den unteren und medialen Rand vervollständigen und die Hüftgelenkspfanne vertiefen, also das Ligamentum transversum und das Labrum acetabulare.

Das Labrum acetabulare ist ein faserknorpeliger Ring, der vom Rand des Acetabulums und dem Ligamentum transversum entspringt. Gemeinsam vertiefen diese Bänder die Gelenkpfanne, die nun die Kugel des Oberschenkelkopfes zu mehr als der Hälfte umfassen kann. Damit wird eine sichere Verbindung und zugleich eine größtmögliche Bewegungsfreiheit dieses Kugelgelenks erreicht. Die Gelenkhöhle ist mit einer Synovialmembran ausgekleidet.

Die Gelenkkapsel, oder Hüftkapsel, bildet gemeinsam mit den sie umgebenden Bändern eine feste, faserige Hülle, die das Gelenk und den Knochenhals bis hin zu den Trochanteren vollständig umschließt und sich wie eine flexible Röhre bewegen kann.

Die Gelenkkapsel variiert in ihrer Dicke. Auf ihrer Rückseite ist sie dünner, während sie vorn um so stärker ist, wo die Gelenkpfanne den Hüftkopf nur wenig umfasst und mehr Bewegungsspielraum benötigt wird. Neben den eigentlichen Gelenkbändern gibt es spiralförmig angeordnete Bänder auf der Rückseite des

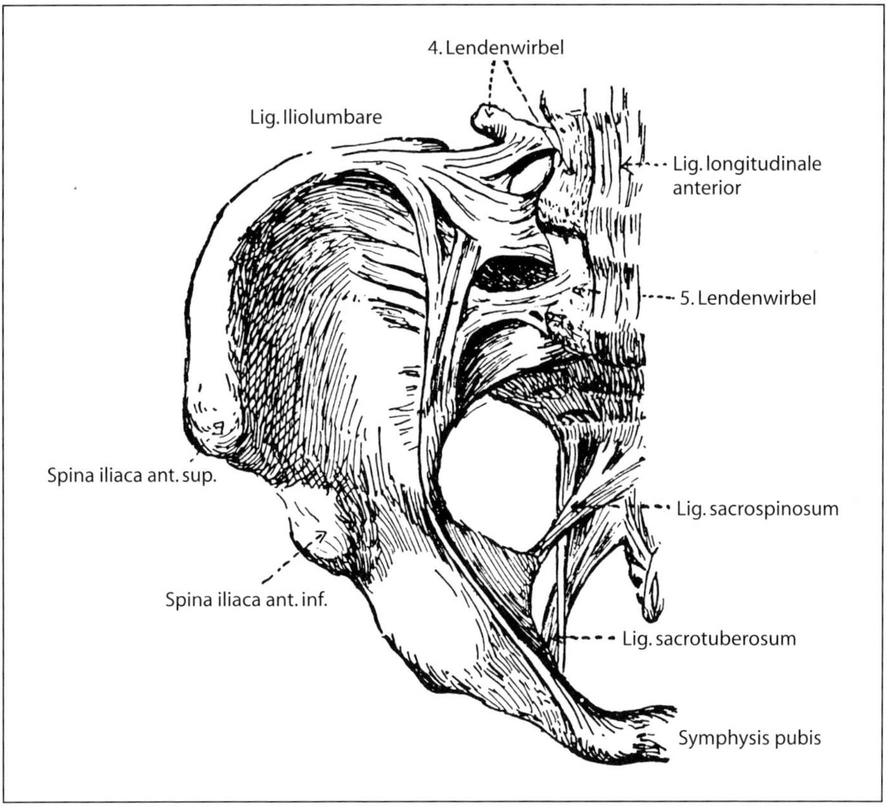

Abbildung 36: Bänder der rechten Beckenhälfte (nach Spalteholz).

Gelenkes **(Abb. 37)**. Außerdem verfügt das Gelenk über kreisförmige Bänder, die unter den Längsfasern liegen und deren Flexibilität und Festigkeit stärken. Die Gelenkkapsel ist durch Muskelfasern, aber auch durch Sehnen und Faszien der tiefen Rumpf-, Becken- und Bauchmuskeln vielfach verbunden und verstärkt. Hier sind besonders die Musculi iliopsoas, rectus abdominis, gluteus minimus und die Musculi obturatorii zu nennen.

Die Bänder im lumbo-sakralen Bereich verstärken sowohl die Verbindung von Wirbelsäule und Kreuzbein als auch die vom Kreuzbein mit Darmbein und Sitzbein. Sie füllen den Raum zwischen Kreuzbein und dem überhängenden Darmbein und die Lücken des Foramen obturatum und sciaticum aus. **(Abb. 38)**.

Diese Bänder wiederum stehen in Verbindung mit den Ausgangspunkten und dem Verlauf der Muskeln des oberen und hinteren Oberschenkels, die Musculi piriformis, obturatorii und biceps femoris.

Die beiden Schambeine sind vorn durch ein typisches Halbgelenk verbunden, das als Symphyse bezeichnet wird und aus einer Schicht Faserknorpel besteht, die oben und unten durch Bogenbänder verstärkt wird.

Weniger wichtig sind für uns die Bänder, an denen die Becken- und Baucheingeweide befestigt sind und jene, durch die die Nerven und Gefäße zum Becken und zu den Beinen verlaufen, wie das Ligamentum inguinale oder Pouparts-Band, das den Leistenkanal bildet. Dennoch gilt, dass die Bänder, die die zusammenwirkenden Beckengelenke fest mit Wirbelsäule und Beinen verbinden, auch eng mit den eben erwähnten verbunden sind und in einem funktionalen und strukturellen Wechselspiel agieren.

Das Bindegewebe im Beckenbereich

Bezogen auf die aufrechte Haltung sind nicht nur die tief liegenden Muskeln und Bänder des Bauches, Beckens und der Oberschenkel von Bedeutung. Eine wichtige Rolle spielen auch die als Faszien bezeichneten bindegewebigen Umhüllungen. Die verschiedenen Faszienschichten, die die Oberfläche des Beckens bedecken und die Blut- und Lymphgefäße im Femoralisdreieck und im Unterbauch umhüllen, unterstützen die Arbeit der Muskeln und Bänder.

Faszien bilden ein allgemeines interstitielles bindegewebiges Netzwerk, das durch alle Körperteile verläuft, in manchen Bereichen verdickt ist, um mehr oder weniger ausgeprägte unterstützende oder schützende Strukturen für andere Teile zu bilden, z.B. Eingeweide, Knochen oder Muskeln. Die Faszienblätter variieren sehr stark in ihrer Dichte. Manchmal sind sie sehr dünn und lose geflochten und enthalten Fett, manchmal bilden sie dichte, glitzernde Blätter, die Sehnen ähneln und dann als Aponeurosen bezeichnet werden. Man kann zwei Faszienschichten unterscheiden: die oberflächliche und die tiefe.

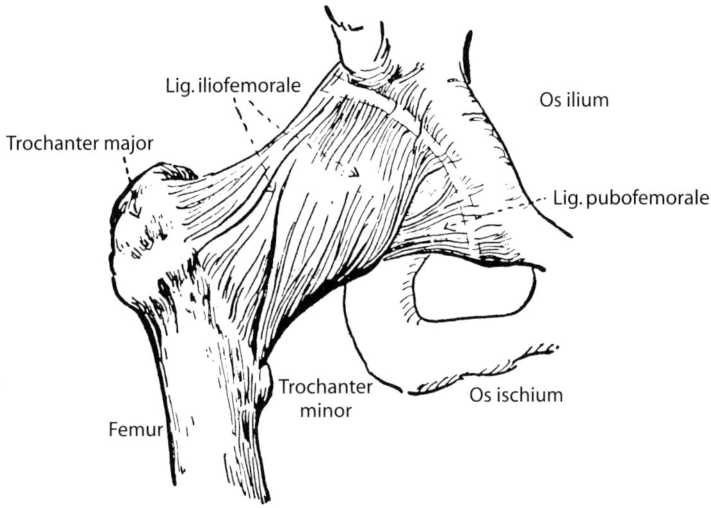

Abbildung 37: Rechtes Hüftgelenk mit seinen Bändern von vorne gesehen

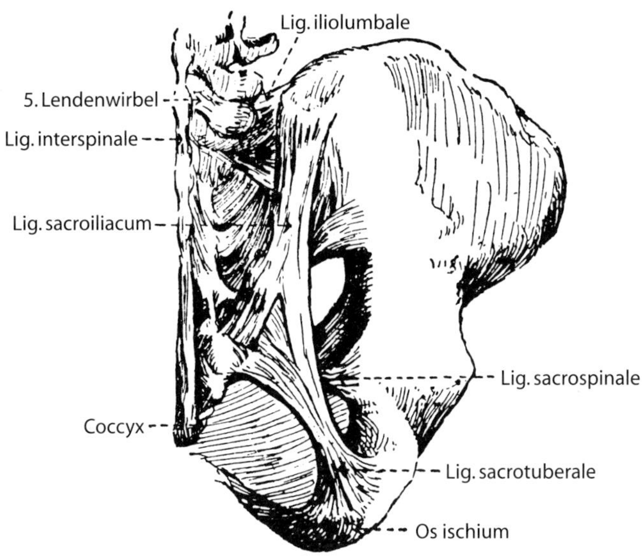

Abbildung 38: Bänder der rechten Beckenseite von hinten gesehen. Besondere Beachtung verdient die rückwärtige Befestigung des Kreuzbein-/Darmbeingelenks (nach Spalteholz).

Die oberflächliche Schicht, die unmittelbar unter der Haut liegt und den ganzen Körper bedeckt, enthält das subkutane Fett. Diese Schicht ist mehr oder weniger lose mit der tiefen verbunden, die unmittelbar die Muskeln bedeckt und umgibt und zwischen ihnen in das Periost, die Knochenhaut, übergeht.

Bindegewebsstrukturen verdicken sich in Bereichen, in denen auf Grund muskulärer Tätigkeit oder der Aufgabe, Körpergewicht zu tragen, besondere Festigkeit gefordert ist. Faszien, Sehnen und Bänder, die jeweils aus festem Bindegewebe bestehen, wirken eng zusammen. Ihre Beziehung zueinander ist besonders in und um Gelenke sehr eng, und am Ansatz von Muskeln, die weit reichende, abwechslungsreiche Bewegungen ausführen müssen, wie jene Muskeln, die (gemeinsam mit kleinen Knochen) als wesentliche Teile von Dehnungselementen agieren wie z. B. an der Vorderwand des Körpers.

Die tiefe Faszie ist zwischen den Muskeln der Gliedmaßen eingestülpt, bildet Scheidewände zwischen den Einzelmuskeln, die so fest sein können, dass sie als Ansatzstellen für benachbarte Muskelfasern dienen. Manchmal entspringen Muskeln von Teilen der tiefen Faszie, wie z. B. die Crura des Zwerchfells oder die Musculi levator ani und soleus. Die Faszie ist an solchen Stellen verdickt und bildet starke Bänder, die Sehnenbögen. Diese Bänder verstärken dann häufig die Kraft der mit ihnen verbundenen Muskeln.

Eine für die Körperhaltung wichtige Bindegewebsstruktur ist die Fascia lata, die alle Oberschenkelmuskeln umhüllt und die Glutealmuskeln bedeckt. Sie beginnt an Steiß- und Kreuzbein, verbreitert sich nach vorn über die gesamte Länge des Darmbeinkamms, verläuft von dort entlang dem Poupart-Band zum Schambeinkörper. Danach erstreckt sie sich nach hinten unten und zieht entlang des unteren Schambeinastes zum Sitzbein. Dort gelangt sie über das Lig. sacrotuberale zurück zu ihrem Ausgangspunkt. Nach unten verläuft sie über das Kniegelenk und geht in die Unterschenkelfaszie über. Die Fascia lata ist an verschiedenen Stellen verdickt und ist in einem Bereich, der vom oberen Teil der Oberschenkelaußenseite zum oberen Teil des Schienbeins zieht, Ansatzstelle für den wichtigen Musculus tensor fasciae latae. Hauptaufgabe dieses Muskels ist es, die Fascia lata über ihre gesamte Länge zu straffen, und den Oberschenkel leicht nach einwärts zu drehen und zu beugen. Dieser Muskel wird manchmal auch als der «Haltungsmuskel» bezeichnet. Seine Wirkungen auf die Oberschenkelmuskeln über deren Faszien und intermuskuläre Septen sind sehr wichtig und bewirken ein Zusammenspiel von Oberschenkel, Hüfte, Becken und Wirbelsäule.

Die Zähigkeit der Fascia lata, die sich wie ein Mantel um die Oberschenkelmuskeln legt, verhindert, dass sich diese überanstrengen und die Gelenke gefährden.

Eine andere wichtige Faszie ist die Fascia iliaca, die die Musculi iliopsoas von ihrem Ursprung in Höhe der Brustwirbelsäule durch das Becken bis hin zu den Beinen bedeckt **(Abb. 39)**. Das obere Ende der Faszie befindet sich nahe dem Zwerchfell, im Beckenbereich ist sie eng mit der Beckenfaszie und dem Femoralkanal und -ring verbunden, um sich schließlich weiter unten mit der Fascia lata des Beines zu vereinen. Der Musculus psoas minor mündet mit einer langen, streifenförmigen Sehne in die Fascia iliaca und spannt sie. Die Musculi psoas und iliacus wirken dadurch über ihre gesamte Ausdehnung zusammen. Wie die Fascia lata spielt auch diese Faszie eine wichtige Rolle in der Koordinierung der Becken- und Oberschenkelmuskeln. Sie sorgt für ausgewogene Bewegungen und unterstützt die Weiterleitung des Gewichtes durch das Becken zu den Beinen und Füßen.

Das bessere Funktionieren vieler Körperbereiche, z. B. der ungehinderten Blut- und Lymphzirkulation, hängt ebenso stark vom Tonus der tiefen Faszien wie von der Bewegungsfreiheit der Muskeln ab. Ein guter Faszientonus ist vom ausgewogenen Zusammenspiel von Muskeln und Knochen abhängig, deren Funktion als Ganzes durch das Wirken des Eigenwahrnehmungssystems bestimmt wird.

Die Festigkeit der Körperwände beruht in aufrechter Haltung allein darauf, dass die Wirbelsäule ausbalanciert auf dem Becken ruht und dieses ausbalanciert von den Beinen getragen wird. Dies ist nur möglich, wenn die Beckenbänder und das vordere Längsband der Wirbelsäule durch eine ausbalancierte Arbeit der zuvor beschriebenen tief liegenden Muskeln und einen guten Faszientonus abgesichert werden. Das sorgfältige Studium und Verständnis des vielseitig wirkenden Hüftgelenks als Träger des Gewichts ist unabdingbar für die Behebung organischer und struktureller Probleme, die entstehen, wenn eine zunehmende Lordose der Lendenwirbelsäule auftritt, die mit einer Eingeweidesenkung einhergeht.

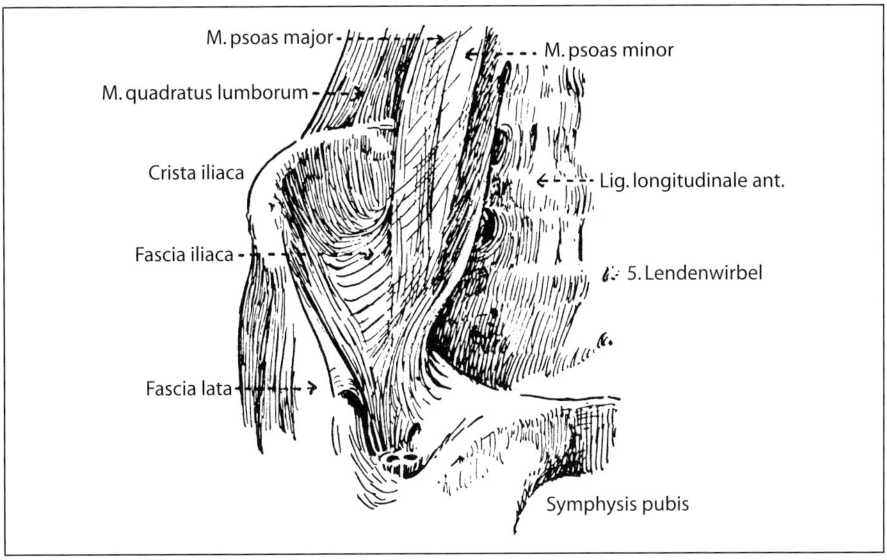

Abbildung 39: Faszien und Muskeln um das Darmbein (nach Spalteholz).

Wie wir schon feststellten: «Die Kraft, die nötig ist, um einen Fußball über das Feld zu schießen, muss durch den Gelenkkomplex mittels all dieser tief liegenden Gewebe aufgefangen werden ... Das Hüftgelenk ist wie ein Speicherrad, der Hüftkopf dabei die Gewicht tragende Nabe und das Weichteilgewebe die ausstrahlenden Speichen. Der Ausgleich innerhalb dieser ausstrahlenden Spannungselemente hält den Femur in der Hüftpfanne aufgehängt, bereit ohne Bewegungs- oder unpassende Reaktion die ankommenden Kräfte aufzunehmen.»[16]

Das Becken als Stoßdämpfer

Das Becken fängt Kräfte aus zwei Richtungen auf: das von oben kommende Gewicht des Rumpfes und den vom Boden kommenden Gegendruck als Reaktion auf dieses Gewicht. Bei der dabei entstehenden Rolle des Beckens als Stoßdämpfer kommen mehrere mechanische Prinzipien zum Tragen: der Wechsel und die Kombination von Materialien; die Verteilung und auch Aufteilung von Kräften; und der Wechsel von Richtung und Ebene durch Krümmungen, Bögen und Ablenkungen.

Diese Gesetze sind auch in anderen Teilen der Skelettstruktur wirksam, doch nirgendwo kommen sie in so ausgeprägter Form zum Tragen wie im Becken, wo sie auch von allergrößter Bedeutung sind. Die wichtigsten mechanischen Faktoren sind folgende: Wechsel der Materialien durch Anordnung von weichen und harten Geweben, vom Fettgewebe bis zum Knochen. Ohne das weiche Körpergewebe aus Muskeln, Fett, Faszien, Blut- und Lymphgefäßen und die Eingeweide der Bauchhöhle sowie das nicht unerhebliche Fettgewebe an den Körperseiten und auf den Gesäßbacken würden Becken und untere Wirbelsäule unmittelbar Gewichtsstöße fühlen und zurückgeben.

Die gleichmäßige Gewichtsverteilung beginnt in Höhe des fünften Lendenwirbels, auf dem das gesamte Rumpfgewicht lastet. Bis zu diesem Punkt wurde es fast vollständig durch die Wirbelkörper nach unten geleitet. Die Wirbelkörper selbst werden durch Bänderbündel annähernd horizontal gehalten. Am fünften Lendenwirbel geht die konvexe Krümmung der Lendenwirbelsäule in die konkave des Kreuzbeins über. Der Körper des fünften Lendenwirbels steht dabei vorn deutlich tiefer. Seine Basis und auch die dazugehörige Bandscheibe neigen sich also deutlich wahrnehmbar nach vorn unten bezogen auf eine horizontale Ebene **(Abb. 40)**. Der an diesem Punkt zwangsläufig entstehenden Rutschtendenz begegnen die Quer- und Gelenkfortsätze des Wirbels. Die weit nach oben und zur Seite

16 Mabel E. Todd: Principles of Posture, with Special Reference to the Mechanics of the Hip-Joint

führenden Querfortsätze bieten gute Ansatzpunkte für die Befestigung von Bändern. Die Fortsätze, die die unteren, hinteren Facettengelenke bilden, sind in einem Winkel zur Senkrechten nach hinten, außen und unten gebogen, der der Vorwärtsneigung der Unterkante des Wirbelkörpers und den Facettengelenken des Kreuzbeins entspricht.

Das Gewicht verläuft somit in drei Ebenen über drei Kontaktoberflächen: die beiden Facettengelenke und den Wirbelkörper, der mit der Basis des Sakrums einen stumpfen Winkel bildet. Das Lumbosakralgelenk hat die markante Form zweier aufeinander passender Pyramiden, die eine leichte Gewichtsweiterleitung ermöglichen. Das heißt, dass der fünfte Lendenwirbel stabiler ist als es scheint, wenn man ihn von der Seite betrachtet und seinen Platz in der gekrümmten Lendenwirbelsäule sieht. Dadurch, dass sich der gesamte Wirbel unterhalb der Darmbeinkanten befindet, ist er zudem vor seitlichem Druck und Stoß geschützt. Probleme, die man auf das Lumbosakralgelenk zurückführt, stammen dennoch oft aus dem Bereich des vierten und fünften Lendenwirbels oder aus einer Überlastung der unterhalb des Gelenks befindlichen Bänder.

Das von oben kommende Gewicht wird gleichmäßig auf die beiden Beckenseiten verteilt und gelangt von dort aus zu den Beinen. Nach seiner Aufteilung durch die Iliosakralgelenke wird es wieder von dreieckigen Strukturen übernommen. Die Kreuzbeinflügel sind nach oben, vorn, unten und zur Seite gekrümmt. Die Kurven und Oberflächen, die es dabei bildet, werden von der Vorderseite der Darmbeine übernommen, die zum Kamm hin breiter werden, der oberhalb der Ebene des fünften Lendenwirbels liegt.

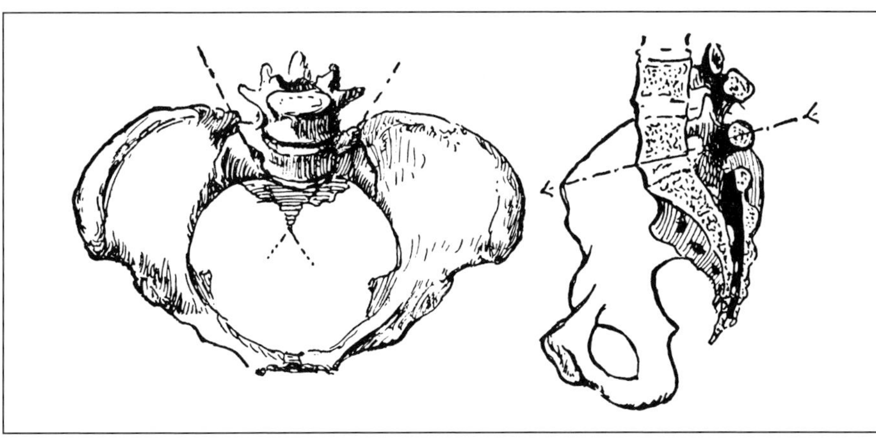

Abbildung 40: Becken von oben und von der Seite. Man sieht die pyramidenförmige Gestalt des Kreuzbeins und die Lage des fünften Lendenwirbels (nach Spalteholz).

Die Hüftgelenkspfanne, die aus den vereinten Darm-, Sitz- und Schambeinen gebildet und von einem außen liegenden Knorpelring verstärkt wird, hat nahezu die Gestalt einer Halbkugel. Diese Anordnung verteilt das Gewicht so, dass es auch bei extremen Bewegungen des Femurkopfes gleichmäßig weitergeleitet wird. Schließlich vereinen sich die beiden oberen Schambeinbögen in der vorderen Körpermitte zu der kräftigen Symphyse. Deren dicker Faserknorpel und das sich kreuzende und verbindende Bindegewebe im oberen und unteren Teil dieses Bereichs vervollständigen die Pufferwirkung des Beckenrings.

Piersol[17] sagt dazu: «Die unnachgiebige Symphyse befindet sich etwa auf Höhe des Steißbeins, dem beweglichsten Knochenteil, der in die Beckenformation eindringt, dem Foramen obturatum und dem unteren Teil des Foramen sciatum. Dies stimmt mit der Tatsache überein, dass das Becken in keiner horizontalen Ebene einen vollständig knöchernen, unnachgiebigen Ring bildet. Überall stehen dem knöchernen Anteil ein oder mehrere weiche, nachgiebige Segmente gegenüber. Als Beispiel sei das feste, unbewegliche Kreuzbein genannt, das gegenüber dem Unterbauch liegt.»

Die Änderungen von Ebene und Richtung des Druckes erfolgen zunächst seitlich der Wirbelsäule am Iliosakralgelenk, dann nach vorwärts in einer schrägen Linie durchs Darmbein zur Hüftgelenkspfanne. Anschließend wird die Schräge im Schenkelhals weiter fortgesetzt, von dem das Gewicht zum Boden weitergeleitet wird. Es trifft an einem Punkt auf, der in einer senkrechten Linie ungefähr fünf Zentimeter vor dem Lumbosakralgelenk liegt, wo es von der Wirbelsäule an das Becken abgegeben wurde.

Beim Gehen agiert der gesamte Bewegungsmechanismus wie ein zusammengesetzter Sprung. Das Gewicht wandert mit beachtlicher Elastizität entlang einer Kurve durch zwei abgewinkelte Arme auf die runden Köpfe auf den Femurschäften, auf denen es nach vorn, hinten und zur Seite schwingen kann und damit durch den Gegenschwung bei jedem Schritt die Balance hält.

Die beschriebenen Einrichtungen bewirken ein Abfedern von Stößen auf den Körper und werden dabei von einer tief im Körperinneren liegenden, weit nach oben reichenden Muskulatur unterstützt. Der Schwung des Körpergewichts wird auf seinem Weg zum Boden gebremst. Das fallende Körpergewicht folgt denselben Prinzipien der zunehmenden Geschwindigkeit, wie wir sie von Körpern im freien Fall kennen.

Die beschriebenen Prinzipien kann man beim bewussten Gebrauch der Muskeln, insbesondere der Musculi psoas und iliacus anwenden, indem man sie anspannt, bevor die Last auftritt. Dadurch wird das Gewicht von Körper und

17 George Arthur Piersol: Human Anatomy, p. 351

Beinen gehalten und behutsam zum Boden weitergeleitet. Wie schon erwähnt, reagiert ein vorbereiteter Muskel beim Anheben oder Tragen eines Gewichts sehr viel effizienter.

Beine und Füße

Beine und Füße erweitern den Rumpf und dienen dazu, ihn sicher über dem Boden zu halten. Sie ermöglichen eine leichte und schnelle Fortbewegung. Für die Sicherheit und das Gleichgewicht beim Stehen und Gehen sind vorrangig Strukturen des Rumpfes und Beckens, vor allem im Bereich des Hüftgelenkes, von dem die Beine ausgehen, verantwortlich.

In der Entwicklung der Primaten schienen Füße und Beine im Gegensatz zu Händen und Armen eine sekundäre Rolle zu spielen, da unsere unmittelbaren Vorfahren in den Bäumen lebten, sich durch Klettern vorwärts bewegten und dazu vor allem die vorderen Gliedmaßen benutzten. Die unteren Gliedmaßen dienten ihnen dazu, das Gleichgewicht zu halten und mit den Füßen konnten sie auch greifen, sodass man diese Lebewesen eher als vierhändig denn als vierfüßig bezeichnen muss. Dieser Entwicklungsgeschichte begegnen wir in der pränatalen Entwicklung des Menschen wieder, während derer ebenso wie einige Zeit nach der Geburt die Arme länger und besser entwickelt sind als die Beine. Doch schon in der frühen Kindheit ändert sich dies: Die Beine werden schnell größer und länger als die Arme, die dann nur noch ausnahmsweise der Bewegung und Stützung des Körpers dienen.

Mechanisch gesehen ist es Aufgabe der Beine und Füße, das Gewicht von der Rumpfbasis zum Boden zu leiten. Dies soll auf eine Art und Weise geschehen, dass die Gegenkraft des Bodens so übertragen wird, dass ein geringstmöglicher Stoß entsteht. Der Körper stellt dies durch Material, Form und Anzahl der Komponenten sicher, die als festes, elastisches Gewebe und gekrümmte, gebogene und radiäre Strukturen auftreten. Das Bein besteht aus drei Hauptteilen: dem Oberschenkel, der aus einem einzelnen Knochenschaft, dem Femur oder Oberschenkelknochen, besteht, dem Unterschenkel mit Schien- und Wadenbein, auch als Tibia und Fibula bezeichnet, und dem Fuß, der sich aus 26 Knochen unterschiedlichster Größe zusammensetzt.

Der Oberschenkel

Der Femur ist der längste Knochen im menschlichen Körper. Am oberen Ende befindet sich eine Kugel auf dem Oberschenkelhals, der in einem stumpfen Winkel von ca. 125° in den Femurschaft übergeht. Die Verbindungsstelle wird durch zwei Erhebungen, den kleinen und Trochanter major, erheblich verstärkt. Der Knochenschaft ist in seiner Mitte fast zylindrisch, am unteren Teil bildet er zwei Kondylen, die gemeinsam mit dem Schienbein das Kniegelenk bilden.

Der Punkt in der Hüftgelenkspfanne, an dem das Körpergewicht vom Becken an den Femur weitergegeben wird, und das Zentrum des Kniegelenkes, durch das es vom Femur zum Schienbein gelangt, liegen in einer senkrechten Linie. Die Achse des Femurschaftes ist nicht senkrecht, obwohl sie das Körpergewicht trägt. Vom großen Trochanter zum Knie ergibt sich eine einwärts weisende Diagonale. Um das Gewicht als Ganzes zu zentrieren und ökonomisch auszubalancieren, muss der Femur so durch Muskeln und Bänder zum Becken gezogen werden, dass sein Kopf in der Hüftgelenkspfanne zentriert wird. Dies ist hauptsächlich die Aufgabe der tief liegenden von oben kommenden Beckenmuskeln, die dabei durch die großen, entlang des Femurschaftes verlaufenden Muskeln unterstützt werden.

Die drei mächtigen Oberschenkelmuskeln sind durch intermuskuläre Septen getrennt, die aus der Fascia lata entspringen, die ihrerseits die gesamte Schenkelmuskulatur umfasst und zusammenbindet. Die Fascia lata kontrolliert die Muskelgruppen, damit diese nicht einzeln auf den Femur einwirken und seine Achse aus der richtigen Position bringen.

Wie bereits erwähnt, trägt der Musculus tensor fasciae latae, der auch als «Haltungsmuskel» bezeichnet wird, zu dieser Kontrolle bei, indem er die Fascia lata spannt und so die Muskelgruppen in ihren Septen enger zusammenzieht. Diese Aktion unterstützt den Femur darin, das Körpergewicht von außen zurück zum Zentrum zu leiten.

Der Unterschenkel

Das Grundgerüst des Unterschenkels besteht aus Schien- und Wadenbein, lateinisch Tibia und Fibula, und dem sie verbindenden Bindegewebe, der Membrana interossea. Diese drei Teile wirken bei der Aufnahme und Weitergabe des Körpergewichts als Einheit **(Abb. 41)**.

Die Tibia ist die eigentliche gewichttragende Komponente und verlängert die Drucklinie vom Femur zu den Sprunggelenken, über die das Gewicht zum Boden abgeleitet wird. Die Fibula ist unmittelbar unterhalb des Kniegelenkes über ein Gleitgelenk mit der oberen Außenfläche der Tibia verbunden. An ihrem unteren Ende verbindet beide ein Bandgelenk. Die gesamte Konstruktion ähnelt in ihrer Form einer Sicherheitsnadel. Zur Erinnerung: Die Römer befestigten ihre Togas mit einer «Fibula» **(Abb. 42)**.

In ihrem Gesamtverlauf ist die Tibia der am ehesten senkrecht verlaufende Knochen des Körpers. Sie ist lang, stark und zylindrisch, besteht aus einem Schaft und zwei Endstücken, die beide konkave Gelenkoberflächen aufweisen. Das obere Ende des Schienbeins und das untere Femurende bilden das Kniegelenk, während ihr unteres Ende gemeinsam mit dem Talus, oder Sprungbein, das obere Sprunggelenk bildet.

Das Wadenbein ist ein schmaler, feiner Knochen seitlich des Schienbeins. Es ist nicht direkt am Tragen von Körpergewicht beteiligt, sondern ergänzt das Schienbein und bewirkt Elastizität und Beweglichkeit für das gesamte Bein. Daneben dient es zur Befestigung der Membrana interossea und wichtiger Bein- und Fußmuskeln.

Die Membrana interossea besteht aus schräg angeordneten Fasern, die zwischen den Kanten von Tibia und Fibula verlaufen und dabei die beiden Knochen besser zusammenhalten, als vergleichsweise die Schnürsenkel die beiden Seitenlaschen eines Schneeschuhs.

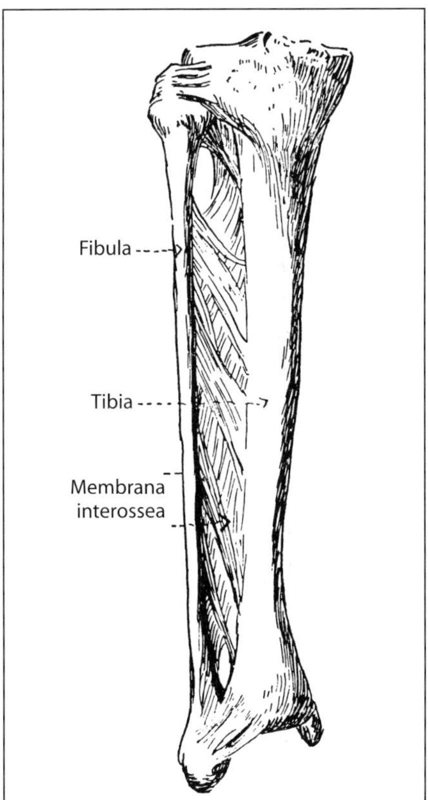

Abbildung 41: Unterschenkel und Membrana interossea.

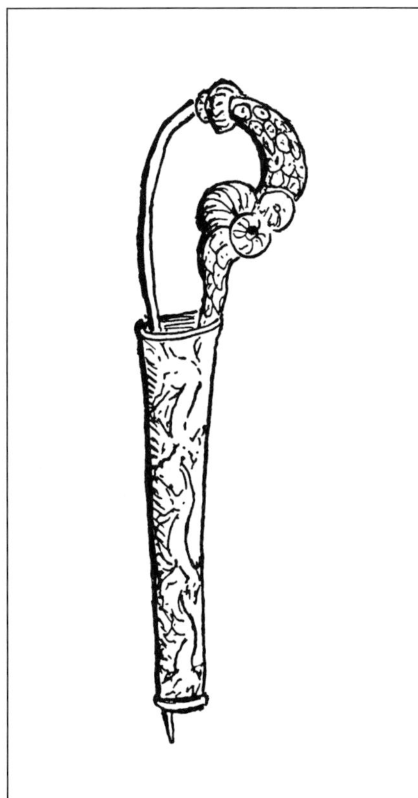

Abbildung 42: Fibula aus Bronze, 7. Jh. v. Chr. (Metropolitan Art Museum).

Knöchel und Fuß

Das enorme Körpergewicht trifft am Fuß im rechten Winkel auf. Neben der Forderung nach Beweglichkeit und Anpassungsfähigkeit wird daher ein extrem starker und flexibler Mechanismus benötigt, so wie ihn der Fuß mit seiner gewölbeartigen Form darstellt **(Abb. 43)**.

Das Schienbein ist über ein Scharniergelenk mit dem Sprungbein, dem großen zentralen Sprunggelenksknochen, verbunden. Damit ist eine uneingeschränkte Vor- und Rückwärtsbewegung möglich. Die seitliche Beweglichkeit ist jedoch durch die nach unten gehende Erweiterung der Tibia auf der Innenseite und der Fibula auf der Außenseite stark eingeschränkt. Diese nach außen gut sichtbaren Erhebungen am Fußgelenk werden auch als Malleolus medialis und lateralis oder als Innen- und Außenknöchel bezeichnet.

Das gesamte Gewicht verläuft durch den Talus und wird von dort auf die 25 Knochen des Fußes verteilt, die ihrerseits eine Reihe von Knochenbögen bilden.

Das Sprungbein ruht auf dem Fersenbein, oder Kalkaneus, dem größten Fußknochen, dehnt sich nach vorn und hinten aus und bildet eine Plattform, die das gesamte Körpergewicht aufnehmen und an den Boden weitergeben kann. Das vom Talus kommende Gewicht verteilt sich über drei Gelenkoberflächen, die in verschiedene Richtungen abgeschrägt sind; eine davon liegt hinten und seitlich,

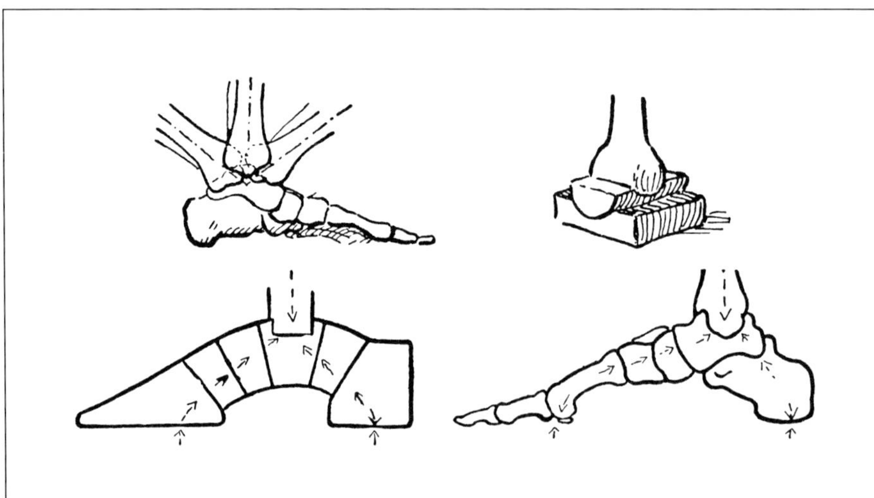

Abbildung 43: Auf das Fußgelenk bei Beugung und Streckung des Fußes einwirkende Kräfte.

zwei vorne. Das Sprungbein ist über kurze Bänder mit vier Knochen verbunden, mit denen es Gelenke bildet: dem Schienbein, dem Wadenbein, dem Fersenbein und dem Kahnbein, oder Os naviculare. Allerdings setzen am Talus weder Muskeln noch Sehnen an. Er ist ein freier Knochen und wird wie ein Schlussstein durch den Druck der angrenzenden Knochen sowie die Neigung der Gelenkflächen in seiner Stellung gehalten.

Direkt vor dem Talus liegt das Kahnbein, oder Os naviculare, und davor wiederum drei keilförmige Knochen, die Ossa cuneiformia oder Keilbeine. In Verlängerung des Fersenbeines nach vorn befindet sich ein sechsseitiger Knochen, das Würfelbein oder Os cuboideum.

Die sieben beschriebenen Knochen sind unregelmäßig geformte Klötze und bilden gemeinsam die Fußwurzel oder Tarsus, die Hauptstütze des Fußes. Die gebogene Längswölbung des Fußes besteht aus dem Fersenbein auf der einen Seite, dem Talus als Schlussstein und nach vorne hin aus den übrigen Fußwurzelknochen, die die andere Seite bilden. Von der Fußwurzel gehen strahlenförmig die fünf Mittelfußknochen oder Ossa metatarsalia ab. Es handelt sich um lange Knochen mit ausgeprägten Köpfen und Enden, an denen die Zehenphalangen oder -glieder befestigt sind: zwei in der Großzehe und drei in den anderen Zehen. Die dadurch entstehende Konstruktion dient dazu, dem durch die Knochen des Fußgewölbes weitergeleiteten Gewicht wirkungsvoll zu begegnen.

Diese extrem kurze Beschreibung vermittelt schon einen Eindruck der komplizierten Fußstruktur mit seinen 26 kleinen Knochen, die nicht nur das gesamte Körpergewicht tragen müssen, sondern den Menschen auch noch schnell und sicher bewegen sollen.

Gleichgewicht und Krafteinwirkung an Beinen und Füßen

Das Bein mit seinen drei langen Knochen scheint mehr als alle anderen Skelettknochen gerade zu sein, was jedoch nicht ganz stimmt; so wie auch das Gewicht nicht senkrecht durch die Beine geleitet wird. Die beste Balance und der einfachste Gewichtstransfer werden erreicht, indem die Beweglichkeit der verschiedenen Gelenke sichergestellt wird, insbesondere am Kniegelenk, und durch die Kontrolle des von oben kommenden Kraftmomentes in den Oberschenkel, im Becken und in den lumbalen Gelenken.

So wie der Femur durch Muskeln kontrolliert und bewegt wird, die weit oben im Rumpf und entlang der Wirbelsäule entspringen, werden auch die Knochen im Unterschenkel von Muskeln gehalten, die vom Femur oder sogar noch weiter von oben kommen. Sogar die feinen Fußknochen und -gelenke werden von Beinmuskeln bewegt. Ihr ausgewogener Gebrauch reduziert unnötige Beanspruchungen in allen betroffenen Gelenken.

Der doppelt gefiederte Musculus tibialis posterior **(Abb. 44)** hat besondere Bedeutung bei der Aufgabe, das Gewicht ausgewogen auf alle Fußknochen zu verteilen. Dieser zentralste aller Beinmuskeln entspringt von den Innenflächen von Schien- und Wadenbein und der Rückseite der Membrana interossea. Seine Fasern münden in eine lange und starke Sehne, die nach unten zieht, sich um den Innenknöchel windet und am Kahnbein ansetzt. Außerdem bildet die Sehne fächerförmigen Ausläufer zu den anderen Fußwurzelknochen außer dem Talus und zur Basis der vier äußeren Mittelfußknochen. Dies ermöglicht eine rundum wirksame Kontrolle.

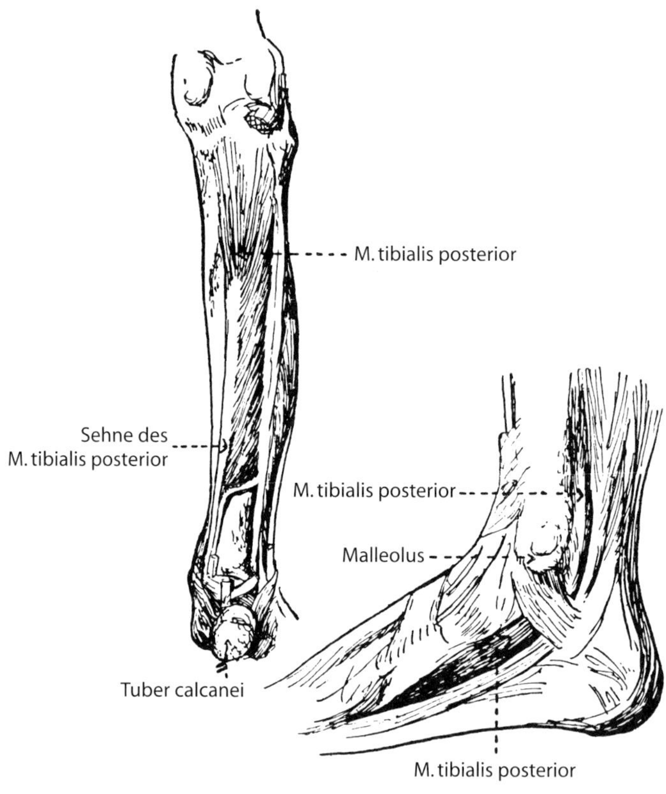

Abbildung 44: Der M. tibialis posterior, dessen Sehnen in einer Kurve unterhalb der inneren Malleolen verläuft (nach Spalteholz).

Schultergürtel und Arme

Die oberen Extremitäten sind ebenso wie die unteren Teile des Anhangsskeletts. Sie hängen damit am Achsen- oder Rumpfskelett, das schon bei den Vorfahren der Amphibien existierte und besitzen damit eine Art Ergänzungscharakter. Dies sei hier besonders betont, da wir uns daran gewöhnt haben, Schultern, Armen und Händen in unseren Gedanken den ersten Platz unter den Körperteilen einzuräumen. Das scheint deshalb verständlich, weil wir unsere Außenbeziehung und auch unsere Arbeit schwerpunktmäßig mit ihrer Hilfe wahrnehmen.

Der Schultergürtel ist eine knöcherne, jochartige Anordnung, die quer über die Oberseite des Brustkorbs gehängt wurde. Er ist an keiner Stelle direkt mit der Wirbelsäule verbunden. Die einzige knöcherne Verbindung entsteht über das Brustbein, das seinerseits über die Rippen mit der Wirbelsäule verbunden ist. In der Entwicklung sind Schultern und Arme zunächst Falten und Verlängerungen der muskulären Körperwand. Das knöcherne Grundgerüst entsteht in den so genannten Extremitätenknospen, die sich nur schrittweise in Richtung auf das Achsenskelett ausdehnen.

Der Schultergürtel ist variabel in seiner Beziehung zum Achsenskelett, sogar bei den höheren Wirbeltieren, und längst nicht so fest mit der Wirbelsäule verbunden wie der Beckengürtel. So liegt das Schulterblatt z. B. beim Pferd eher auf der Körpervorderseite als seitlich hinten am Brustkorb.

Der Schultergürtel trägt die Arme, die über Kugelgelenke mit ihm verbunden sind. Daneben bietet er Befestigungsmöglichkeiten für zahlreiche strahlenförmig angeordnete Muskeln, die die Arme in allen Ebenen bewegen können. Die gesamte Konstruktion ist darauf ausgerichtet, den Armen eine freie und kraftvolle Beweglichkeit zu ermöglichen, ohne dabei Druck auf die obere Brusthälfte auszuüben, in der sich Herz und Lungen befinden.

Der Schultergürtel liegt frei auf dem Brustkorb auf und bedeckt den größeren Teil seines Umfangs. Das dreieckige, schildförmige Schulterblatt hängt eher seitlich als hinten auf dem Brustkorb, und seine Spitze zeigt nach unten. Die zur Wirbelsäule liegenden Seiten der beiden Schulterblätter liegen dem Brustkorb parallel am hinteren Rippenwinkel leicht an. Das Schulterblatt besitzt im oberen seitlichen Bereich zwei Fortsätze, die nach vorne gerichtet sind. Der obere heißt Akromion, der untere Rabenschnabelfortsatz oder Processus coracoideus. Vorne befindet sich an der Basis des Rabenschnabelfortsatzes die Cavitas glenoidalis, eine flache, schalenförmige Gelenkoberfläche, die den Kopf des Humerus aufnimmt. Akromion und Korakoid überragen die Cavitas glenoidalis. Weiterhin wird das Schultergelenk von allen Seiten durch die kräftigen Muskeln und Bänder geschützt, die an den Schulterblattfortsätzen anheften.

Das Schlüsselbein reicht mit seinen sehr unterschiedlichen Endstücken und dem langen in sich gedrehten Schaft vom Schulterblatt bis zum Brustbein. Mit ihren dicken, quadratischen Enden sind die Schlüsselbeine über Gelenke mit dem oberen Ende des Manubriums verbunden, die einen festen Kapsel-Band-Apparat besitzen. Die Gelenke sind mit einem elastischen Puffer in Form von Disci aus faserigem Knorpelgewebe ausgestattet, die zwischen dem Knorpelende des Schlüsselbeins und dem Manubrium eingefügt sind. Diese Anordnung fängt Stöße, die von Schultern, Armen oder Händen kommen, ab und verhindert ihre Weitergabe an das Brustbein und damit an den Brustkorb. Das flache äußere Ende des Schlüsselbeins bildet am Schulterblatt mit einer eher kleinen, ovalen Oberfläche mit dem Acromion ein Gelenk, das eine dünne, schwache Gelenkkapsel besitzt und eine beachtliche Beweglichkeit ermöglicht.

Die Schlüsselbeine schaffen die einzige Knochenverbindung der Schultern und Arme zum Rumpf. Ihre mechanische Aufgabe ist es, dem Schultergelenk seitlichen Halt zu geben, sodass ausgreifende und differenzierte Armbewegungen möglich sind. Es funktioniert wie eine Rahnock, hält das Schultergelenk vom Brustkorb weg und besitzt selbst eine klare aber eingeschränkte Beweglichkeit.

Die Arme sind über Kugelgelenke mit den Schulterblättern verbunden. Der Humeruskopf passt sich in die Schultergelenkspfanne, die Cavitas glenoidalis, ein. Der Boden der Gelenkpfanne ist flacher als der der Hüftgelenkspfanne und die Kapselbänder sind sehr lose, weswegen die Arme freier beweglich sind als die Beine.

In der Evolution der höheren Wirbeltiere entwickelte sich das Schlüsselbein, als eine größere Armbeweglichkeit benötigt wurde als sie für das einfache Abstützen und die Fortbewegung notwendig war. Heute findet man die stabilsten Schlüsselbeine bei kletternden und fliegenden Tieren. Das Schlüsselbein hat die Schutzaufgabe, Schulterblatt und Arme vom oberen Brustkorb fernzuhalten, da ihre Bewegungen und ihr Gewicht Strukturen des Atmungs-, Kreislauf- und Nervensystems, die von den ersten vier Rippen umschlossen werden, erheblich beeinträchtigen könnten. Die Schutzfunktion wurde bereits bei der Beschreibung des Brustkorbs erwähnt, dessen Konstruktion ebenfalls dieser Aufgabe dient. Form, Richtung und Art der Bewegungen des Schlüsselbeins sowie die Funktion der angrenzenden Gelenke und Muskelverbindungen mit den Armen vergrößern den Schutzeffekt im oberen Brustkorb. Der Arm ist durch fünf Gelenke von der Wirbelsäule getrennt: das Oberarmgelenk, das Akromioklavikulargelenk, das Sternoklavikulargelenk sowie das Sternokostalgelenk und Kostovertebralgelenk der ersten Rippe. Dies ist der einzige knöcherne Weg, um vom Arm zur Wirbelsäule zu gelangen. Daneben bewirkt die Ausrichtung des Schlüsselbeins am Sternoklavikulargelenk, dass ein Stoß, der die ersten drei Barrieren überwunden hat, vom Brustbein in seiner ganzen Länge aufgenommen wird und sich auf die von ihm ausgehenden zehn Rippenpaare verteilen kann.

Die Größenverhältnisse von Brustkorboberseite und Schultergürtel werden aus Abbildung 28 (S. 106) ersichtlich, die den Rumpf aus der Sicht von oben darstellt.

Beachtenswert ist, dass das erste Rippenpaar nur ein Drittel des Körperdurchmessers am Schultergürtel ausmacht und dass dieser den Brustkorb locker hängend nur ein kleines Stück nach außen hin überragt, und zwar nicht mehr als ein Drittel des Schulterblattes und weniger als die Hälfte des Schlüsselbeins.

Die strahlenförmige Anordnung der Schulter- und Armmuskulatur

Die Länge der Arme und ihr Verhältnis zur kleinen Auflagefläche der Gelenke stellt besondere Anforderungen an die Befestigungsmechanismen. Dies gilt schon dann, wenn die Arme untätig einfach nach unten hängen. Doch sie sind dafür geschaffen, einen großen Arbeits- und Bewegungsumfang zu bewältigen. Die vorhandene Muskelkraft muss so zur Verfügung gestellt werden, dass sie in alle möglichen Richtungen geleitet wird und dabei alle Bewegungsarten möglich sind. Dieser Anforderung wird die strahlenförmige Anordnung der Muskeln gerecht, bei der Muskeln, die über lange Strecken ansetzen und große Flächen des Rumpfskelettes bedecken, im Bereich des Schultergelenkes zusammenlaufen.

Fast jeder Knochen im Rumpf vom Hinterkopf bis zum Becken bietet Ursprungsflächen für Muskeln, die dann an der Scapula oder über das Gelenk hinweg am Oberarmknochen ansetzen. Die Schulter- und Armmuskeln verlaufen in alle Richtungen, zum Kopf, rund um den Brustkorb von der Wirbelsäule bis zum Brustbein, über die gesamte Länge des Rückens, an jeden der einzelnen Wirbel vom Axis bis zum Kreuzbein, und zu den starken Muskelbändern der vorderen Bauchwand und des Beckens.

Die strahlenförmige Anordnung der Muskeln in allen Ebenen, die Armen und Händen eine enorme Kraft verleiht, nicht nur um schwere Arbeit zu leisten, wie beim Anheben, Werfen, Tragen oder Ziehen, ist die Basis für die fein gesteuerten Tätigkeiten der Hände und Finger.

Zum besseren Verständnis sollen aus den großen, sichtbaren, oberflächlichen Muskeln, die die Kraft für Arme und Schultern bereitstellen, beispielhaft vier Gruppen ausgewählt werden **(Abb. 45)**.

Der Musculus trapezius und der Musculus latissimus dorsi breiten sich gemeinsam über die gesamte Rückenfläche von der Mittellinie der Wirbelsäule aus nach oben und unten, vom Becken bis zum Hinterkopf und ziehen seitlich zu den Schulterblättern und Armen. Demgegenüber laufen die Mm. pectorales und die Sägezahnmuskeln (Mm. serrati) vom vorderen und seitlichen Teil des Brustkorbes konvergierend zu Schulterblättern und Armen. Von ihren Ausgangspunkten und entlang ihres Verlaufs sind diese Muskeln mit allen äußeren Muskeln der Körperwand verbunden. Sie haben außerdem zahlreiche Verbindungen zur inneren

Rumpf-, Becken- und Oberschenkelmuskulatur, die für die Aufrechterhaltung des axialen Skeletts, das den Körper trägt und den aufrechten Gang ermöglicht, verantwortlich ist.

Der Musculus trapezius wird manchmal wegen seiner Dreiecksform und der Art, wie er Nacken und Schulter bedeckt und bis zur Mitte des Rückens reicht, als Kapuzenmuskel bezeichnet. Er entspringt von Bändern, die am Schädel und allen Hals- und Brustwirbeln befestigt sind. Von dort verläuft er zum Acromion und entlang der simsartigen Erhebung auf der Rückseite des Schulterblatts, die auch als Schulterblattgräte bezeichnet wird. Daneben hat der Musculus trapezius auch eine Verbindung zum Schlüsselbein an dessen seitlichem oder acromialen Endstück. Die vielen Befestigungspunkte und seine Ausdehnung machen die verschiedenen Aufgaben des Muskels deutlich. Die verschiedenen Teile des Musculus trapezius

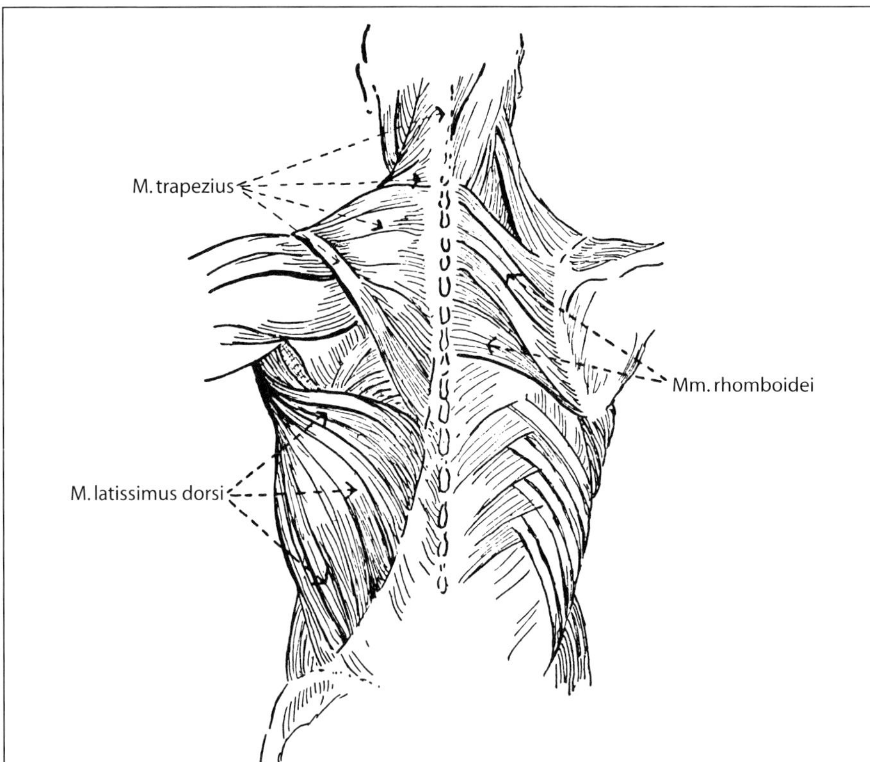

Abbildung 45: Hauptmuskulatur des Rückens. Der M. latissimus dorsi hat die Form einer Hand, die den Körper umfasst und deren Daumen zum Arm hinführt (nach Harrison Allen).

dienen dazu, den Kopf rückwärts oder das Schulterblatt zur Mittellinie zu ziehen oder es so zu drehen, dass sich sein äußeres Ende anhebt. Von vorn wird er durch den Musculus sternocleidomastoideus, den Kopfdreher, ausgeglichen, der eine doppelte Aufhängung, re. u. li. zwischen Brustbein, Schlüsselbein und Kopf bildet, die es erlaubt, den Kopf nach vorne zu ziehen und zu drehen.

Der Musculus latissimus dorsi verläuft ähnlich dem Musculus trapezius, indem er von der Wirbelsäule ausgehend den Rumpf umhüllt. Er entspringt sehnenartig von den Dornfortsätzen der sechs untersten Brustwirbel (7. bis 12. Brustwirbel) und den Ligamenta interspinalia zwischen diesen Wirbeln und zwar unter dem M. trapezius, wenn sie von denselben Wirbeln ausgehen wie dieser, sowie von der Thorakolumbalfaszie und dem hinteren Teil des Darmbeinkamms. Diese Ansätze werden von fingerartigen fleischigen Sehnenfortsätzen, die von den drei oder vier untersten Rippen stammen, verstärkt. Auf diese Weise umhüllt der Muskel einen Großteil der schweren Teile der Körperwand. Seine Muskelfasern verlaufen seitwärts nach oben und in Höhe des sechsten Brustwirbels nahezu horizontal, wo sie unterhalb der Faserbündel des Musculus trapezius liegen. Sie ziehen dann weiter um den Brustkorb, über den unteren Teil des Schulterblattes und enden in einer flachen Sehne an der Axillarseite des Humerus unmittelbar unterhalb seines Kopfes. Die Musculi latissimus dorsi gleichen großen Händen, die den Rumpf umfassen und deren Daumen an den Armen inserieren.

Lage und Funktion der Musculi latissimus dorsi sollten verstanden und in Erinnerung behalten werden, da dieser Muskel eine große Bedeutung für die Entstehung von Körperbelastungen hat, die durch Armbewegungen ausgelöst werden. Durch eine kluge Korrektur können solche Belastungen reduziert werden.

Die Musculi trapezius und latissimus dorsi überlappen sich an ihrem Ausgangspunkt an den sechs unteren Brustwirbeln. Diese Überlappung schafft eine Balance durch einen wechselseitigen Zug und hält die Wirbel, an denen sie befestigt sind, an ihrem Platz. Wenn sie sich im Bereich des gemeinsamen Ursprungs gegenseitig balancieren, dann ist ihre periphere Funktion gesichert. Dann kann die umfassende Aktivität eines der beiden Muskeln die Wirbelsäule nicht beeinträchtigen. Dies ist besonders wichtig, da es sich um den Bereich handelt, in dem eine Weiterleitung des Körpergewichts von der Brust- zur Lendenwirbelsäule erfolgt.

Die Festigkeit der Schulter- und Brustkorbregion wird auch bei stärksten Armbewegungen durch die Art erreicht, wie die Muskeln die darunter liegenden Strukturen stützen und vereinen. Der muskuläre Zug auf die darüber liegenden Gewebestrukturen muss ebenfalls im Gleichgewicht gehalten werden. Die Schulterblätter werden von der Wirbelsäule her durch die Musculi rhomboidei major und minor gehalten. Sie gehen von den Dornfortsätzen und angrenzenden Bändern aus und laufen diagonal zur Rückseite des medialen Schulterblattrandes. Die Arbeitsweise der Musculi rhomboidei ist der eines Tragriemens vergleichbar, die die Position des

Schulterblatts absichert und zugleich eine seitliche Bewegung erlaubt. Als Antagonist wirkt vorne der Musculus serratus anterior, der vordere Sägezahnmuskel, der zwischen der Vorderfläche der ersten acht oder neun Rippen und der Innenfläche des mittleren Schulterblattrandes verläuft. Ein weiterer Antagonist ist der Musculus pectoralis minor, der kleine Brustmuskel, der von den oberen Rippen (2. bis 5. Rippe) zum Rabenschnabelfortsatz des Schulterblattes zieht. Die Zugkräfte dieser Muskeln werden vom vertikalen Druck des Schulterblatts ausgeglichen.

Der Musculus serratus anterior bedeckt die Seitenwand des Brustkorbs. Er zieht mit fleischigen Sehnenfortsätzen von den ersten acht oder neun Rippen zum Schulterblatt, wo er auf der Innenfläche entlang des mittleren Schulterblattrandes ansetzt. Sein Aussehen ähnelt einer gespreizten Hand, die vom Schulterblatt um den Brustkorb reicht und die Rippen von unten her festhält.

Der Musculus pectoralis minor kommt von der Vorderfläche der zweiten bis fünften Rippe und verläuft seitlich aufwärts zum Rabenschnabelfortsatz des Schulterblatts. In Aktion gleicht er die Wirkung des Musculus rhomboideus aus und gibt damit den großen und oberflächlichen Muskeln die Freiheit zu kraftvoller Leistung.

Der Musculus pectoralis major, ein großer, fächerförmiger Muskel, liegt über dem Musculus pectoralis minor und bedeckt den gesamten oberen und vorderen Brustkorb **(Abb. 46)**. Er bildet tatsächlich das, was wir stolz als unsere breite Brust bezeichnen und besteht aus drei Teilen: dem klavikulären, dem sternalen und dem abdominalen, die jeweils von Schlüsselbein, Brustbein und ersten sechs Rippenknorpeln sowie dem oberen Teil der Rektusscheide stammen. Alle Muskelfasern

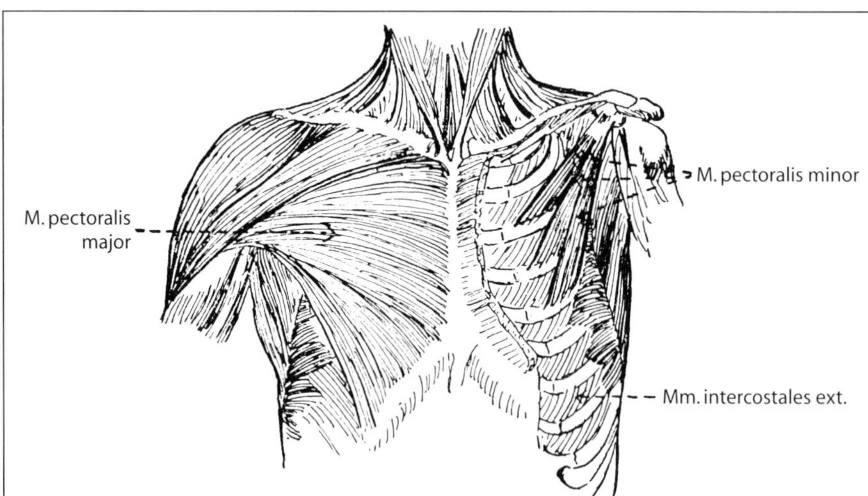

Abbildung 46: Vordere Brustmuskulatur (nach Toldt)

laufen seitlich zusammen und setzen nahe dem Schultergelenk am Humerus an. Seine Aktion antagonisiert den Musculus trapezius.

Alle diese ringförmigen Schultergelenksmuskeln sind bei ihrer spezifischen Arbeit miteinander verbunden. Sie arbeiten außerdem mit Strukturen zusammen, die für die Aufrechterhaltung der senkrechten Achse des Stütz- oder Axialskeletts sorgen. Durch ihre wechselseitige Überlappungen und Verbindungen mit den tiefer liegenden Muskeln der Wirbelsäule, die auf der Gegenseite einen Zug an den Wirbeln ausüben, reicht die Wirkung dieser Muskeln tatsächlich durch die gesamte Längsachse des Körpers bis zu den Beinen.

Durch die beschriebene Konstruktion pflanzt sich die Auswirkung der Armbewegungen bis in die Beine und Füße fort, wo ihr Gewicht aufgenommen und der Rückstoß abgefedert wird. Durch diese integrierte Aktion der Wirbelsäule mit Fuß und Becken wird die Körperhaltung bei Aktivitäten wie einem Ballwurf oder dem Ankurbeln eines Autos abgesichert. Dieses Zusammenspiel, überall am axialen Skelett, verleiht Kraft für erneute und fortgesetzte Aktivitäten.

Die Überlappung der Musculi latissimus dorsi und trapezius zwischen sechstem und zwölftem Brustwirbel markiert den Bereich, in dem die Wirbelsäule von der konkaven Krümmung der Brustwirbelsäule zur konvexen Krümmung der Lendenwirbelsäule übergeht. Der Aufwärtszug des Trapezius an den Dornfortsätzen wird durch den kraftvollen Zug des Musculus psoas major am Wirbelkörper des zwölften Brustwirbels ausgeglichen. Die Zwerchfellschenkel und die Arkadenbänder bilden eine weitere Einflussgröße in diesem Bereich, da sie an der Innenfläche des zwölften Wirbels und den freien Rippen befestigt sind und damit den an der Außenseite befestigten Musculi trapezius und latissimus dorsi entgegenwirken.

Sind die tief liegenden und oberflächlichen Muskeln, die einander entgegenwirken, im Gleichgewicht, stimmen auch die Wirbelsäulenkrümmungen. Ist dies nicht der Fall, so wird der Aufwärtszug der Schultermuskulatur die Umlenkung der thorakalen Wirbelsäulenkrümmung in die lumbale stören. Ist die Wirbelsäulenachse jedoch gesichert, kann der Rückstoß von Armbewegungen im Becken und durch die Beine aufgefangen werden, und die Haltung ist unbeeinträchtigt.

Die Schultermechanik

Wenn der Schultergürtel sich frei bewegen kann, leistet er den besten Dienst, da er die Balance am ehesten erhalten kann, wenn er sich bewegt. Er ist an den Halswirbeln und dem Kopf aufgehängt. Zwei Dinge werden dabei erreicht: Er trägt dazu bei, den auf dem Atlas ruhenden Kopf auszubalancieren und gleichzeitig die sonst seitlich wirkende Belastung in eine Belastung von oben umzuwandeln.

Der Schultergürtel sollte sich jeder Armbewegung anpassen können. Dabei muss erreicht werden, dass sein Gewicht auch ohne Bewegung nie auf dem Brustkorb lastet. Die ersten vier Rippenpaare sollten unter diesem Überbau innerhalb ihrer festgelegten Grenzen leicht nach vorn, zur Seite und nach hinten beweglich sein. Die Freiheit der Rippen wurde von Shan Kar beim Tanzen perfekt demonstriert. Sie drückt sich in der zentralen Beweglichkeit von Kopf und Wirbelsäule aus und zeigt deren Möglichkeit einer tiefen Drehung innerhalb der sie bedeckenden Schulterstruktur. Dies ist nur mit flexiblen Rippen unter einem freien Schultergürtel möglich.

Die Freiheit aller Muskelansätze gibt den Schultern Breite und bringt die knöcherne Spitze des Schulterblattes, das Acromion, direkt über die Mittellinie an der lateralen Seite der Rippen. Dadurch wird ein ausbalanciertes Bewegen der Arm- und Schultermuskeln ermöglicht und deren Zug gleichmäßig auf Wirbelsäule, Brustbein, Kopf und Hüften verteilt. Diese Wirkung wird durch die Aufhängungsmuskulatur und dem Musculus latissimus dorsi bewerkstelligt.

Um es zu wiederholen: Der Arm und seine Muskeln stehen zueinander in Verbindung wie eine Radnabe und die Speichen eines Rades. Wird eine der Speichen durch einen ungleichmäßigen Zug beeinträchtigt, leidet die gesamte Konstruktion. Hängen die Arme frei von einem ausbalancierten Schulterblatt, sodass das Acromion über der seitlichen Mittellinie der Rippen steht, dann liegt auch der mittlere Schulterblattrand in einer Linie mit den dorsalen Rippenwinkeln. Wird andererseits das Schulterblatt in rigider Weise oben und hinten gehalten, sodass die Kante auf die Rippen gepresst wird, was z. B. bei der beschriebenen veralteten militärischen Haltung geschieht, verliert es diese Ausrichtung. Der Zug geht dann auf die tiefen Nackenmuskel sowie die Muskeln der Kehle über, bringt das gesamte Rad der Arm- und Schultermuskulatur aus dem Gleichgewicht und stört die freie Beweglichkeit der Schlüsselbeine. Sie werden nach hinten und oben gezogen und drücken dann vorne direkt über dem Rippenknorpel auf die obersten Rippen. Die Ausrichtung von Rippen und Brustbein erfolgt dann von den Muskeln des Kopfes, damit das Gleichgewicht des Brustkorbs erhalten bleibt.

Die Position des Schultergürtels ähnelt der eines Joches, mit dem die Holländer ihre Wassereimer trugen **(Abb. 47)**. Die Arme schwingen in ihren Gelenken frei in einer Linie entlang der Darmbeinkämme. Diese Position erlaubt eine freie Beweglichkeit der sternalen und vertebralen Enden der ersten drei Rippenpaare. Außerdem bedeutet sie größere Freiheit und Schutz für die Funktion der in diesem Teil des Thorax verlaufenden Blutgefäße, speziell im Bereich des Aortenbogens, wo das Blut vom Herz aus in den Kreislauf gelangt. Es ist ebenfalls wichtig, die Lungenspitzen vor Druck zu schützen, die sich im hinteren, oberen Teil der Brusthöhle in dem Raum befinden, der von den ersten drei Rippen umgeben ist. Dieser freie Raum wird eingeschränkt, wenn die Rippen durch einen ungleichmäßigen Druck von Schulterblatt und Schlüsselbein gekippt werden.

Durch diese Einführung in die mechanische Arbeitsweise unseres lebendigen Skeletts sollten wir besser verstehen, wie wir unseren Körper optimal für die alltäglichen Aufgaben einsetzen können. Gelingt es, unsere Arbeiten mit minimalem Kraftaufwand auszuführen, dienen wir damit zugleich dem Schutz unserer empfindlichsten, lebenswichtigen Organe und unterstützen wichtige physische und geistige Lebensprozesse.

Will man diese Ziele verwirklichen, muss eine praktikable Denkweise unter Berücksichtigung von Funktion und Struktur gefördert werden. Dies liefert den Ansatz für eine strukturelle Körperhygiene.

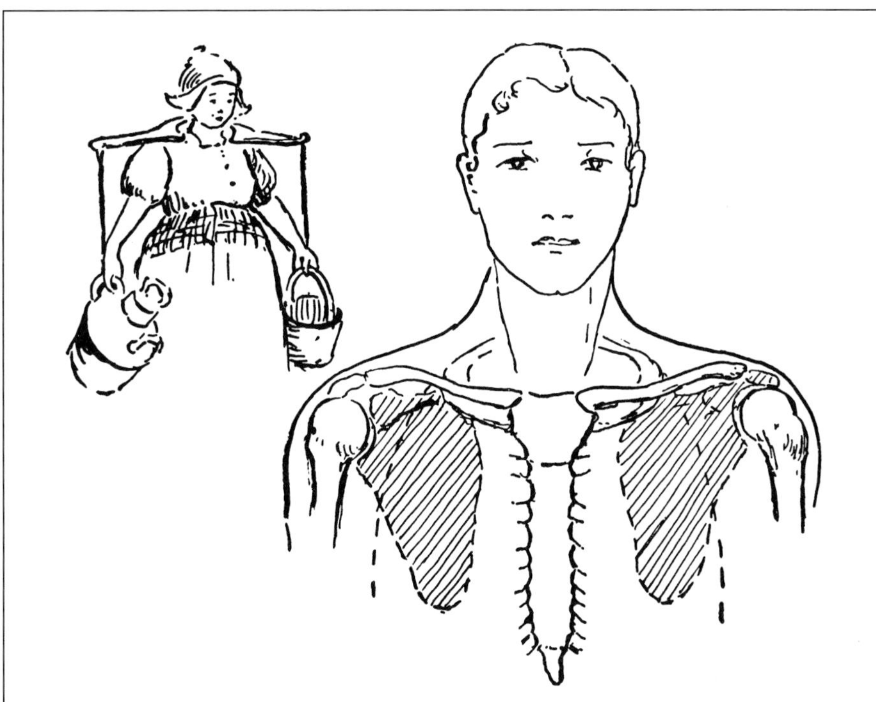

Abbildung 47: Die für die Balance wichtige Jochform des Schultergürtels.

6. Die Balance in der aufrechten Haltung

Was ist Haltung?

Der Golf- oder Tennisspieler, der Baseballwerfer, Boxer oder Sprinter geben sich durch ihre Haltung zu erkennen. Haltung drückt dann eine bestimmte Aktivität aus. Man könnte diese Art von Haltung auch als aufmerksam oder aktionsbereit bezeichnen. Die Vorbereitung auf eine Aktion bewirkt eine gefühlsmäßige Erwartungshaltung, die vollständig von der Situation des Stillstehens abweicht. Diese andere Haltung können wir beispielsweise bei der Kleideranprobe beim Schneider oder beim Warten auf ein Auto antreffen. Dies ist harte Arbeit: Da nichts vorzubereiten ist, können wir auch nicht aktiv werden. Anstelle von Erwartung herrscht Langeweile, was zu einem Durchhängen der gesamten Muskulatur führt.

Bei anderen Gelegenheiten wird man – sicher keineswegs lustlos – auf den Beginn eines Autorennens oder einer Theatervorstellung warten. Gebannt sind wir auch, wenn wir einem Sportereignis zuschauen oder einer Musikaufführung beiwohnen. Interesse und große Aufmerksamkeit beschleunigen den Kreislauf, erhöhen den Blutdruck und vergrößern die muskuläre Spannung. Das venöse Blut kehrt schneller zum Herzen zurück und frische Blutzufuhr befreit das Gehirn von Mattigkeit, die man so häufig bei passivem Verhalten empfindet.

Der Spieler oder Kämpfer ist bereit für eine Aktion, beobachtet seinen Gegner, atmet tief und gleichmäßig. Sein gesamter Körper befindet sich in einem gespannten Gleichgewicht und ist bereit, dieses Gleichgewicht auf Kommando im Augenblick des Starts aufzugeben.

Wenn ein Kleinkind lernt zu stehen, spielt es gleichzeitig ein spannendes Spiel. Es ist dabei, sich auf das Gehen vorzubereiten und wiederholt seine – scheinbar mühelosen – Versuche so lange, bis es gelernt hat, im Gleichgewicht auf seinen beiden Füßen zu stehen. Nach vielen Stürzen erringt es Stabilität in der aufrechten Position und gewinnt dabei Mut zu weiterem Risiko. Zögernd aber ausdauernd nähert es sich dem großen Abenteuer Gehen. Und wie es sich dann freut, wenn es sein Ziel, die wartende Hand oder das Knie der Eltern erreicht hat! Das Gehen ist seine erste große motorische Fähigkeit und erzeugt den Keim jener Abenteuerlust, die es später zum Fußball, Baseball oder Tennis führen wird.

Müheloses Gehen hängt von der Kenntnis und der Umsetzung einer zentrierten Haltung ab. Es nutzt die Methode «Versuch und Irrtum» und setzt dabei sein Vorstellungsvermögen ein. Wiederholungen bringen den Erfolg. Im späteren Leben wird jeder Haltungsmangel in Abhängigkeit von seiner Ausprägung die Leichtigkeit, Grazie und Effektivität seiner Bewegungen mindern. Haltungsmängel führen gewöhnlich zu Muskelbelastungen und ungleichem Druck auf die Knochen an den Gelenken. Eine gestörte Kinästhetik beim Empfinden unserer Muskelbewegungen bzw. ein Ungleichgewicht in unserem Eigenwahrnehmungssystem hat ähnliche Auswirkungen.

Daher besteht der erste Schritt beim Erlernen einer perfekten Haltung bei allen Aktivitäten darin, eine gut organisierte Position beim Stehen zu erkennen und zu sichern, bei der die Muskeln von der Angewohnheit befreit sind, Gewichte unzentriert zu tragen. Gutes Gehen oder graziöses Tanzen kann man von einem krummen Körper nicht erwarten. Es wird erst möglich bei einer guten Nutzung der gesamten Körperstruktur. Alle Körperteile sind zentriert und mechanisch frei beweglich, unabhängig davon, ob ihr Gewicht aufgehängt ist, aufliegt oder seitlich angebracht ist.

Gewichtsbelastung und -verteilung bei aufrechter Körperhaltung

Wenn wir aufrecht stehen, lastet das gesamte Gewicht vom Becken und den darüber liegenden Teilen auf den Femurköpfen. Der Schwerkraft wird am besten dadurch begegnet, dass der von den Beinen aufwärts laufende Gegendruck in den Hüftgelenken zentriert wird. Um sicher zu sein, dass diese Zentrierung vorliegt, muss man wissen, wie das Gewicht durch das Becken zu den Hüftgelenken gelangt und welche Rolle dabei die angrenzenden Körperteile spielen. Die Beine sind die Zugmaschine. Sie müssen kurz vor dem Gewicht von Rumpf und Kopf, das sie tragen, «dorthin gelangen». Das gilt sowohl beim Stehen als auch beim Gehen. Kraft und Richtung der Bewegung gehen vom Hüftgelenk aus. Danach wird der Kopf neu ausbalanciert, und Schultern, Wirbelsäule und Becken folgen. Dadurch wird die Bewegung koordiniert. Eine freie und leichte Beweglichkeit von Hüftgelenk und Beinen ist nur bei aktiver Beckenmuskulatur möglich. Dies ist im auch Hinblick darauf erforderlich, dass die gesamte Konstruktion zugleich als Stoßdämpfer dient.

Das Becken ist der hauptsächliche Gewichtsträger. Ein Lebewesen, das einmal auf vier Beinen ruhte und sich nun auf zwei aufgerichtet hat, besitzt eine andere Gewichtsbelastung in allen Gelenken. Diese ungewohnte Haltungsveränderung erzwingt eine große Anpassung der Muskelkoordination bei ihrer Wirkung auf die Knochen.

Ein Tier, das auf allen vieren steht, muss sich nicht um sein Gleichgewicht kümmern. Durch seine Reaktionsweise gegenüber der Umwelt fördert es die Entwicklung der Grundmuskulatur, die zum Ducken oder Wegspringen dient. Dies sind die Muskeln im unteren Lenden- und Beckenbereich sowie im Oberschenkel und die Anpassung ans Springen führt zu einer leichten Kontrolle des Körpergewichtes. Die beschriebenen Basisstrukturen bestimmen auch die Steuerung von Bewegungen und die Körperhaltung allgemein. Rippen, Schultern und Kopf sind damit frei für schnelles Reagieren und exakte Körperanpassung beim Essen, Atmen, Schmecken, Hören, Fühlen und den anderen Sinnesfunktionen. Ein entspannter Körper hat die jeweils passende Haltung für das Riechen, für das Hören, wenn die Ohren aufnahmebereit sind, für das Sehen, wenn die Augen wach sind, und viele Haltungen, um umfangreiche motorische Abläufe zu beginnen und zu steuern.

Die oberen Körperteile werden beim Menschen intellektuellen Beschäftigungen zugeordnet sowie der Sammlung von Erfahrung bei der Nutzung seiner Hände und der Entwicklung seiner Sprache. Dies und eine falsche Vorstellung von äußerer Erscheinung und Gesundheit führte beim Menschen dazu, sein Kraftempfinden von der Körperbasis zu den obersten Teilen seiner Körperstruktur zu leiten. Da er nun den oberen Teil des Körpers für seinen Krafteinsatz nutzte, wählte er eine umgekehrte Verhaltensweise zu der der Tiere und verlor dabei einen Großteil seiner sensorischen Möglichkeiten und die Kraftkontrolle durch die Muskeln der unteren Wirbelsäule und des Beckens. Das sind jene Muskeln, die bei den Tieren das Kauern, Ducken und Wegspringen ermöglichen und die zudem als Stoßdämpfer dienen.

Im Beckenbereich konzentrieren sich die Ansätze der Muskeln, die wir beim Stehen, Sitzen, Gehen und Reiten benutzen. Der tief liegende Musculus iliopsoas, der die Beine mit der Innenfläche der Wirbelsäule verbindet, und die große Bauchmuskulatur, die am Beckenrand befestigt ist und zur Vorderseite der Rippen und des Brustbeins verläuft, müssen als Zugelemente zur Verfügung stehen, um das Becken in der richtigen Position zu halten, damit es das vom Kreuzbein kommende Gewicht aufnehmen kann.

Der Aufwärtszug an der Körpervorderseite muss den abwärts gerichteten Druckkräften an der Rückseite entsprechen. In der kurzen Beckenkonsole müssen diese Kräfte balanciert sein. Erinnern wir uns, dass bei einer solchen frei tragenden Konstruktion die Zug- und Druckkräfte ausgeglichen werden müssen, d.h. sie müssen gleich stark sein und einander gegenüberliegen. Sind die Zugelemente auf der Körper- und Wirbelsäulenvorderseite nicht in der Lage, einen Ausgleich des Druckes der Wirbelsäule zum Becken hin zu schaffen, müssen die Muskeln auf der Wirbelsäulenrückseite einspringen. Die dann dort entstehende erhöhte Spannung von Muskeln und Bändern neigt dazu, die Lastübertragung auf das Kreuzbein zu verschieben und die Seiten des Schlusssteines des Beckenbogens zu öffnen. Diese Muskeln sind Strecker der Wirbelsäule. Ihre Funktion ist also, zurück- und herabzuziehen, nicht aufwärts und nach vorne.

Die Gewichte von Beinen und Brustkorb werden vom Becken integriert. Eine vernünftige Einstellung zum Körper drückt sich darin aus, dass wir die Begriffe Darmbein, Kreuzbein, Schambeinbogen und Sitzbein ebenso gut kennen wie die von Schlüssel-, Brustbein und Kieferknochen und wir auch wissen, wo sich diese Knochen befinden. An der Innen- und Außenseite des Beckens, dem gesamten Verlauf nach oben bis hin zum Hals, nach außen über die Arme und hinunter über die Oberschenkel zu den Knien und überall um und durch die Bauchwand sind Muskeln befestigt. Damit sind die meisten der großen Körpermuskeln sinnvoll miteinander verbunden und können so von der Basis des Beckens her gesteuert werden.

Vertikale Stützmechanismen bei horizontaler Körperlage

Wie bereits erwähnt, hängen die Körpergewichte beim Vierbeiner vertikal an einer horizontal ausgerichteten Wirbelsäule. Das Gewicht wird irgendwo in der Mitte des Rückens aufgeteilt und teilweise zu den Vorderbeinen und zu den Hinterbeinen weitergeleitet. Die von der Wirbelsäule zu tragenden Gewichte liegen auf den hinteren Facettengelenken der einzelnen Wirbel und summieren sich am hinteren Ende, wo sie auf die Rückseite des Kreuzbeins gelangen. Dort verteilt sich die Gewichtslast beidseits auf die Beckenknochen und gelangt zum Zentrum des Hüftgelenks, der Hüftgelenkspfanne, und damit zum Femurkopf. Das Pferd «zieht» seinen Wagen mithilfe seines kräftigen Hinterteils. Zwar spricht man von Ziehen, doch dieser Zug ist in Wirklichkeit ein Abdrücken der Hinterbeine vom Boden, womit das gesamte Gewicht nach vorn in Richtung des Geschirrs geschoben wird. Oberschenkel und Hüfte besitzen die schwersten Knochen, die stärksten Muskeln und zugleich die wenigsten Gelenke.

Vertikale Stützmechanismen bei aufrechter Körperhaltung

Beim Menschen tragen Hüfte und Oberschenkel die schwerste Last. Auf ihnen ruht das gesamte Körpergewicht, das sie zudem noch bewegen müssen. Deshalb sollten wir Menschen es Löwen und Tigern gleichtun, die mit der Kraft ihrer starken Muskulatur an der Körperbasis Sprünge ausführen, und uns ebenso zentrieren und diese Kraftquelle nutzen.

Anatomen sagen uns, dass die Hüftgelenke 15–20 cm voneinander entfernt liegen und zur Beckenvorderseite ausgerichtet sind. Dies bedenken wir normalerweise nicht, weil unser kinästhetisches Empfinden nicht immer mit unserem Bücherwissen übereinstimmt, auch nicht, wenn wir Anatomiestudenten sind.

Ein Freund aus dem medizinischen Bereich stellte mir Mitglieder seines Krankenhauspersonals vor und hatte seinen Spaß an ihrer Verwirrung, wenn ich sie aufforderte: «Doktor, schließen Sie bitte die Augen und achten Sie darauf, wie schnell Sie die folgende Aufforderung ausführen können: Heben Sie die Hände mit gestreckten Daumen und führen Sie diese zu den Hüftgelenken. Bitte führen Sie dies schnell aus.» Diesen Trick haben wir über Jahre hinweg häufig praktiziert, und wenn wir nicht gerade zuvor über Körperbalance gesprochen hatten, platzierten die meisten ihre Daumen an der Seite, brachen dann in Gelächter aus, um eher etwas schüchtern rundum am Körper in Richtung Vorderseite weiter zu suchen, wenn sie dann ihren Fehler bemerkt hatten. Die Daumen waren immer irgendwo in der seitlichen Mittellinie des Darmbeins gelandet in einem Bereich zwischen Oberkante des Darmbeins und einem Punkt hinter dem großen Trochanter des Femurs. Kein Versuch landete eine Handbreit weiter vorn auf der Vorderseite des Beckengürtels, wo die Gelenke tatsächlich liegen.

Wo liegt das Missverhältnis – beim kinästhetischen Empfinden, in der Balance der Körperteile oder im Denken? Es ist ganz klar, dass Bewegungsempfindungen im Bereich des Trochanter major sehr deutlich sind, da hier der erste Bewegungsimpuls beginnt, wenn die Muskeln sich kontrahieren und den Oberschenkel vom Hüftgelenk wegziehen. Mehr noch, der große Trochanter liegt nahe der Körperoberfläche und ist sowohl ertastbar als auch sichtbar. Im Gegensatz dazu bewegt sich der Femurkopf unsichtbar und gleitet dabei im glatten Gehäuse der Hüftgelenkspfanne. Doch an dieser Stelle wird das Körpergewicht getragen und weitergeleitet. So mag sich diese falsche Interpretation erklären.

Der angestrengt hochgezogene Brustkorb

Der Mensch hat, wobei er die gültigen Gesetze ökonomischen Körpereinsatzes ignorierte, sein Empfinden für Kraftentwicklung von der Körperbasis nach oben verlagert und damit auch den Körperschwerpunkt. Auch hat er kostspielige Verhaltensweisen bei der Nutzung organischer Energie entwickelt. Das Ergebnis kann man beim Erwachsenen gut erkennen, wenn man ihn auffordert, «gerade» zu stehen. Auf Grund seiner selbstkonditionierten Reflexe reagiert er mit unterschiedlichen, oft grotesken Bewegungen des Oberkörpers. Wie bereits erwähnt, zieht er die Schultern nach hinten, hebt und weitet die unteren Rippen, zieht das Kinn zurück und steift den Nacken.

Diese angestrengte Haltung eines nach oben gezogenen Brustkorbs ist nur mithilfe der Brust- und Schultermuskeln möglich, die dann einen Zug zum Nacken hin ausüben. Die Kontraktion dieser Muskeln, die an der Außenseite der Rippen befestigt sind, zieht diese nach oben und vorn, statt sie einfach von Kopf und Brustwirbelsäule herabhängen zu lassen.

Auf diese Weise wird das Gewicht des Brustkorbs aus seiner Zuordnung zu Kopf und Becken entfernt. Die Wirbelsäule muss entsprechende Anpassungen vornehmen. Mechanisch gesehen wäre dies nicht von Bedeutung, wenn die großen Muskeln, die diese Arbeit verrichten, am Kopf befestigt wären. In diesem Fall würden die Rippen zu einer vom Kopf auf die Wirbelsäule wirkenden Last, womit sie leicht getragen werden könnten. Die betroffenen Muskeln sind jedoch diagonal ausgerichtet und befinden sich seitlich von Hals und Brustkorb. Dadurch kann die Last noch so hoch angehoben werden; sie bleibt eine seitliche Last, und zwar eine ungünstigere, da sie höher liegt. Eine solche Position begünstigt nicht nur Beugetendenzen der Wirbelsäule, sondern hebt zugleich den Körperschwerpunkt an und verschlechtert damit die Bedingungen für den leichten Transport des Körpers.

Außerdem beeinflusst das Hochziehen des Brustkorbs die Körperbalance des gesamten Rumpfes. Dabei geschieht Folgendes:

Sobald das untere Ende des Brustbeins durch Anheben und Ausdehnen der unteren Rippen angehoben wird, wird das obere Ende nach innen gedrückt. Zwar mag dieses Hinunterdrücken des oberen Endes äußerlich nicht sichtbar sein, doch es bewirkt einen ungünstigen Druck des knöchernen Manubriums auf das erste Rippenpaar und die darunter liegenden Gewebeteile, sodass die Zirkulation in diesem Bereich gestört wird. Da die unteren Rippen länger und beweglicher sind, haben sie eine größere Hebelwirkung als die oberen. Dadurch wird das obere Ende des Brustbeins mit einer Kraft nach hinten und unten gedrückt, die proportional zum Anheben des unteren Endes ist. Doch selbst dann wird man an der Brustbeinspitze wenig Bewegung spüren. Der mit diesem Verhalten einhergehende Effekt bewirkt eine Verkleinerung des oberen Brustkorbquerschnitts zwischen Manubrium und den ersten drei Brustwirbeln.

Die kompakte Einheit der oberen Bauchregion geht ebenso wie die Unterstützung für die Eingeweide verloren, sofern die Rippen angehoben und vorne gespreizt werden, sodass sich der epigastrische Winkel erweitert. Die Bauchhöhle, die nach oben vom Zwerchfell begrenzt wird, reicht weit zwischen den unteren Rippen hinauf bis zur Vorderebene des sechsten Rippenpaares. Rippen und Brustwirbelsäule bilden dabei eine feste, flexible Stützwand für die wichtigen Körperorgane, die im Oberbauch liegen und an diesem Teil der Wirbelsäule aufgehängt sind. Dazu gehören Leber, Magen, Bauchspeicheldrüse, Milz, ein großer Teil der Nieren und der Querdarm oder Colon transversum.

Die unerwünschten Veränderungen des Brustkorb-Gleichgewichts mit ihren Auswirkungen entstehen durch den Zug der mit den Schultern und dem Brustkorb verbundene Muskeln: Die Arme ziehen durch die Mm. latissimi dorsi, der Schultergürtel durch die Musculi pectorales, trapezii und rhomboidei, der Nacken überwiegend durch den Musculus trapezius. Auf diese Weise übernehmen die oberen Muskeln gemeinsam die Aufgabe, Lasten zu tragen, die in Höhe der Kostovertebralgelenke jeder Rippe getragen werden könnten und auch sollten, also in den zwölf Ebenen ihrer Ansätze an den Brustwirbeln.

Durch die hoch gerutschte seitliche Last wird der Wirbelsäule ein Extragewicht aufgebürdet, das über die Wirbelsäulenebenen nach unten geleitet werden muss, aus denen es angehoben wurde. Dieses zusätzliche Gewicht schafft unnötige Belastungen im Bereich der Brust- und Lendenwirbelsäule und neigt dazu, diese an ihren schwachen Stellen unerwünscht zu krümmen. Der Brustkorb verliert zudem seine Ausrichtung gegenüber den anderen Hauptlasten (Kopf und Becken), und es entsteht die Gefahr einer verstärkten Lordose im Hals- und Lendenwirbelbereich.

Die gesamten oberen Körperteile im Bereich des 10. bis 12. Brustwirbels beugen sich nach vorn, da das Hochziehen des Brustkorbs außerhalb seiner normalen Position die Muskeln ermüdet. Eine unnötige zusätzliche Beanspruchung der Wirbelsäule ergibt sich also dort, wo sie das Gewicht umleiten muss. Die Muskeln im Bereich des zehnten Brust- bis vierten Lendenwirbels müssen dazu beitragen, die Wirbelsäulenkrümmung aufrecht zu erhalten, um den Scherkräften des nach unten drückenden Gewichtes einerseits sowie den aufwärts gerichteten Kräften andererseits zu begegnen und zwar dort, wo das Gewicht auf die lumbale Krümmung umgeleitet werden muss. Da die beiden Kraftlinien in einer schrägen Ebene aufeinander treffen, müssen sie in den Wirbelkörpern so direkt wie möglich aufeinander ausgerichtet werden, damit die Balance der Wirbelsäule erhalten bleibt.

Wenn schließlich auch die Muskeln der unteren Wirbelsäule beansprucht werden, wird die Zentrierung des Gewichts auf Kreuzbein und fünften Lendenwirbel gefährdet und die Schrägstellung des Beckens verstärkt.

Die genannten Ergebnisse entstehen durch einen versteiften Brustkorb. Jede Lageveränderung eines Körperteils schafft zusätzliche Anforderungen an die benachbarten Teile. Bei Muskeln führt dies zu unnötiger Beanspruchung der Gesamtstruktur. Um diese Folgen zu vermeiden, muss der Körper so arbeiten können, dass die Druckkräfte auf der Körperrückseite mit den Zugkräften auf der Vorderseite in Einklang stehen und agieren, was zugleich sicherstellt, dass die Wirbelsäule ihre volle Länge erhält und beibehält.

Natürliches Heben des Brustkorbs

Die vordere und hintere Brustwand sowie deren Seiten sind symmetrisch. Diese Symmetrie bestimmt die Anordnung der einzelnen Körperteile bei ihrer vertikalen Ausrichtung. Will man eine steife und mangelhafte Haltung vermeiden, darf man keinen eingesunkenen Brustkorb zulassen, sondern muss einen symmetrischen anstreben. Vom Ansatz her sollte die Kurve der Brustbeinrückseite symmetrisch zur Vorderseite der Wirbelsäule verlaufen. Diese Konstruktion müssen wir bei unseren weiteren Überlegungen berücksichtigen.

Für eine ausgewogene Symmetrie der oberen Brusthöhle muss der obere Rand des Manubriums weit genug oben und vorne stehen und der Durchmesser von vorne nach hinten auf Höhe der drei ersten Rippen so groß als möglich sein. Ein ausreichender Durchmesser ist an dieser Stelle wichtig, damit die oberen Teile des Nerven- und Blutsystems sowie die Lungenspitzen in der tiefen Aushöhlung der hinteren Brustkorbwand re. u. li. der oberen Wirbelsäule optimal funktionieren können.

Der anterioposteriore Durchmesser des Brustkorbs kann nur durch ein senkrechtes Anheben des Brustbeins vom oberen Rand her aufrecht erhalten werden. Ziehen Sie das Brustbein in Richtung Kopf! Die ersten beiden Rippenpaare befinden sich in ungefähr horizontaler Lage und wirken als feste, kurze Streben zwischen Wirbel und Brustbein. Es sind die einzigen Rippen, die zusammen mit dem Brustbein angehoben werden sollten, um eine natürliche Symmetrie zu erhalten. Sie werden durch Muskeln angehoben, die direkt zu Kopf und Hals führen. Damit wirken diese Muskeln als Zugelemente und unterstützen die oberen Rippen und das Brustbein bei der Balance der Wirbelkörper, die die Druckelemente darstellen, und an denen die Rippen ansetzen. Diese Konstruktion schafft auch Beweglichkeit für die Zwischenrippenmuskulatur der unteren Rippen.

Die unteren, stärker geneigten Rippen sind beweglicher, um den Zwischenrippenmuskeln ihre Aufgabe beim Atmen zu erleichtern. Deshalb dürfen sie nicht zum Festhalten des Brustkorbs eingesetzt werden. Mobilität der Rippen-Zwischenrippenmuskeln gibt den Wirbelkörpern Freiheit an den Anheftungsstellen der Rippen. Dann können die im Wirbelsäulenbereich vorhandenen Muskeln all die nötigen kleinen Anpassungen vornehmen, die beim Atmen und bei der Erhaltung der Balance notwendig sind.

Stellen Sie sich vor, Ihr Brustkorb wäre ein Vogelkäfig mit einer zu kurzen Sitzstange, um von Seite zu Seite zu gelangen. Stellen Sie sich weiter vor, sie würden die Rippen nach innen ziehen, um die Sitzstange einzuklemmen. Zur selben Zeit atmen sie durch die Zähne aus, ein ähnliches Geräusch wie eine zischende Schlange erzeugend. Dieses Zischen hilft den zentrierenden Muskeln dabei, den Seitendurchmesser der Rippen zu verkleinern. Das zwingt das Manubrium weiter nach oben und vertieft gleichzeitig die Brustkorbhöhle im Bereich der oberen drei Rippenpaare.

Verengt sich der seitliche Durchmesser des Brustkorbs von Achselhöhle zu Achselhöhle, wird der Querzug an den spinalen Muskeln im Bereich des hinteren Rippenwinkels reduziert, die Rinnen entlang der Wirbelsäule vertiefen sich, und die spinalen Muskeln werden für ihre eigentlichen Aufgaben frei. Diese Muskeln arbeiten nicht nur in ihrer Längsrichtung, wenn große Bewegungen eine Rumpfstreckung erforderlich machen. Sie müssen so funktionieren, dass die vielen kleinen Körperstrukturen gemeinsam zur Erhaltung der vier Wirbelsäulenbögen beitragen können. Damit wird den Anforderungen von Schwerkraft und Atmung Genüge getan. Im Endeffekt soll das Manubrium bei dieser seitlichen Verengung des Brustkorbs angehoben und nach vorn gedrückt werden. Eine Symmetrie des oberen Brustkorbs ist dann gegeben, wenn die Krümmung der oberen Brustwirbelsäule spiegelbildlich mit der des oberen Brustbeins übereinstimmt. Die unteren, nach vorn abgeschrägten Rippen, deren Neigung wesentlich größer ist als die der oberen, hängen frei an ihrer Stütze, der Wirbelsäule, was eine günstige Anordnung bedeutet und Flexibilität und Freiheit auch für das Zwerchfell bringt. Zugleich werden die Organe im oberen Brustkorb vor mechanischen Beanspruchungen geschützt, und die Zwischenrippenmuskulatur kann in vollem Umfang auf die Atembewegungen reagieren, da sie mehr Spielraum erhält. Gemeint ist wirklich «Spiel» und nicht «Halt».

Anders als im Rücken gibt es auf der Körpervorderseite keine aufeinander liegenden Gewichte zwischen Kopf und Beckenrand. Dies wäre nur möglich, wenn es eine durchgängige, knöcherne Verbindung zwischen Kopf und Brustbein sowie Brustbein und Becken gäbe. In diesen Bereichen gibt es aber keine Knochen und das Gewicht des vorderen Körpers hängt letztlich an den Rippen, dem Kopf und den Halsmuskeln mit denen es durch weiches Gewebe und Zugelemente verbunden ist. Durch diese Konstruktion gelangt das Gewicht zu den Wirbeln der Wirbelsäule, die als Druckelemente dienen, und von dort letztendlich zum Kreuzbein, dem Schlussstein des Beckenbogens.

Sind die ersten drei Rippenpaare zwischen Brustbein und Wirbelsäule ausbalanciert, wird die Last des Brustkorbs gleichmäßig verteilt. Sie hängt dann an Kopf und Wirbelsäule. Mit Hilfe der Kopf- und Halsmuskeln, die Rippen und Brustbein über Zungenbein, Kieferknochen und Warzenfortsatz mit dem Schädel verbinden, wird der Brustkorb teilweise zu einer von der Körperspitze getragenen Last. Aus bereits erwähnten Gründen ist eine Last auf dem Kopf am leichtesten zu tragen. Dies kann man keineswegs von einer seitlich, nahe der Körperspitze wirkenden Last behaupten. Die Kopflast wird letztlich mithilfe von Druckkräften getragen, die über die Wirbelkörper die Wirbelsäule entlang zum Becken verlaufen. Die Vorderseite der Körperwand besteht meist aus Zugelementen, d.h. Muskeln, Faszien und anderen Weichteilen. Sie bildet ein Gegengewicht zu den Druckelementen der Wirbelsäule und führt zu einem Gleichgewicht, sobald die Last effizient auf der Basis liegt. Die Zugelemente haben eine Reihe von Konsolen, zwischen Schädel und Becken, an denen sie anheften. Brustkorb und Schultergürtel hängen durch eine Zugvorrichtung an Kopf und Hals, die Brustbein, Zungenbein und Unterkieferknochen einschließt und deren Gewicht von den Druckelementen der Wirbelsäule getragen wird. Das Becken hängt teilweise über die äußeren Bauchmuskeln am Brustkorb. In beiden Bereichen unterstützen die Zugelemente die freien Enden der Konsolen und schützen sie davor, abzusinken oder nach oben aus der Horizontalen gezogen zu werden. Gut ausbalancierte Rippen können dann weder zusammenklappen, noch ziehen sie nach oben, und auch die Beckenkante kippt weder nach oben noch nach unten.

Die Belastung der Schultern

Die Schultern sind Enden eines Jochs, das quer über der schmalen Spitze des Brustkegels liegt und deutlich darüber hinausragt. Die einzige durch Bänder geschaffene Verbindung des Schultergürtels mit dem Brustkorb liegt am oberen Rand des Brustbeines, da wo die Schlüsselbeine anliegen. Hier müssen sie sorgfältig ausbalanciert werden, damit ihr Gewicht nicht auf den ersten Rippen lastet und diese niederdrückt. Diese Rippen sind unterhalb der Schlüsselbeine an den Seiten des Manubriums befestigt. Die Balance wird durch eine muskuläre Aufhängung erreicht, die auf der Rückseite von Kopf und Hals zum Schulterblatt zieht und vorne zu den Schlüsselbeinen. Die Balance wird erheblich durch die Symmetrie des Schultergürtels unterstützt.

Der Schultergürtel wird auf doppelte Weise getragen: direkt durch Muskeln, die vom Kopf und den Halswirbeln ausgehen, und indirekt, über Brustbein und Rippen, durch die Druckelemente der Wirbelsäule. Eine mechanische Balance zwischen diesen Zug- und Druckelementen ist entscheidend für eine gute Funktion dieses Körperbereichs.

Die vielen Muskeln des oberen Brustkorbs und der Schultern, die das Atmen, Singen, Schreibmaschine schreiben usw. ermöglichen, sollten so weit wie möglich von Arbeiten befreit sein, die dazu dienen, aus dem Gleichgewicht geratene Knochenstrukturen zu tragen.

Der beschriebene Aufhängemechanismus hat zwei Vorteile: Zum einen wird das Gewicht der sich bewegenden Schultern, Arme und des Brustkorbs über eine ansehnliche Anzahl kleiner, getrennter Befestigungen verteilt, dabei die Last erleichtert; und er sorgt für vielfältigste Bewegungen eher als jede andere Konstruktion. Zum anderen wird ein beachtlicher Teil des Gewichts in eine Last von oben umgewandelt, da es zum Kopf übertragen wird. Hier hängt es an der Schädelbasis, wo viele kleine, aber kräftige Muskeln von den Schlüsselbeinen und dem Brustbein zu ihrem Ansatz an Zungenbein, Unterkieferknochen, Warzenfortzsätzen (Processus mastoidei) und Griffelfortsätzen (Processus styloidei), laufen. Da diese Strukturen in Übereinstimmung sind mit den okzipitalen Kondylen, werden Brustkorb und Schultern mit dem Kopf im Gleichgewicht gehalten. Daraus resultiert eine zusätzliche Stabilisierung des Kopfes auf der Wirbelsäule, das wiederum die Wirbelsäulenkurven über ihre gesamte Länge unterstützt. Es ist das Verdienst dieser Muskeln gemeinsam mit denen des Unterkiefers und den kräftigen Schläfenmuskeln, dass z. B. ein Akrobat sein gesamtes Körpergewicht an den Zähnen hängend tragen kann.

Die «Reifrock»-Haltung

Wie die Lasten von Brustkorb und Schultern aufgehängt sind, kann man sich an Hand des früher einmal modernen Reifrocks veranschaulichen. Er erweiterte sich stufenweise zum Boden hin und bestand aus drei oder vier abgestuften, runden Reifen aus Walfischbein oder biegsamen Metall, wovon jeder abwechselnd in kunstvoller Weise mit der Taille über flache Bänder so verbunden war, dass er sich mit gewisser Unabhängigkeit bewegen konnte, dabei auf- und ab, hin und her schwingen und den Bewegungen der Trägerin folgen. Manchmal waren Faltenwürfe quer zur Taille angebracht (von Velasquez häufig gemalt), die der Form des menschlichen Schultergürtels nachempfunden waren.

Die Karikatur des Reifrocks, wie er von der roten und weißen Königin in «Alice im Wunderland» getragen wurde, findet seine Analogie in steif gehaltenen Schultern und einem steifen Brustkorb, die sich nicht graziös, sondern ruckartig bewegen, als wenn sie aus einem Stück bestehen würden.

Lastenverteilung zwischen Brustkorb und Becken

Becken und Brustkorb gehören zusammen. Sie bilden wichtige Teile der schützenden Körperwand und sind im Rücken über die Lendenwirbelsäule miteinander verbunden. Seitlich und vorn besteht eine Verbindung durch die Bauchmuskeln und deren sehnige senkrechte Verbindung in der vorderen Körpermitte. Die Eingeweide verteilen sich vertikal entlang der Wirbelsäulenvorderseite, dem eigentlichen Zentrum des Grundgerüstes. Sie sind dort so angeordnet, dass sie ihre lebenswichtigen Aufgaben wahrnehmen können, ohne durch die äußeren Aktivitäten der Skelettstruktur gestört zu werden. Die Schutzwand des Körpers darf grundsätzlich nicht unnötig beeinträchtigt werden, da sonst die Anordnung der Organe in ihrer komplexen Halterung gefährdet und möglicherweise auch ihre Funktion gestört werden könnte.

Sind Becken, Wirbelsäule und Rippen mithilfe der sie verbindenden Muskulatur gut entlang der vertikalen Achse der Wirbelsäule angeordnet, kann die tief liegende Wirbelsäule alle Gewichte kontrolliert an das Becken weiterleiten, wo sie über das Kreuzbein zu den Femora gelangen. Auf diese Weise kann die vordere Körperwand ihre Festigkeit und geraden Linien als hängendes Element ermüdungsfrei halten.

Sofern der vierte und fünfte Lendenwirbel dazu neigen, sich nach vorn zu schieben, entsteht eine Scherbelastung zwischen ihnen und den Rückenmuskeln im Wirbelsäulenbereich, dem Musculus erector spinae, der unter Spannung gerät und am Kreuzbein zieht, um die rutschende Last zu bremsen. Die eigentliche Aufgabe dieser Muskelgruppe besteht jedoch in der Wirbelsäulenstreckung, weswegen sie nicht wie bei einem ausschlagenden Esel in die Gegenrichtung ziehen sollten. Die Muskeln sollten nicht nach oben ziehen, sie sollten nach unten ziehen. Alle Muskeln der Körpervorderseite sollten nach oben ziehen, um die Kompressionskräfte der Wirbelsäule auszugleichen. Die durch das Absacken der Beckenknochen auf der Vorderseite entstehende verstärkte Lordose beansprucht die vorderen Bänder, die Musculi iliopsoas, die Zwerchfellschenkel sowie die Bänder an der Vorderseite des Lumbosakral- und Iliosakralgelenkes. Das Absacken wird letztlich an die Bauchwand weitergegeben und das Gleichgewicht zwischen Zug- und Druckkräften geht verloren.

Um die Konstruktion der unteren Wirbelsäule im Gleichgewicht zu halten, muss die Kontrolle an den Wirbelsäulenkrümmungen, wo das Gewicht umgeleitet wird, erhalten bleiben, insbesondere also im Bereich des zehnten bis zwölften Brustwirbels und des vierten Lumbalwirbels bis zweiten Sakralwirbels. Hier leiten die Krümmungen das aufgelaufene Gewicht in eine andere Richtung. Dies erklärt, weshalb Stehen schwieriger als Gehen ist. Beim Stehen müssen ständig kleine, aber kräftige Bewegungen durchgeführt werden, ausgelöst durch Bewegungen des Kopfes, des Oberkörpers und der Arme. So wie die rote Königin zu Alice im Wunderland sagte: «Du siehst, man muss rennen so schnell man kann, um auf einer Stelle zu bleiben».

Belastungen durch innere Anspannung

Wir sind selten vollständig untätig, wenn wir stehen oder sitzen. Meist sind wir mit unseren Händen beschäftigt **(Abb. 48)** oder unsere Augen fokussieren sich auf eine in der Nähe stattfindende Tätigkeit, wie Lesen, Schreibmaschine schreiben, Zeichnen, durch ein Mikroskop schauen usw. Solche mit geistiger Konzentration verbundenen Arbeiten sind in gewisser Hinsicht «unnatürlich» und wurden uns von der Zivilisation auferlegt. Folglich erzeugen sie belastende Verhaltensweisen, denen der Körper hartnäckig und dauerhaft durch Bewegungen des Rumpfes und der Beine zu begegnen versucht. Ohne diese Reaktion würde der Körper in sich zusammensacken, sich verschieben oder beugen. Dauern solche Tendenzen über eine längere Zeit an, genügen die unbewussten Versuche des Körpers nicht mehr, um die Beanspruchung zu reduzieren. Es ist notwendig, die mechanischen Hintergründe der strukturellen Balance zu kennen, um sinnvolle Gewichtsverlagerungen über die steuernde Wirbelsäule zu bewirken. Damit helfen wir der Natur, sich selbst zu helfen.

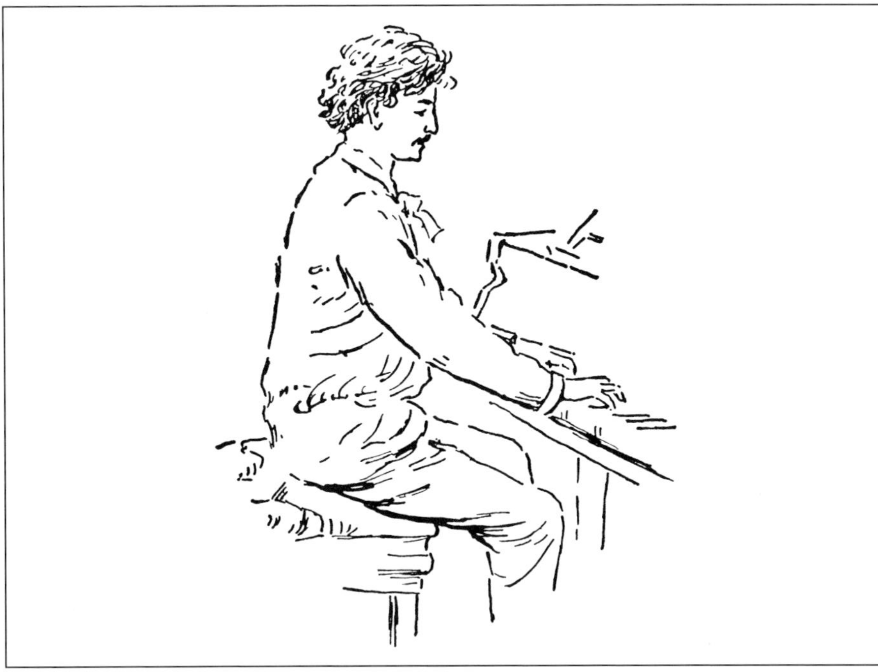

Abbildung 48: Sitzposition und gleichzeitige Aktivität.

Den Rücken hinunter und die Vorderseite hinauf

Soll die Wirbelsäule den Körper ökonomisch bewegen, muss jeder unnötige Zug der an ihr befestigten Körperteile reduziert werden. Nur dann kann sie das Gewicht kontrolliert über das Becken an die Hüftgelenke weitergeben. Die Oberschenkelknochen übernehmen das angelieferte Gewicht und balancieren es während der Gehbewegungen abwechselnd nach vorn und hinten aus.

Das feste Knochenmaterial funktioniert als Druckelement des Körpers, da es in der Lage ist, diesem Druck erfolgreich zu begegnen. Die Knochen müssen dabei mit den Muskeln im Gleichgewicht sein, die ihrerseits als Zugelemente wirken, und dabei Dehneinflüssen widerstehen können. Diese Faktoren müssen wir uns vergegenwärtigen, wenn wir die Achse der Wirbelsäule lang und gerade halten und das Gewicht ökonomisch verteilen wollen.

Setzen wir dieses Wissen in die Praxis um. Lassen Sie Ihre Aufmerksamkeit den Rücken hinunter und die Vorderseite hinauf wandern. Lassen Sie die Wirbelsäule sich lang ziehen. Stellen Sie sich die Wirbelsäule wie den Schwanz eines Dinosauriers vor, ohne dabei die Vorderseite des Körpers zusammensacken zu lassen. Die

Wirbelsäule verläuft über die ganze Länge des Rückens, während die gesamte Körpervorderseite mittels verbindender Knochen, Muskeln und andere Weichteile direkt oder indirekt an Kopf und Wirbelsäule aufgehängt ist. Die Vorderseite des Körpers wird dabei im richtigen Zug gehalten, d. h. ohne dass ein dort vorhandener Knochen nach oben gezogen wird. Die Knochenenden an der Rumpfvorderseite bleiben auf der richtigen Höhe, um damit eine Gewichtsbalance an ihren spinalen Befestigungen möglich zu machen. Verallgemeinernd kann man sagen, dass die Arbeit der Zugelemente auf der Vorderseite die Arbeit der Druckelemente auf der Körperrückseite ausgleicht.

Sind Brust und Becken im Gleichgewicht und Hals- und Bauchmuskulatur fest, können die kleinen Muskeln und Bänder die Wirbelsäulenkurven in allen Bereichen so halten, dass die Achse ihre volle Länge erreicht. Je länger die Achse einer flexiblen, gekrümmten Struktur ist, die Gewichte trägt, desto schneller und kräftiger sind ihre Bewegungen. Im Zeit-Raumverhältnis gibt es dann keine unnötigen Bewegungen. Das Gewicht passiert die Distanz vom Kopf zur Basis auf dem kürzesten Weg. Diese Bedingungen sind gegeben, wenn der seitliche Zug auf die oberen Teile der Wirbelsäule möglichst gering ist.

Erweiterte Wahrnehmung durch ungewohnte Körperhaltungen

Beschäftigen wir uns mit einer neuen Idee, ist es oft hilfreich, den Blickwinkel vertrauter Situationen zu verlassen und eine neue Art von Empfindungen einer fremden, wenig vertrauten Situation zu akzeptieren. Dies ermöglicht neue Entdeckungen. Wenn wir uns zum Beispiel in den Vierfüßerstand begeben oder auf den Rücken legen mit angezogenen Beinen und leicht über der Brust verschränkten Armen, dann werden wir eine bessere Vorstellung der relativen Position der einzelnen Körperteile zueinander und der mechanischen Gegebenheiten bekommen als bei gewohnheitsmäßigem Stehen, Sitzen oder Liegen. In einer solchen Lage ist dies einfacher möglich, als wenn wir stehen, sitzen oder uns auf die übliche Weise hinlegen würden. Wir werden nicht mehr abgelenkt durch irgendwelche moralischen oder ästhetischen Überlegungen, wie wir für andere aussehen mögen. Wir können die relativen Positionen der einzelnen Körperteile vom rein mechanischen Standpunkt aus besser betrachten.

Im Vierfüßerstand auf Händen und Knien wird das Gleichgewicht zwischen Druck- und Zugkräften innerhalb des Körpers bewusster wahrgenommen. Auch die Beziehungen zwischen den Einzelteilen werden besser wahrgenommen und ein kinästhetisches Umlernen möglich. In der Position auf allen vieren kann man vor allem die Richtungen der Drucklinien in den Kugelgelenken bemerken und dabei spüren, dass die Arme gerade in der Schultergelenkspfanne und die Oberschenkel in der Hüftgelenkspfanne stecken.

Wechseln Sie die Lage und legen Sie sich mit angezogenen Beinen und nach vorn gestreckten Armen auf den Rücken und erlauben sie Armen und Beinen, in ihren Gelenkpfannen «Platz zu nehmen». Nachdem Sie das Gewicht der in ihrem Gelenk sitzenden Arme gespürt haben, verschränken Sie sie über der Brust und bleiben mit ihren Gedanken bei den Gelenken. Dann lassen Sie die Schultern in Richtung Kopf gleiten und bewegen Sie sie einige Male auf und ab, bis Sie spüren, dass sich auch die Schlüsselbeine mitbewegen. Einige dieser Bewegungen werden die Schulterblattmuskeln befreien, sodass sie nicht mehr versuchen werden, die Rippen nach oben zu ziehen, wenn das Schulterblatt über sie hinweggleitet.

In jeder der beiden Positionen kann man zwei Dinge beobachten: Den Aufhängungscharakter des Schultergürtels, wie er über dem Rumpf «liegt» und an keinem Punkt an Brustkorb oder Wirbelsäule befestigt ist. Gäbe es eine direkte knöcherne Verbindung zwischen Schultergürtel und Rippen, würde der Auf- und Abwärtsdruck der Arme unmittelbar in der Brust zu spüren sein. Da es aber keine gibt, liegt der Brustkorb zwischen und unter den Schulterblättern und die Rippen darunter können sich frei bewegen.

Die zweite bemerkenswerte Entdeckung zeigt, wie die Richtung der Drucklinien durch die stützenden Beckengelenke verläuft, nämlich durch das Lumbosakral-, Iliosakral- und Hüftgelenk. In der horizontalen Lage wird das Gewicht entlang der Wirbelsäule mithilfe der hinteren Facettengelenke getragen und nicht durch die Wirbelkörper wie bei der aufrechten Haltung. Dadurch wird es am Übergang von Wirbelsäule und Becken vollständig von den Facettengelenken des Lumbosakralgelenkes zum Kreuzbein geleitet, um dann über die Hüftgelenkspfannen in senkrechter Linie zu den Femuren zu gelangen.

Die Kugelgelenke von Schulter und Hüfte sind gut dafür geeignet, sowohl das kinästhetische Empfinden als auch die bei der Balance wirkenden Gesetze zu studieren, da beide Gelenke eine strategische Position sowohl in mechanischer Hinsicht als auch für das Eigenwahrnehmungssystem einnehmen. Um die Bewegung der Arme, Beine und des Rumpfes auszurichten und das Körpergewicht im Beckenbereich zu kontrollieren, müssen ihre Hebel sich in mehr Ebenen bewegen, als dies bei anderen Gelenken der Fall ist. Ähnlich verhält es sich bei den Muskeln. Die Muskeln dieser Gelenke bewegen und gehen mit äußeren Gewichten über mehr Ebenen um als andere Gelenke, z. B. beim Werfen eines Balls, beim Fußballspiel oder beim Spielen einer Pfeifen-Orgel.

Hat man die Beziehungen von Armen und Beinen mit dem Körper kennengelernt und die tatsächlichen Kontaktpunkte erkannt, wird es möglich, die mechanischen Änderungen bei aufrechter Haltung besser einzuschätzen. Auch die Freiheit des Schultergürtels vom Körper wird besser spürbar.

Während du liegst, denke «durch» den Körper und nicht «entlang seiner Außenseite». Folgen Sie in der Vorstellung den Linien Ihres Skeletts und entwickeln Sie ein Gefühl für die Lage und Balance der Körperteile und den Stellen möglicher gewohnheitsmäßiger Belastung. Lokalisieren Sie zunächst die zwei Kugelgelenke der Schultern und spüren Sie ihre Beziehung zu den dazugehörigen Akromioklavikular- und Sternoklavikulargelenken. Danach gehen Sie zu den Sternoklavikular- und Kostovertebralgelenken bis hin zu den tragenden Elementen der Wirbelsäule über. Das von den Schultern kommende Gewicht muss alle diese Knochengelenke passieren, um die Wirbelsäule zu erreichen. Die Verantwortlichkeit, das Gewicht hochzuhalten verteilt sich auf die Muskeln, die vom Zungenbein, Unterkieferknochen und dem Schädel herabführen. Ohne diese Aufhängung müssten der Schultergürtel schwerer und die Gelenke steifer sein, um die Last tragen zu können.

Um herauszufinden, wo und wie tief unsere Gelenke liegen, bewegen Sie die Arme abwechselnd und beginnen mit einer weiten Kreisbewegung, die immer enger wird **(Abb. 49)**. Stellen Sie sich das Gelenkzentrum am tiefsten Punkt der Bewegung vor, etwa dort, wo sich der Gummiknoten befindet, an dem der Arm einer Kinderpuppe befestigt ist. Setzen Sie dies fort, bis Sie spüren, dass der Antrieb der Bewegung eher im Gelenk als im ausgestreckten Arm stattfindet. Dadurch zentrieren Sie die Muskelbewegung.

Beobachten Sie die Hüftgelenke in derselben Weise und machen Sie dieselbe Bewegung mit dem ausgestreckten Bein. Finden Sie zunächst heraus, wo sich die Hüftgelenke befinden. Fahren Sie dazu mit der flachen Hand quer zum Körper entlang der unteren Bauchgrenze und nehmen Sie den knöchernen Hüftrand dabei als Orientierung. Drücken Sie nun den Daumen der rechten Hand in den

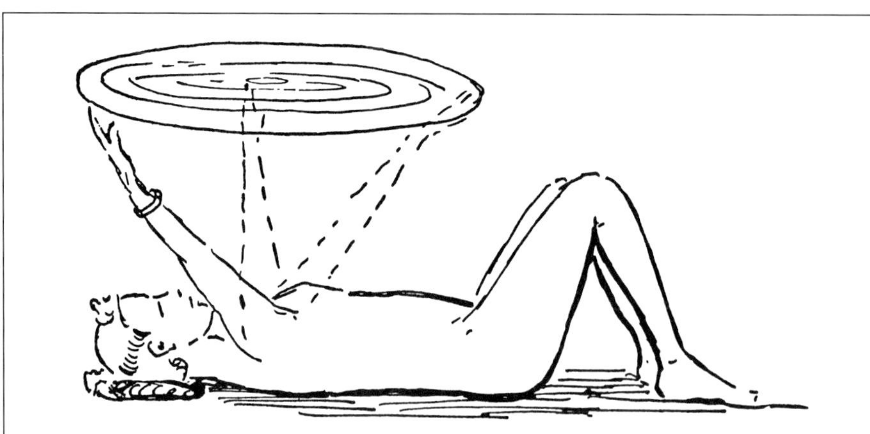

Abbildung 49: Kreisen der Arme mit großem und kleinem Radius.

Winkel zwischen rechtem angezogenen Oberschenkel und Unterkörper auf einen Punkt auf halbem Weg zwischen Schambeinkante und dem markanten Vorsprung an der Vorderseite des Hüftknochens, der Spina iliaca anterior superior. Strecken Sie den Mittelfinger zu einem gleichen Punkt auf der linken Seite. Ist die Hand vollständig ausgestreckt, liegen Daumen und Mittelfinger direkt über den Hüftgelenkspfannen, die die Verbindung zu den Beinen schaffen. Die Hüftgelenke selbst sind dann eine Handbreit entfernt auf der Beckenvorderseite zu spüren. Sie sind nicht irgendwo rund um die Darmbeinseiten oder Hüftknochen, wo man sie bei aufrechtem Stand bei falscher Beobachtung gewöhnlich vermutet.

Nachdem die Hüftgelenke ermittelt sind, ziehen Sie beide Beine an und legen den rechten Fuß auf das linke Knie. Beide Beine werde so parallel wie möglich gehalten. Beugen Sie das Fußgelenk einige Male. Sie werden fühlen wie das Gewicht des rechten Beines durch das Hüftgelenk wandert. Dies vermittelt eine Empfindung, als ob das Bein in den Körper hineinsinken würde **(Abb. 50)**. Heben Sie nun das linke Bein so gerade wie möglich nach oben, und bewegen Sie es in großen Kreisen im Hüftgelenk. Verkleinern Sie den Kreis schrittweise, wie Sie es auch mit dem Arm getan haben. Schütteln Sie dann das Bein und initiieren Sie dabei eine Bewegung tief im Hüftgelenk, bis Ihnen dessen Position klar und deutlich bewusst wird. Gelingt dies, arbeiten Muskeln und Schwerkraft in derselben Richtung – auf das Hüftgelenk zu. Die Muskeln, die im Alltag das Bein von Zentrum weg bewegen, werden es jetzt «rezentrieren» und es viel deutlicher mit der lumbalen Wirbelsäule und dem Becken verbinden. Hierbei werden unnötige Spannungen abgebaut.

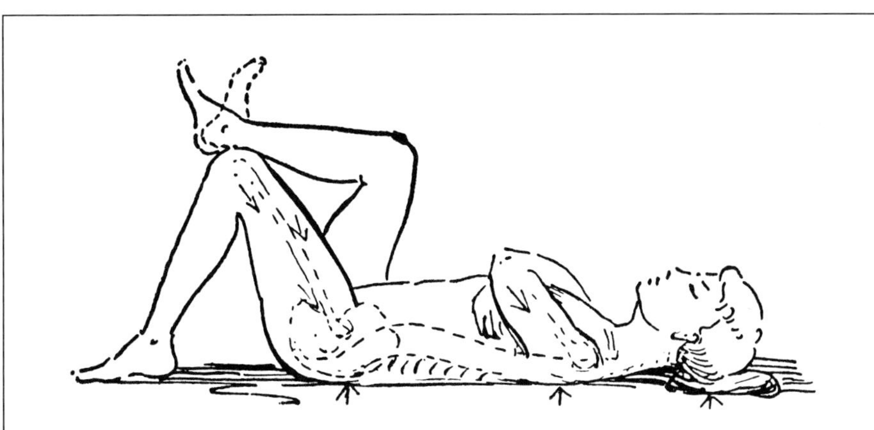

Abbildung 50: Das Gewicht des Oberschenkels und des Arms drücken in die Gelenke.

Wenn man die Gelenke in solch ungewohnten Körperpositionen lokalisiert, bekommt man wieder ein Gefühl dafür, welche praktische Bedeutung Kenntnisse über die Prinzipien der Mechanik zur Reduzierung von Belastungen auch bei gewohnten Körperhaltungen haben müssen, bei denen Gewohnheiten unsere Sinneswahrnehmungen abstumpfen ließen und die Nerven und Muskeln sich den verursachten Belastungen schon angepasst haben.

Körperbalance und Atmung

Ändert sich das Gleichgewicht für einen Teil der Wirbelsäule, macht dies deren durchgängige Anpassung notwendig. Das Anheben der Rippen und die Fixierung ihrer beweglichen Teile führt im dem Maße zu Spannungen in der Lumbalregion, wie der Brustkorb betroffen ist. Gleichgewichtsveränderungen, die von den Muskeln und Bändern der oberen Wirbelsäule ausgelöst wurden, werden ausgeglichen und sorgen für einen guten Kontakt des vierten mit dem fünften Lendenwirbel und des fünften Lendenwirbels mit dem Kreuzbein, sofern sie von Bewegungen der Rippengelenke begleitet werden. Ein Mangel in der koordinierten Bewegung von kleineren, oberen Körperpartien stört die untere Lendenmuskulatur. Dies wirkt sich speziell auf die Funktion der Zwerchfellschenkel und den tief liegenden weiteren Atmungsmechanismus einschließlich der Musculi iliopsoas, transversus abdominis und levator ani aus.

Überraschend viel Menschen glauben, dass das Zwerchfell ein Muskel der Brustwand sei, der sich während der Atmung horizontal zusammenzieht und ausdehnt und der keinerlei Beziehung zu anderen Körperteilen hat. Sie alle neigen zu sehr dazu, die Weitung des Brustkorbs als Hinweis für tiefe Atmung zu sehen und sind erstaunt, wenn sie erfahren, dass der horizontale Teil des Zwerchfells den Boden des Brustkorbes bildet, auf dem Herz und Lungen ruhen. Von unten gesehen bildet das Zwerchfell die Decke des Bauchraumes. Es setzt sich nach unten entlang der vorderen Wirbelsäule fort, wobei seine Ursprünge beinahe die Hüftknochen erreichen. Beim Atmen bewegt sich das Zwerchfell nach oben und unten, dem Kolben eines Zylinders vergleichbar und vertieft mit jedem Atemzug den Brustkorb anstelle ihn zu verbreiten. Der ausbalancierte Brustkorb weist eine Freiheit der Rippen und der zwischen ihnen liegenden Interkostalmuskeln auf. Dies befreit auch das Zwerchfell und führt zu einer tiefen Atmung, die nicht auf der Breite des Brustkorbs von links nach rechts, sondern auf seiner Weite von oben bis unten und von vorne nach hinten beruht. Damit ist eher der vertikale als der horizontale Durchmesser von Bedeutung.

Die Blutgefäße im oberen Brustkorbdrittel arbeiten schlecht, wenn der vertikale und der anterioposteriore Durchmesser des Brustkorbs durch den Zug der Arm- und Schultermuskeln zu Gunsten einer seitlichen Verbreiterung verringert werden, wie dies bei einer extremen Fixierung und Rundung des Brustkorbs auftritt. Die Weitung kann bis zu 7–8 cm gegenüber der Normalposition betragen, bei der die Rippen frei und ausbalanciert zwischen Brustbein und Wirbelsäule in ihren Kostovertebralgelenken hängen. Das Zwerchfell wird angehoben, sofern auch die unteren Rippen angehoben und zur Seite gezogen werden, und dadurch seine Abwärtsbewegung flacher wird. Die Rückenmuskeln im Lendenbereich spannen sich, um die nach unten wandernde Last zu halten, wobei die Musculi psoas und die Zwerchfellschenkel gedehnt werden.

Der Teufelskreis setzt sich fort: Die Musculi obturatorii, die als Antagonisten der Musculi psoas das Becken im Gleichgewicht halten, übernehmen nun einen größeren Anteil der Last innerhalb des Beckens, während die Musculi iliopsoas nachgeben. Da die Musculi obturatorii von der Vorderkante des Beckens ausgehen, wird dieses von ihnen nach unten gezogen. Dadurch werden die Bauchmuskeln gespannt und letztlich alle stützenden Muskeln der Vorderseite einbezogen. Die Musculi iliopsoas, obturatorii und piriformis müssen jedoch einen ausgeglichenen Zug auf den Femur ausüben, wenn dieser einen zentrierten Kontakt zur Hüftgelenkspfanne haben soll.

Die Musculi psoas entspringen an den Seiten der Wirbelkörper und den Querfortsätzen der Lenden- und unteren Brustwirbelsäule. Sie ziehen entlang des Beckens nach unten und verlaufen über die Kante vor dem Hüftgelenk zu ihrem Ansatz an der Innenseite des Oberschenkelknochens, nachdem sie sich zuvor mit den Musculi iliaci, die die Darmbeinschaufeln auskleiden, zu einer gemeinsamen Sehne verbunden haben. Sie setzen am Trochanter minor an.

Die Musculi obturatorii entspringen an der äußeren bzw. inneren Oberfläche des vorderen Randes der Schambeinäste, verlaufen von dort nach hinten, bedecken jeweils das Foramen obturatum, verlaufen durch das Foramen sciaticum minus und setzen unmittelbar hinter und nahe der Musculi iliopsoas am Femur an. Es mag deutlich geworden sein, dass sich die Musculi obturatorii und psoas gegenüberliegen und dadurch zwei diagonale Kraftlinien durch das Becken bilden, die gegeneinander ausgeglichen sein müssen. Im ausgewogenen Zustand liegt ihr Kreuzungspunkt in der Schwerkraftlinie, d.h. auf einem mittleren Weg zwischen der Wirbelsäulenachse und den Achsen der Beine, würden diese nach oben verlängert. Damit wird eine frei schwingende Basis geschaffen, die schnelle Reaktionen ermöglicht.

Die Musculi iliopsoas entspringen oberhalb und hinter den besprochenen Gelenken, d.h. dem Hüft- und Iliosakralgelenk, und setzen vor und unterhalb von diesen am Femur an. Sie neigen daher dazu, diese Gelenke vorn zu straffen und die vordere Beckenkante anzuheben. Die Musculi obturatorii entspringen unterhalb der betroffenen Gelenke in einer horizontalen Ebene und die meisten Fasern laufen, vor den Gelenken beginnend, nach hinten, wo sie das Becken verlassen, um an der hinteren Femurinnenfläche zu enden. Sie neigen dazu, die Beckenkante nach unten zu ziehen. Da nun die Musculi iliopsoas von hinten nach vorn über das Becken zum Femur gelangen, und die Musculi obturatorii entgegengesetzt verlaufen, gleicht sich ihr Zug aus. Gemeinsam kontrollieren diese Muskeln das Gewicht, sodass es mit der geringstmöglichen Auswirkung der Kraftmomente über die Beckengelenke an die Beine weitergegeben wird. Durch diese Konstruktion stabilisieren sie die Lumbosakral- und Hüftgelenke.

Der Beckenbogen

Der Beckengürtel gleicht einem Bogen mit dem Kreuzbein als Mittel- und Verbindungselement. Da seine Teile beweglich sind, muss er in sich verstärkt werden, um den unterschiedlichen Belastungen standzuhalten, die auf seine Konstruktion zukommen. Ein Bogen kann in dreifacher Hinsicht verstärkt werden: Durch Einziehen zusätzlicher Streben, um den Druck gegen den Schlussstein zu verstärken, durch Balken, die die Bogenseiten zusammenhalten, und durch Bänder, die die Seiten sicherer an den Schlussstein und aneinander binden.

Im Becken kommen alle drei Methoden zur Anwendung: Darmbein und Femur sind Pfeiler; der Beckenrand ist der Balken; die Bänder werden von allen Muskeln und Bandstrukturen dargestellt, die von der Wirbelsäule und dem Becken ausgehen und dann an der inneren und vorderen Fläche der Femora ansetzen. Es sind hauptsächlich die Musculi psoas, iliacus und pectineus, die für Festigkeit sorgen, die Streben und Balken auf der Vorderseite des Kreuzbeins näher zusammen bringen und auch dessen Gelenke stützen. Sie sind Zugelemente und damit Teil des allgemeinen Zugmechanismus, der die Körpervorderseite nach oben zieht, um die Druckkräfte der Wirbelsäule auf der Körperrückseite auszugleichen. Diese Muskeln, die an Wirbelsäule und Beinen befestigt sind, können in beide Richtungen ziehen, ihr ausgewogenes Handeln ermöglicht Beweglichkeit und freies Schwingen des Beckens. Auf diese Weise hängt das Becken zwischen den Druckkörpern auf der Rückseite und den Zugkörpern der vorderen Körperwand, die nach oben ziehen und entwickelt dabei selbst einen Druck, vergleichbar dem Fuß eines Cowboys in einem frei schwingenden Steigbügel.

Die Leistung der Zugmuskeln im Beckengürtel muss der Summe der Druckkräfte an den Lumbosakral- und Hüftgelenken entsprechen, damit ein frei tragender Ausleger entsteht, bei dem sich Zug- und Druckkräfte ausgleichen. Im Stehen und mit alternierenden Phasen auch im Gehen werden diese Zugkörper durch den Druck des Oberschenkelknochens unterstützt, der das Bein in die Gelenköffnung drückt, in der zusätzlich eine Saugwirkung zur Stabilität beiträgt.

Die Rolle der Füße bei der Gewichtskontrolle

Ein durch die Beinmuskulatur zentriert nach unten gelenktes Körpergewicht entlastet die Füße bei der Gewichtsübernahme. Das kontrollierte Gewicht geht auf den Talus über, den obersten Knochen des Fußes und verteilt sich dann über den Bogen der Fußwurzel, den Hauptbogen des Fußes. Nur wenn das Gewicht kontrolliert durch die Knie nach unten geleitet wird, können die Beinmuskeln, von denen viele bis zur Fußsohle reichen, für einen Schutz der Sprunggelenke vor zu großer und plötzlicher Lasteinwirkung sorgen. Das Gewicht muss zunächst im Becken kontrolliert werden, bevor es in den Kniegelenken kontrolliert werden kann, und in den Kniegelenken, bevor der Fuß es kontrollieren kann.

An der Fußsohle verzweigen sich die Sehnen zahlreicher Unterschenkelmuskeln fingerförmig nach vorn bis zu den Zehen, was eine flexible Bewegung und Kontrolle des Gewichts in den Sprunggelenken und Füßen ermöglicht.

Unkontrollierte Krafteinwirkung lässt die Fußbögen zusammenbrechen. Das führt auch zu einer Auswärtsdrehung (Pronation) im (unteren) Sprunggelenk, die wiederum den Bogen verlängert. Dadurch wölbt sich der Innenknöchel vor und leitet erhebliches Gewicht auf den Großzeh. Das dehnt den Innenrand des Fußes.

Die Einwärtsdrehung der Knöchel hat zahlreiche negative Auswirkungen. Der Musculus tibialis posterior bemüht sich, diese Situation zu verhindern. Versagt er, treten verschiedene Störeffekte auf, deren schwerwiegendster Druck oder Zug auf den sehr wichtigen Fußnerv, den Nervus tibialis, ist. Die entstehenden Nervenschmerzen und -reizungen können lokal umschrieben sein, umgeleitet oder weitergeleitet auftreten. Die übermäßige Last auf der Großzehe stört deren Balance mit den verbundenen Knochengelenken und erzeugt Belastungen, die die Keilbeine spreizen und zu Oberflächenreizungen, Schwielen und manchmal zu Sesambeinen führen können. Sobald eines der Gelenke unter der Belastung nachgibt, erfolgt eine Fehlstellung aller Fußknochen.

Den beschriebenen Belastungen muss sinnvollerweise weiter oben begegnet werden. Die Fasern der Muskeln, deren Sehnen im Fuß enden, verlaufen seitlich, vorn und hinten am Unterschenkel sowie zwischen Schien- und Wadenbein. Ihr gutes Funktionieren hängt vor allem vom Musculus tibialis posterior ab, der von der Rückseite von Schien- und Wadenbein unmittelbar unterhalb des Kniegelenkes und entlang einer beträchtlichen Strecke ihrer Oberfläche sowie an der sie verbindenden Membrana interossea entspringt. Der Musculus tibialis posterior ist so an den Knochen angebracht und verläuft über ihnen in einer Weise, die eine Balance im Wechselspiel mit den anderen Muskeln ermöglicht, um das Gewicht zu zentrieren und kontrolliert vom Kniegelenk zum Fußballen zu leiten. Der Fuß entspricht in seiner Funktion – vergleichbar dem Becken – dem Modell eines Steigbügels.

Das Gleichgewicht spüren

Um die Balance des Fußes zu testen, stehen Sie mit einwärts gerichteten Zehen und konzentrieren Sie das Gewicht auf einen Punkt direkt hinter dem Innenknöchel. Beim Verlagern des Gewichtes schwingen Sie den Körper nicht nach hinten. Zunächst entsteht ein Gefühl, wonach mehr Gewicht auf den Fersen als auf den Zehen lastet, und die Sprunggelenke tendieren zur Beugung. Versuchen Sie, die Großzehe einzuziehen, als wenn eine an ihr befestigte Schnur in Richtung des Innenknöchels ziehen würde und von dort hinauf unter die tief liegenden, großen Wadenmuskeln auf der Rückseite der Unterschenkel. Stellen Sie sich den Zug dieser Schnur vor: Von der Zehe verläuft er nach hinten, durch die Knöchel nach oben, ohne dass sich die Zehe dabei aufstellt. Schaukeln Sie vor und zurück und verringern sie dann die Bewegung auf 2 cm Länge. Dies zentriert das Sprungbein zwischen Unterschenkel und Fußknochen mithilfe einer ausgleichenden Muskelaktion.

Indem dieses Schaukeln in jedem Gelenk, also dem Fuß-, Knie- und Hüftgelenk, wiederholt wird, machen wir uns mit der Balance jedes einzelnen Gelenks vertraut. Nach der Schaukelbewegung im Fußgelenk konzentrieren Sie Ihre Aufmerksamkeit auf die Kniegelenke und wiederholen dasselbe dort. Reduzieren Sie allmählich den Umfang der Bewegung auf einen Zentimeter und versuchen Sie, ein Gefühl für Beweglichkeit zu empfinden und dafür, wo sich das innerste Zentrum eines Gelenkes befindet. Beim Hüftgelenk achten Sie darauf, dass das Becken auf dem Femurkopf schaukelt und zwar auch hier mit der geringstmöglichen Bewegung, und erinnern Sie sich daran, dass die Hüftgelenke an der Vorderseite des Beckens liegen. Bei erfolgreichem Vorgehen bewegt sich die Beckenkante leicht nach oben und unten anstelle eines Knickes im Rücken direkt unterhalb der Taille. Während des Schaukelns der Hüftgelenke entwickeln Sie ein Gefühl des Kauerns mit leicht gebeugten Knien. Nachdem Sie dies eine Weile ausgeführt haben, machen Sie einen oder zwei Schritte nach vorn und stellen sich vor, dass sich die Wirbelsäule wie der Schwanz eines Dinosauriers oder Kängurus bis zum Boden verlängert. Sie gehen dann vorwärts, als wenn Sie klettern oder in sitzender Position schwimmen wollten. Bei derartigem Gehen reduziert sich die Spannung im Rücken und im Gesäß und wird dann von der Muskulatur der Vorderseite übernommen, wo sie hingehört. Das heißt, die Zugelemente balancieren die Druckelemente des Rückens. Achten Sie darauf, dass dabei die Musculi psoas und iliacus, die Zugmuskeln auf der Vorderseite des Beckens, nicht gedehnt werden. Andernfalls entsteht eine Bewegung des Beckens im Bereich um den fünften Lendenwirbel, was nicht geschehen sollte.

Gehen Sie nach dem Stehen und Schaukeln eine Weile umher und werfen Sie einen Blick auf Ihr Profil im Spiegel. Sie werden eine entspannte Einwärtskrümmung im Lendenbereich entdecken und das Gefühl haben, sie seien größer und gerader. Das Strecken von unten her hebt den Kopf durch Streckung der Wirbelsäulenachse an.

Die lange Achse der Wirbelsäule

Sucht man im Sitzen, Stehen oder Gehen nach einer mechanisch effizienten Haltung, wird man auf die Notwendigkeit einer langen Wirbelsäulenachse und einer zentrierten Kontrolle des Gewichts stoßen, das sie tragen muss. Je länger die Wirbelsäule ist und je flacher ihre Krümmungen sind, desto kürzer ist die Entfernung, die das Gewicht zu durchlaufen hat. Die Wirbelsäulenachse ist das Ergebnis von Gewicht und Bewegung der eigentlichen Wirbelsäulenstruktur, die aus Muskeln, Bändern und Knochen besteht. Sie weist in ihrem Entwurf vier gegenläufige Kurven auf, die ihr Stabilität und Belastbarkeit geben.

Richtet man die Lendenwirbelsäule von unten her auf und erzeugt man dabei eine mehr oder weniger gleichmäßige Kurve, wird der Kopf ebenfalls angehoben. Es ist zwecklos, eine Verlängerung der Wirbelsäulenachse durch Anheben des Brustkorbs zu erwarten. Im Gegenteil, sie wird dann durch Umverteilung der Gewichte verkürzt, wobei die Wirbel von Brust- und Halswirbelsäule gestaucht und die der Lendenwirbelsäule auseinander gezogen werden, sodass die unteren Körperteile absacken. Die gestauchten Wirbel der oberen Region müssen irgendwohin ausweichen, also fallen sie nach vorn, und es entsteht eine hässliche Ausbeulung an der Rückseite von Hals oder Schulter. Manchmal entstehen dabei die sogenannten Rundschultern.

Für eine perfekte Kontrolle sollten wir die Muskeln des Lenden- und Beckenbereichs einsetzen, die für das Kauern und Hochspringen zuständig sind, um das Gewicht effektiv von der Wirbelsäule zu den Beinen weiterzuleiten und den Rückstoß von den Beinen zur Wirbelsäule aufzufangen. Es sei daran erinnert, dass alle Körperbewegungen vom Kopf bis zu den Füßen aus Aktion und Reaktion bestehen. Werden die erwähnten Basismuskeln eingesetzt, wird damit auch die Lendenwirbelsäule als der stärkste und schwerste Teil und das muskuläre Kontrollzentrum der gesamten Wirbelsäule einbezogen. Bei allen Bewegungen bleibt die Lendenwirbelsäule der Schwerkraftlinie, die durch das Zentrum der Körpermasse verläuft, näher als jede andere Krümmung, ausgenommen die der Halswirbelsäule, auf der der Kopf zentriert ist **(Abb. 51)**. Eine flexible Säule wie die Wirbelsäule, die ungleichmäßig verteilte Gewichte trägt, muss gekrümmt sein, und ihre Krümmungen müssen die Schwerkraftlinie an zwei oder mehr Punkten schneiden.

Da viele Menschen nicht wissen, wie tief die Wirbelsäule im Körper liegt, ist es angebracht, sich die Tatsache zu vergegenwärtigen, dass alle Wirbel zur Basis der Wirbelsäule breiter und höher werden und im Lendenwirbelbereich besonders breit und tief sind, wo sie sich weit nach vorn in die Leibeshöhle ausdehnen.

Drücken Sie die Daumen unmittelbar oberhalb der Darmbeinkämme in die Körperseiten. Könnten sie durch den Körper nach innen geführt werden, würden sie die Vorderseite der Lendenwirbelsäule berühren. Daran können wie erkennen, dass sich die Lendenwirbelsäule an ihrer tiefsten Stelle über die Hälfte des dortigen Rumpfes ausdehnt. Sogar im Brustkorb dehnt sich die Wirbelsäule durch die spe-

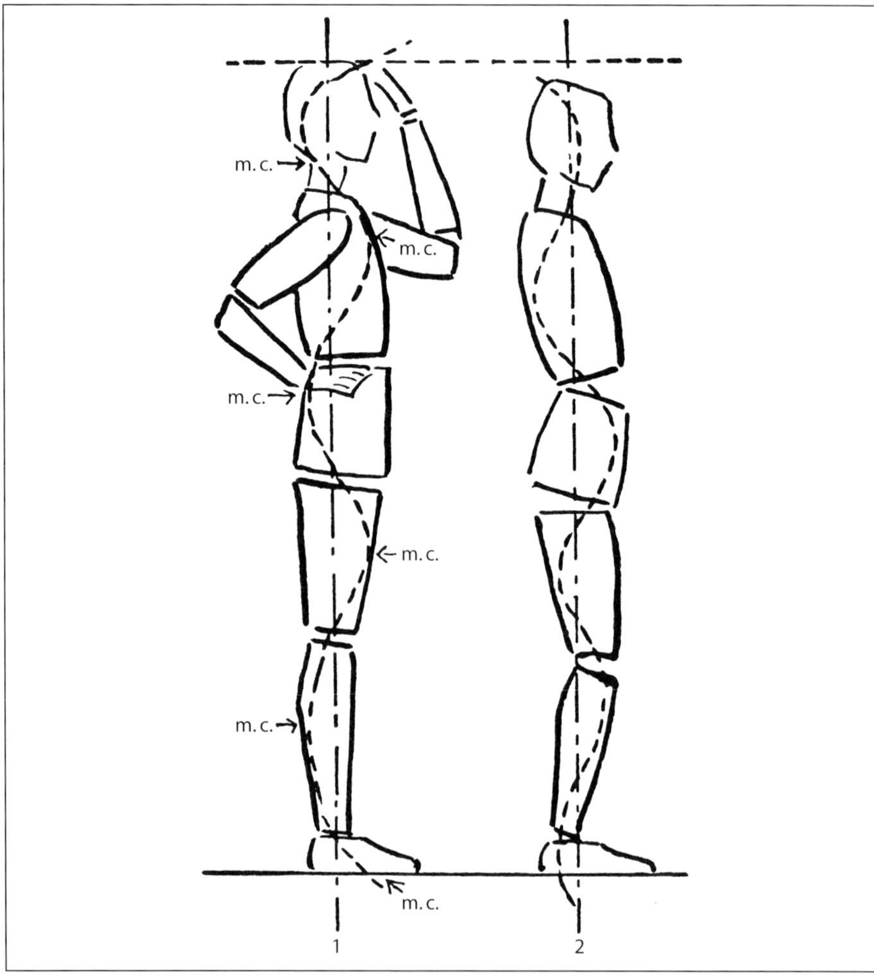

Abbildung 51: Ausgleich der Schwerkraft: 1. Durch beidseitig der Schwerkraftlinie liegende Muskelzentren (m. c.) wird ein Gewichtsausgleich geschaffen. Bei Bewegungen des Skeletts sorgen die Muskeln für die neue Balance. 2. Sind die Knochen des Skeletts über die Schwerkraftlinie nicht in Balance, müssen die Muskeln die ungleichen Gewichte halten und geraten in eine fortdauernde Spannung.

zielle Form und Art der Befestigung der Rippen an den Seiten der Wirbel weit in Richtung auf das Zentrum aus. Große Teile der Lunge liegen hinter der Vorderkante dieser Wirbel, wie es bei einem Querschnitt durch den Brustkorb ersichtlich wird .

Versuchen Sie, sich die Vorderseite Ihrer Wirbelsäule vorzustellen und orientieren Sie sich nicht an den kleinen Dornfortsätzen, die Sie auf Ihrem Rücken spüren können. Diese markieren die Spitze der hinteren Wirbelfortsätze, an denen Muskeln befestigt sind. Das Körpergewicht wird aber von den weiter innen liegenden Wirbelkörpern getragen.

Rekapitulieren wir die Eigenheiten des ausbalancierten Standes: Die ideale Art uns selbst zu tragen besteht, wie wir gesehen haben, in der Stapelung der Einzelgewichte unseres Körpers entlang der Schwerkraftlinie, die durch die Zentren der drei Hauptgewichtsmassen, d.h. durch Kopf, Brust und Becken, verläuft. All dies wird mit geringstmöglichem Muskelaufwand ausbalanciert, sodass die Knochen ihren vollen Anteil an der Arbeitslast übernehmen können. Im Vordergrund unseres Bemühen nach einer besseren Haltung sollten die Vorteile eines strukturellen Gleichgewichts und keine Fragen der äußeren Erscheinung stehen. Unser Erfolg hängt letztlich von unserem Wissen ab, wo und wie die Körpergewichte liegen, hängen oder seitlich angebracht im Körper verteilt sind, sowie dem Wahrnehmungsgrad, den wir für das Körpergleichgewicht entwickeln. Dies wiederum hängt von unserem kinästhetischen Empfinden ab. Um es zu verbessern, beginnen Sie bei den Füßen und merken Sie sich die günstigste Position jedes Gelenkes.

Lassen Sie zunächst Ihre Gedanken im Körper aufwärts wandern und versuchen Sie, dabei ein klares Gefühl für eine ausgewogene Stellung jedes Gelenks zu bekommen: Fuß-, Knie- und Hüftgelenk, durch das Becken zur Wirbelsäule. Machen Sie keine Anstrengung, diese Teile zu bewegen. Je kleiner die bewusste Bewegung ausfällt, desto schneller erfolgt die Anpassung im Zentrum. Führen Sie dieses Experiment mehrere Male durch, und steigern Sie Ihr Bewusstsein des tatsächlichen Gleichgewichts an den Stellen, wo sich die Knochen berühren. Vorstellungen werden zu Reaktionen führen. Als Nächstes versuchen Sie die beschriebenen Schaukelbewegungen, zunächst im Fußgelenk, dann im Knie- und schließlich im Hüftgelenk. Lastet das Gewicht nicht ausgewogen auf dem Gelenk, werden Sie bemerken, dass Sie nicht schaukeln können. Es wird Ihnen dann lediglich möglich sein, diese Teile mit Muskelaufwand und einem Knick der unteren Wirbelsäule zu verschieben.

Bei einer weiteren Übung im Stehen stellen wir die Füße so, dass sie gerade nach vorn ausgerichtet sind. Die Innenkanten verlaufen parallel im Abstand von ca. 15–20 cm. Stellen Sie sich vor, dass alle Körperteile gemeinsam in Richtung auf das Zentrum des Sprunggelenkes ziehen, wie bei einer Ente, die ihre Füße aus einem Schlammloch zieht. Fühlen Sie den Aufwärtszug der Beine bis zu den Hüftgelenken. Dies vermittelt Ihnen eine Einschätzung des Fußgewölbes und des Zusammenwirkens und der Beweglichkeit seiner vielen Teile. Die Summe der Wirkungen all dieser zentrierten Kraftlinien zum Fuß hebt sein Längsgewölbe an und bereitet ihn darauf vor, Gewicht von oben oder Druck von unten aufzunehmen. Die Muskeln der Fußsohle als die den Bogen verstärkenden Bänder sollten quer zur Unterseite des Fußes fest sein.

Im Sprunggelenk finden wir eine sogar noch komplexere Situation bei der Gewichtsweiterleitung vor als beim Becken, da 26 Knochen in jedem Fuß angepasst werden müssen. Da alle Kräfte gebündelt auf das Sprungbein als Schlüsselelement der hinteren Fußwurzel gelangen, wird eine Stoßdämpfung möglich.

Der Gewichtsstoß sollte gleichmäßig auf die Zehen wirken, sodass sie dazu beitragen können, die bewegte Last zurückzufedern oder den Fuß für einen sicheren Stand auf dem Boden anzupassen. Bei einem gut ausbalancierten Fuß müssen sich Zehen und Mittelfußknochen individuell bewegen können, da ihre mechanische Aufgabe darin besteht, den Druck der von oben kommenden Last an den Boden anzugleichen. Sie verteilen das Gewicht, wenn es zu stark konzentriert auf einen Punkt des Sprungbeins gelangt. Um das Sprungbein beim Stehen und mehr noch beim Gehen auszubalancieren, müssen die Zehen den Druck über die Mittelfußknochen auf die Keilbeine sowie das Würfelbein oft verändern.

Die Kniegelenke sollten gerade genug gebeugt sein, um die umgebenden Muskeln und einschränkenden Bänder frei beweglich zu halten. Damit wird ein Zentrieren des Gewichts in diesen Scharniergelenken ermöglicht, die nur eine geringfügige seitliche Anpassungsfähigkeit besitzen. Das Gewicht durchläuft zwischen Becken und Fuß lange Hebel. Die langen Oberschenkelmuskeln und die tiefen, kurzen Muskeln der Kniekehle müssen frei sein, um das Gewicht durch das Gelenk zu leiten und eine extreme Belastung der Bänder zu verhindern.

Beckengleichgewicht und Körperachsen

Das Becken sollte frei zwischen der Wirbelsäulenachse und den Beinachsen schwingen. Letztere laufen nicht in Fortsetzung der Wirbelsäule, sondern in parallelen Ebenen. Diese Achsen resultieren aus mechanischen und organischen Kräften, die durch die Gelenke und die von ihnen ausgehenden Hebel für ausgewogene Kontakte und den ausgeglichenen Sitz der Körpergewichte sorgen. Schwerkraft, Knochen, Muskeln, Bänder und Bindegewebe sind daran beteiligt, die Druck- und Zugkräfte so auszugleichen, dass ein Gleichgewicht entsteht.

Stellen Sie sich eine Frontalebene vor, die zwischen den Beinachsen liegt und sich durch die Hüftgelenke nach oben fortsetzt, und eine zweite Ebene, die durch die Wirbelsäulenachse bestimmt wird und sich nach unten fortsetzt. Diese beiden Ebenen sollten parallel zu einer dritten Ebene verlaufen, die die Schwerkraftlinie enthält, die vertikal durch die drei Hauptteile des Körpers geht und ihn halbiert

(Abb. 52). Diese drei imaginären Vertikalebenen sind Produkte der erwähnten Druck- und Zugkräfte. Werden sie parallel und dicht beisammen gehalten, können alle Gelenke die beste Position für eine ausbalancierte Körperstruktur einnehmen. Damit sind bei aufrechter Haltung die Druckkräfte im Rücken und die Zugkräfte auf der Körpervorderseite ausgeglichen und gegenläufig. Der Körperschwerpunkt liegt dann irgendwo in der Körpermitte. Bei einem dynamischen Gleichgewicht und einem standfesten Körper hebt jede Bewegung eines Körperteils dessen

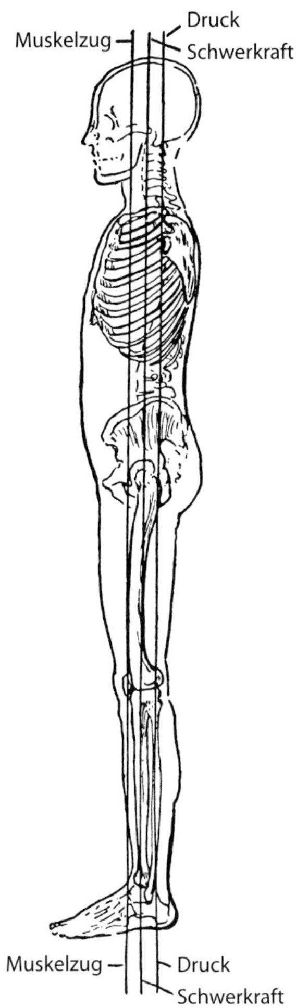

Abbildung 52: Achsen der auf den Körper einwirkenden Kräfte: (muskuläre) Zugkraft, Schwerkraft und Druck.

Schwerpunkt und eröffnet Spielraum für eine organisierte Bewegung. Der Platz zwischen den beschriebenen Ebenen stellt diesen Spielraum dar, insbesondere zwischen der Wirbelsäulenbasis und den Hüftgelenken, dem Sprungbrett für alle Handlungen.

Mechanisch definiert befindet sich der Körper in einem stabilen Gleichgewicht, wenn jede Bewegung den Körperschwerpunkt anhebt. Umgekehrt ist er in einem instabilen Gleichgewicht, wenn eine Bewegung den Schwerpunkt senkt, das heißt: Ohne Kraft von außen kann er ein Herunterpurzeln nicht verhindern.

Versuchen Sie sich im Stehen vorzustellen, dass Sie im Bereich dieser drei Ebenen bleiben, ohne sich zu verkrampfen. Mit anderen Worten: Halten Sie sich so schmal wie möglich, ohne dass sich einzelne Teile auswölben und spüren Sie, wie der untere Rumpf hinter den Beinen liegt und die Oberschenkel sich im Lot befinden. Stellen Sie sich vor, wie sich die Wirbelsäule bis hin zum Boden verlängert und dort entlangschleift. Machen Sie sich bewusst, dass sich die Hüftgelenke in der Frontalebene der vorderen oberen Darmbeinstachel befinden, und schärfen Sie Ihren Sinn dafür, dass die Beinachsen eine eigene Ebene bilden, die vor und abgesetzt von den anderen beiden Ebenen, der spinalen und der Schwerkraftlinie, liegt.

Brustkorb, Schultern und Kopf

Brust und Becken sollten durch Lenden-Beckenmuskulatur und äußere Bauchmuskeln eine Einheit bilden. Hält man diese beiden Körperstrukturen so nah wie möglich zusammen, ohne dabei die aufrechte Wirbelsäule zu beugen, sind die Eingeweide sicher untergebracht. Außerdem wird die abgestimmte Aktion von Zwerchfell und den unteren Atemhilfsmuskeln, den Musculi transversi abdominis psoas und levator ani, gefördert. Das sorgt für eine weitere Ausdehnung des Zwerchfells nach unten, da eine wirkungsvollere Kontraktion seiner lumbalen Anteile und Schenkel möglich wird, die durch eine Kontraktion der unteren Atemhilfsmuskulatur unterstützt wird. Die Spannung der Rippenmuskeln wird gelöst und die Atmung erfolgt nun vertikal oder «röhrenförmig».

Die reibungslose Zusammenarbeit von Brustkorb und Becken ist nur möglich, wenn die Rippenstruktur frei von seitlichen Zugkräften ist, die durch Arm- und Schultermuskeln ausgelöst werden können. Der Brustkorb hängt dann, am Kopf befestigt, frei zwischen Wirbelsäule und Brustbein, seinen Druck- und Zugkörpern. Besonders wichtig zur Sicherstellung dieser leichten Aufhängung des Brustkorbs ist die Position der ersten drei Rippenpaare und die aufrechte Position des Manubriums. Diese Rippen zwischen den oberen Brustwirbeln und dem Brustbein sollten ausbalanciert sein, jedoch ohne Versteifung, da sie dem ganzen Brustkorb als Basis für deren Aufhängung und Unterstützung dienen. Um dieses schwebende Gleichgewicht zu schützen, muss der anterioposteriore Durchmesser des oberen Brustkorbs möglichst groß und die Brustwirbelsäule von seitlichem Zug befreit sein. Der obere Teil des Brustbeins, das Manubrium, muss sich während des Einatmens nach vorne oben bewegen können. Die Anordnung der Teile wird verbessert, wenn der seitliche Durchmesser des unteren Brustkorbs möglichst klein bleibt und wenn die unteren Teile frei an ihren Wirbelansätzen hängen und nicht bewusst nach oben gezogen werden.

Der Schultergürtel ruht ausbalanciert mithilfe der Schlüsselbeine auf der Spitze des Brustbeins. Er ist über eigene Aufhängevorrichtungen an Hals und Kopf befestigt. So lasten weder Schlüsselbeine noch Schulterblätter auf den oberen Rippen oder drücken gegen sie und ihr Gewicht wird gleichmäßig auf die aufhängenden Teile verteilt. Diese Zugkörper sind so gleichmäßig um Schädel und Hals verteilt befestigt, dass das Gewicht von Armen und Schultergürtel letztlich von der Wirbelsäule getragen wird, wo es durch deren Druckelemente verläuft und die Position des Kopfes auf der Wirbelsäule stabilisiert. Bei ausbalanciertem Schultergürtel hängen die Akromien, die Schulterhöhen, entspannt in einer Linie mit den Ohrläppchen, und die Arme hängen seitlich in der Mittellinie der seitlichen Körperwand, in derselben Ebene wie die Schwerkraftlinie.

Der Kopf ist die oberste Last der Wirbelsäule. Wenn die darunter liegenden Teile im Gleichgewicht sind, bewegt er sich leicht auf seiner breiten Basis, dem Atlas. Er wird außerdem von dem kleinen Knochenritzel, dem Zahn des Axis, stabilisiert, der seine Bewegungen zugleich ermöglicht und führt. Nickt man einige Male wie eine Mandarin-Puppe kurz mit dem Kopf, bekommt man ein Gefühl von Freiheit in der Nackenmuskulatur und wird sich der Tatsache bewusst, wie tief verankert und zentriert der Kopf auf der Wirbelsäule ruht. Vorsichtiges Hochstrecken des Kopfes vergrößert das kinästhetische Empfinden in diesem Bereich und bewirkt, dass Stirn und Kinn in eine senkrechte Ebene kommen. Wenn wir uns in diese Bilder hineinspüren, werden wir den Kopf in eine geradere Position und damit in eine Linie mit der Achse der ihn tragenden Halswirbelsäule bringen.

Untersuchen Sie diese Punkte vorsichtig wie vorgeschlagen, und versuchen Sie das Gefühl eines mechanischen Gleichgewichts für die gesamte Körperstruktur zu entwickeln. Die Ausdrücke, die zur Beschreibung dieses Gefühls verwendet werden, mögen sich kindisch anhören, aber das Nachdenken darüber und das Positionieren der Knochen in Einklang mit diesen Bildern kann vielleicht neuromuskuläre Wege eröffnen und im Stand zu einem Verhalten führen, das als müheloser empfunden wird.

Wir werden im nächsten Kapitel sehen, dass Gehen weitaus einfacher ist. Doch es wird erst zu einem ökonomischen Vorgang, wenn der Körper gleichzeitig an ein Gleichgewicht im Stand gewöhnt ist.

7. Die Balance im Gehen

Die Physiologie des Gehens

Als hätte er es vorausgeahnt, lieferte Oliver Wendell Holmes in seiner Veröffentlichung *The Physiology of Walking* 1883 unsere Einführung zum Thema: «Wege zum mühelosen, ausgewogenen Gehen und damit letztlich jeglicher Körperbewegung»:

> «Jeder Mensch besitzt zwei Fähigkeiten, die für ihn typisch sind: Gehen und Sprechen. So einfach sie auch scheinen mögen, so ungeheuer groß war die Anstrengung, um so weit zu kommen. Sehr selten erkennen wir oder sind uns dessen bewusst, welch großer Erfahrungsschatz dahinter steht, wenn wir diese Fähigkeiten mit perfekter Leichtigkeit ausüben.
>
> Das Sprechen scheint am schwierigsten erklärbar. Es war ein weiter Weg, es mit künstlichen Vorrichtungen zu imitieren oder verständlich zu machen. . . .
>
> Niemand hat es bisher geschafft, einen Apparat zu bauen, der Gehen kann. Bei allen Automaten, die gehende Menschen oder sich bewegende Tiere imitierten, gab es keinen, der die Beine als wirkliche Quelle der Bewegung nutzte. So drückten es die Gebrüder Weber[18] bereits vor mehr als 20 Jahren aus, und so ist es auch heute noch gültig.
>
> Wir möchten unseren Lesern möglichst klare Vorstellungen dieser wunderbaren Art senkrecht ausbalancierter Fortbewegung vermitteln, über die sie verfügen, bemerkte M. Jourdain nüchtern. Eine Technik, die sie schon viele Jahre beherrschen, ohne etwas über die dahinter verborgene, erstaunliche Leistung zu wissen. Dabei sollten wir damit beginnen, uns einige einfache anatomische Fakten zu vergegenwärtigen.
>
> Der Fuß ist sowohl in Längs- als auch in Querrichtung gewölbt. So erhält er seine Elastizität und kann einen plötzlichen Stoß bei einer nach unten gerichteten Gewichtsverlagerung abfedern. Das Sprunggelenk ist ein loses Scharnier und die großen Wadenmuskeln können den Fuß so weit strecken, dass beispielsweise Tänzer in der Lage sind, auf ihren Zehenspitzen zu gehen. Das Knie ist ein weiteres Scharniergelenk, das eine freie Beugung des Beines allerdings nur in einer Richtung erlaubt. Zwei kräftige Bänder im In-

18 Traité de la Mécanique des Organes de la Locomotion. Übersetzung aus dem Deutschen für die Encyclopédie Anatomique, Paris 1843

neren, die sich kreuzen, verhindern das Vorwärtsrutschen der Gelenkflächen. Sie bilden die Form des Buchstabens «X» und tragen deshalb den Namen Kreuzbänder. Die oberen Enden der Oberschenkelknochen haben beinahe Kugelform, die von den tief liegenden, kelchartigen Höhlen der Hüftknochen aufgenommen werden. Oberschenkel und Hüftknochen sind so lose miteinander verbunden, dass, wenn alleine die Bänder sie halten, sie bei vielen Gelenkstellungen der unteren Extremität halb aus ihrem Gelenklager gleiten würden. Doch dann wird eine einfache und bewundernswerte Einrichtung wirksam. Der glatte, gerundete Kopf dieses Knochens ist mit einer eiweißartigen Flüssigkeit befeuchtet und passt so perfekt in die gerundete Höhlung, dass er durch die Saugwirkung und den atmosphärischen Druck dort gehalten wird. Man muss auch nach Durchtrennung aller Bänder ordentlich ziehen, um ihn aus dem Gelenk zu lösen, und es gibt dann ein Geräusch wie das eines Korkens, der aus einer Flasche herausgezogen wird. Durch solche polierte Oberflächen gehalten, schwingt das Bein frei vor- und rückwärts wie ein Pendel. Wir können dies selbst erfahren, wenn wir uns mit einem Bein auf einen Stuhl stellen und das andere über eine vertikale Linie pendeln lassen. Die Energie, mit der es schwingt, hängt von seinem Gewicht ab und das ist im übrigen größer als wir meist vermuten würden. Sind wir in guter Verfassung, bewegen sich unsere Gliedmaßen, ja unser ganzer Körper, eher mit einem Gefühl der Leichtigkeit. Ein Unfall macht uns manchmal bewusst, wie schwer sie tatsächlich sind. Ein Offizier, dessen Arm im Krieg durch eine Gewehrkugel zerschmettert wurde, erzählte uns, dass das tote Gewicht des bewegungsunfähigen Arms ihn zu Boden zu ziehen schien. Wie er sich ausdrückte, war es für ihn schwierig, den Arm zu tragen, da er das Gefühl hatte, dieser würde eine Tonne wiegen.

Beim normalen Gehen schwingen die unteren Gliedmaßen vor allem durch ihr Eigengewicht, sodass nur geringe muskuläre Hilfe notwendig ist. Trotz seiner Schwere kann sich der Körper doch leicht von der Beengung der Kleidung befreien, sogar beim Sex, wo Bekleidung am wenigsten erwünscht ist. Wenn aber die menschlichen Beine Pendeln vergleichbar sind, werden die Beine eines kleineren Menschen schneller schwingen als die eines großen, und er wird mehr Schritte pro Minute machen, während andere Größen gleich bleiben. Daher gibt es einen natürlichen Gangrhythmus, der von der Beinlänge abhängt, also schneller oder langsamer ist, je nachdem, ob die Beine kürzer oder länger sind. Hier drängt sich der Vergleich mit unterschiedlich eingestellten Metronomen oder verschiedenen Uhrenpendeln auf. Kommodore Nutt verhält sich bei diesem Vergleich zu M. Bihin wie eine kleine, schnell tickende Kaminuhr zu einer altmodischen, langsam und ehrwürdig schlagenden Standuhr.

Die mathematischen Formeln, die von den Herren Weber als Ergebnisse ihrer diesbezüglichen Untersuchungen ermittelt wurden, würden für die meisten unserer Leser kaum verständlich sein. Die Zeichnungen in ihrem Buch wären dagegen für unsere Zwecke geeigneter, hätten wir nicht die Möglichkeit, der Wahrheit näher zu kommen, als dies sogar ihren sorgfältigen Studien möglich ist. Wir haben einige Augenblicke auf den Straßen von Paris und New York ausgewählt und zwar dreidimensional, die jeweils zahlreiche gehende Personen zeigen, die sich in allen Phasen des komplizierten Vorganges befinden, den wir untersuchen. Mr. Darley war so freundlich, seine schwierigeren Aufgaben zu vernachlässigen, und einige der Bilder auf unseren Seiten nachzuzeichnen, sodass sich der Leser sicher sein kann, dass es sich bei den Bildern um exakte Kopien wirklicher gehender Menschen handelt.

Die erste Person **(Abb. 53A)** hat die Beine zu einem Schritt gestreckt, dessen bemerkenswerte Länge unsere Aufmerksamkeit erregt. Die Sohle des rechten Fußes steht beinahe senkrecht. Mit Hilfe der Wadenmuskeln wurde der Fuß fast wie das Stück eines Autoreifens vom Boden abgerollt. Die Ferse hebt sich als erstes, drückt den Körper, der sich zugleich nach vorn neigt, mit zunehmender Geschwindigkeit nach oben, um dann – wie wenn er nach vorn kippen wollte – das Gewicht auf den anderen Fuß zu verlagern, der bereit ist, es aufzunehmen.

Beim zweiten Bild ist das Knie gebeugt, um den Fuß vom Boden aufzuheben und ihn nach vorn schwingen zu lassen **(Abb. B)**.

Die nächste Bewegungsphase ist am linken Bein der Person in **Abbildung C** erkennbar. Das Bein hängt in der Luft, etwas über die Mitte des Schwungbogens hinaus, bevor es sich strecken wird, wie dies im darauf folgenden Bild zu erkennen ist.

Der Fuß wurde nun nach vorn geschwungen und neigt dazu, wieder zurückzuschwingen. Das Bein ist gestreckt, der Körper kippt nach vorn und die Ferse berührt den Boden. Der Winkel, der von Sohle und Boden gebildet wird, vergrößert sich entsprechend der Länge eines Schrittes. So überraschend dies sein mag, so erstaunlich ist auch die Winkelstellung der Füße bei anderen Figuren **(Abb. D)**.

Die Fersen setzen sehr kraftvoll auf dem Boden auf, wie uns die Absätze unserer Stiefel oder Schuhe beweisen. Doch die vorgestreckte Ferse des menschlichen Fußes entspricht einem Hebelarm, dessen Drehpunkt das Sprunggelenk ist, und der, wenn er auf den Boden kommt, die Fußsohle dort flach ablegt. Zum selben Zeitpunkt wird das Gewicht vom Bein auf den Fuß geleitet, wobei es gemeinsam von Muskelkraft und Geschwindigkeit gesteuert wird. Der andere Fuß ist nun bereit, sich vom Boden abzuheben und denselben Vorgang zu durchlaufen, wie wir ihn bei seinem Gefährten beobachtet haben.

Kein Künstler würde es wagen, eine gehende Person in einer solchen Haltung zu zeichnen. Das schwingende Bein wird so weit angehoben und dabei verkürzt, dass die Zehen normalerweise niemals den Boden berühren. Bei einer partiellen Lähmung sind die am Boden schleifenden Zehen einer gehenden Person charakteristisch für eine ungenügend arbeitende Muskulatur.

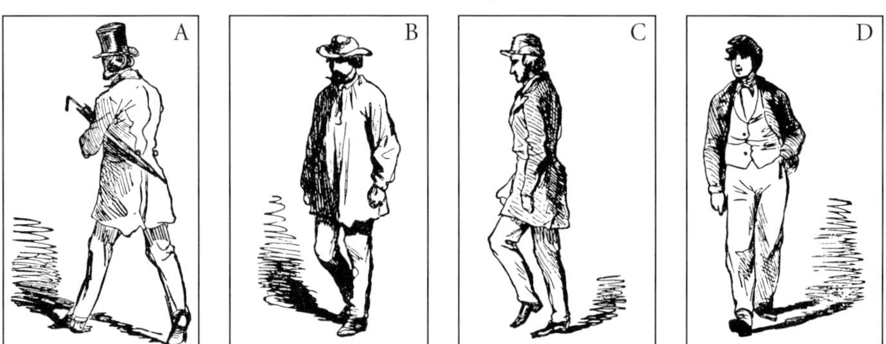

Abbildung 53: «Physiologie des Gehens». Zeichnungen von F.O.C. Darley nach Oliver Wendell Holmes.

> Gehen kann man deshalb als ein permanentes Fallen und Auffangen dieses Falls bezeichnen. Es ist eine äußerst komplexe, heftige und gefährliche Tätigkeit, deren Gefahr wir nur durch unaufhörliches Praktizieren seit unserer frühesten Kindheit entgehen. Wir merken, wie vielfältig sie ist, wenn wir eine Analyse versuchen. Dann stellen wir fest, dass wir sie erst durchgängig verstehen können, wenn wir über fotografische Momentaufnahmen verfügen. Die Heftigkeit der Bewegung können wir erleben, wenn wir stolpern oder umknicken, die letzte Stufe einer Treppe übersehen und feststellen müssen, dass wir kopfüber mit großer Gewalt vorwärtsstürzen.
>
> Zwei eigenartige Dinge fallen auf, lassen sich aber einfach erklären: Der Mensch ist beim Gehen kleiner als beim Stehen. Wir haben als einfaches Verfahren zur Darstellung dieser Tatsache eine Rute oder einen Messstab waagerecht so angebracht, dass er im Stand die Oberseite unseres Kopfes berührt. Gehen wir schnell unter dieser Markierung hindurch, werden wir sie selbst dann nicht berühren, wenn wir mit geschlossenen Augen gehen, um ein instinktives Bücken zu verhindern. Die zweite Tatsache ist, dass sich immer jeweils eine Körperseite zur Seite nach außen verlagert, sodass niemand mit verbundenen Augen lange in einer geraden Linie gehen kann.
>
> Die etwas isoliert wirkenden Illustrationen zu Beginn der Ausführungen bringen einen Gedanken zum Ausdruck, der bislang erst teilweise deutlich wurde: Der Mensch als Rad mit seinen beiden Beinen als Speichen und den Füßen als Fragmenten von Reifen. Er rollt hintereinander abwechselnd auf diesen Fragmenten von der Ferse zur Großzehe. Hätte er genügend Speichen, würde er immer rundum gehen wie jemand der mit Armen und Beinen als Speichen «ein Rad schlägt». Hat man aber nur zwei davon zur Fortbewegung, wird das eine Beine nach vorn geführt, während das andere arbeitet. Im Wechsel setzt sich dies fort. Das Gehen des Zweibeiners besitzt die Eigenheit, dass dabei die Schwerkraft von einem Bein auf das andere verlagert wird, und das momentan nicht beschäftigte sich verkürzt, um nach vorn zu schwingen. Es passiert dabei das andere, das gerade die Körperlast trägt. Dies ist etwas, wozu kein Automat in der Lage sein wird.»[19]

Mehr als ein halbes Jahrhundert später sind Dr. Holmes Beschreibung und seine Bilder, die von Fotografen zu einer Zeit gemacht wurden, als Momentaufnahmen noch etwas Neuartiges waren, immer noch aktuell und lebendig. Man mag daran denken, wie wertvoll es gewesen wäre, hätte man damals schon filmen können.

Der Autor beendet sein Stück mit dem Sprichwort «Solvitur ambulando». Das Problem des strukturellen Gleichgewichts kann wie andere Fragen durch die Analyse des Gehens gelöst werden. Wir wollen uns näher mit der Mechanik dieser uns so vertrauten täglichen Aktivität beschäftigen, die die Basis vieler Geschichten und auch die Basis eleganter Bewegung ist, sei es beim Tanzen oder Laufen, beim Springen oder anderer sportlicher Aktivitäten.

19 Der ausgewählte Text stammt nicht von der ersten Auflage des Artikels, der etwa aus dem Jahr 1883 stammt, sondern von einem Druck unter dem Titel «Selections from the Breakfast-Table Series and Pages from an Old Volume of Life», Seite 290ff, publiziert in der «Modern Classic Series».

Müheloses Gehen

Wie wir gesehen haben, müssen wir beim Stehen das Gleichgewicht auf einen Punkt konzentrieren. Beim Gehen begegnen uns wieder viele Fragen, die wir vom Stehen kennen. Dazu kommen weitere, die spezifisch für die Fortbewegung sind. Wie wir aus Erfahrung wissen, ist Gehen für den Körper dennoch einfacher als still zu stehen. Das liegt daran, dass die Bewegungen des Gehens rhythmisch sind und dem natürlichen Bedürfnis der Muskeln nach einem abwechselnden An- und Entspannen entgegenkommen.

Das ausgewogene Spiel zwischen den Musculi iliopsoas und ihren Antagonisten, den Musculi obturatorii, hält die Hüftgelenke zusammen und stützt das Becken. Diese zentrieren abwechselnd den von beiden Beinen nach oben kommenden Druck, die wiederum das Körpergewicht übernehmen. Die diagonalen Kraftlinien, die durch Femur und Darmbein aufwärts laufen, müssen am Hüftgelenk so ausgerichtet werden, dass sie das Zentrum von Iliosakralgelenk und Kreuzbein erreichen, damit der Schlussstein sicher und gestützt den Beckenbogen in seiner Form hält und das Gewicht vom fünften Lendenwirbel erfolgreich zu den Hüftgelenken geleitet werden kann. Wie Dr. Holmes ausführte, wird das freie Bein, das sich nach vorn bewegt, dabei kürzer als das andere, um keinen Bodenkontakt zu bekommen. Diese fortlaufende, automatische Anpassung wird hauptsächlich durch die Bänder der Hüftgelenke organisiert, die innen mit den Sehnen der tief liegenden Musculi iliopsoas und seitlich mit den Musculi glutei minimi zusammenwirken.

Die Bewegungen des Beckens als kurzer Auslegerbrücke sind immer die gleichen, wenn das Gewicht von der Wirbelsäule ankommt und an die Beine weitergeleitet werden soll. Seine Gesamtbewegung setzt sich aus zahlreichen Einzelbewegungen zusammen, während die Beine beim Vorwärtsgehen kürzer und wieder länger werden.

Ein Ingenieur der Mechanik wurde gebeten, die Beckenbewegung während des Gehens mit einfachen mechanischen Begriffen zu beschreiben. Nach einiger Überlegung sagte er, dass es sich um eine «Kombination von wellenförmigen Bewegungen im dreidimensionalen Raum handelt, deren Resultierende eine Spirale beschreibt, wie sie von einem Punkt auf der Helix einer Förderschnecke beschrieben wird.» Zur weitergehenden Erklärung gedrängt, sagte er:

«Sand oder Korn, das befördert werden muss, wird in einen Hohlzylinder geschüttet, an dessen Innenfläche ein nach oben laufendes Gewinde befestigt ist, das als Helix oder Spirale bezeichnet wird. Diese Spindel entspringt als breites, metallenes Band von der Gesamtinnenfläche des Zylinders. Der Zylinder dreht sich, wobei das Korn durch die sich drehenden Blätter vorwärts geschoben wird, die sich selbst nicht von der Stelle bewegen, obwohl dies durch die Spiralbewegung, die sich bei der Drehung des Zylinders ergibt, so aussehen mag. Beobachtet man einen Punkt, der dem Schwerpunkt des gesamten Körpergewichts, der durch das Becken zum Boden hinwirkt, entspricht, würde sein Weg dem eines Punktes irgendwo auf der Kante des Spiralbandes entsprechen».

Beim Körper kommt die Spiralbewegung durch das Kippen und Neigen des Beckens von Seite zu Seite und von vorn nach hinten zustande, wenn es abwechselnd auf den beiden Femurköpfen rotiert. Wenn wir uns bewusst machen, dass das Körpergewicht dauernd durch die Beckengelenke von der Wirbelsäule zu den Oberschenkeln wandert, wie das Korn vorwärts durch die Förderschnecke getrieben wird, erhalten wir eine passende Vorstellung des Vorgangs.

Die Schwerkraft beim Gehen

Ein leichter Schritt und schwungvoller Gang resultieren aus der Kontrolle des Körpergewichtes, das über das rollende Becken von der Wirbelsäule zu den Beinen übertragen wird. Der Transfer wird dadurch gefördert, dass die Hüftgelenke nahe der Körpermitte gehalten werden. Dadurch schwingen die Köpfe der Oberschenkelknochen nicht nach außen, sondern verbleiben ausbalanciert, um den vom Boden kommenden Druck, der zugleich stabilisierend wirkt, aufnehmen zu können. Dies alles wird von der strahlenförmig angeordneten Muskulatur am Hüftgelenk organisiert.

Beim Gehen ist es hilfreich sich daran zu erinnern, dass die Schwerkraft unsere Tätigkeiten in doppelter Hinsicht beeinflusst: durch Abwärts- und entsprechenden Aufwärtsdruck. Da der Boden beim Auftreten des Fußes Widerstand leistet, dessen Umfang im Verhältnis zum Gewicht und Schwung des aufkommenden Schrittes steht, werden wir daran gehindert, zum Erdmittelpunkt einzusinken. Macht man sich diesen Vorgang klar, mag es ein amüsanter Gedanke sein, festzustellen, dass die Erde anscheinend für uns arbeitet. Sie koordiniert die Muskelantagonisten, die die in unterschiedliche Richtung wirkenden Gewichte in der Umgebung der Gelenke steuern. Dabei spannen sie die vorderen Gelenkabschnitte, wo sonst leicht ein Verrutschen möglich wäre. Um Gewicht zu kontrollieren, müssen Scherkräfte an den Gelenken unbedingt vermieden werden.

Die Steuerung und Weitergabe des sich kumulierenden Gewichts wird von den tiefen unteren und inneren Rücken- und Beckenmuskeln übernommen, die bis hoch in den Brustkorb und hinunter in die Beine reichen. Der wichtigste Muskel, der Musculus iliopsoas, wird durch den kräftigsten und größten Wirbelsäulenabschnitt und die großflächigen Hüftknochen gestützt. Diese Muskeln sind an allen Wirbeln der Lendenwirbelsäule sowie am untersten Brustwirbel befestigt. Das Bein schwingt daher an dem größten und stärksten Wirbelsäulenabschnitt und wird durch die tiefsten Rumpfmuskeln bewegt. Diese Muskeln haben den größten Bereich für eine Anheftung. Alle Beckenmuskeln dienen dazu, das Körpergewicht zu tragen, doch der Musculus iliopsoas trägt und zentriert es.

Um sich eine richtige Vorstellung dieser Vorgänge zu machen, muss man sich die Körperstellen vergegenwärtigen, an denen die Gewichte nach vorne sinken. Bedeutsam sind dabei die Kontakte zwischen fünftem Lendenwirbel und Becken und zwischen Becken und Femur. An diesen Stellen wird das Gewicht am stärksten beschleunigt und «fällt». Wird es nicht sofort durch die tiefen Muskeln abgebremst, wird sich die Kraft eines erhöhten Schwungs zu dem ohnehin schon komplizierten Problem hinzugesellen. Ein Gewicht, das aus einer bestimmten Höhe fällt, gewinnt an Kraftmoment. Das führt zu einer proportional größeren Belastung der Strukturen, die dieses auffangen. Der Grad der Belastung kann im Verhältnis zur gefallenen Distanz in Newton-Meter gemessen werden. Das entstehende Kraftmoment wird durch Muskeln, die darauf vorbereitet sind, aufgenommen. Wenn ein 25-Kilogramm-Gewicht kontrolliert abgesenkt wird, bis es auf den Zehen ruht, so gibt das nur einen kleinen Stoß. Doch man stelle sich nur vor, dass dieses Gewicht aus dieser Höhe unmittelbar auf die Zehen fallen würde. Ein anderes Beispiel für dieses Prinzips erlebt man, wenn man unvermittelt von einer Bordsteinkante ins Leere tritt.

Beim Gehen werden die Knochen des Beines durch drei mechanische Einflussgrößen bewegt: durch Gewichte, durch Zug und durch Kraftmomente auf Grund von Bewegung. Zwischen diesen drei Kräften muss ein Ausgleich geschaffen werden, um zu verhindern, dass eine von ihnen überwiegt und das Trio aus dem Gleichgewicht bringt. Ein Beispiel hierzu: Wenn ein Gewicht einen Knochen passiert und dabei durch die Zugkraft eines Muskels im Lot gehalten wird, ist auch die Beschleunigung kontrolliert, selbst wenn sie zunimmt. Wenn aber der Muskel die Balance nicht halten kann, überwiegt das Kraftmoment und verschiebt die Last. Die Folge: Der Knochen neigt dazu, zu gleiten. Dies geschieht, wenn jemand fällt und zu Beginn des Sturzes versucht, sich selbst wieder aufzufangen. Der Schreck mag dann größer sein als die Wirkung des Falls es gewesen wäre. Wenn jemand trotz dieser Bemühung hinfällt, kann der Sturz sehr heftig sein. Eine ältere Person kann sich bei einem geringfügigen Sturz sogar einen Hüftknochen brechen, während sich ein Kleinkind, da es dem Sturz nachgeben wird, selten verletzt. Schauspieler und Akrobaten lernen, sich kontrolliert fallen zu lassen. Dabei geben die Gelenke nach, bis der Sturz beendet ist. Die Technik der Natur – im Wechsel nach vorne zu fallen und sich wieder aufzufangen, der Vorgang, der beim Gehen eine Rolle spielt – wird so genutzt.

Um ein Gefühl dafür zu bekommen, was damit gemeint ist, wenden Sie einmal den alten Trick an, sich rückwärts in die offenen Arme eines Anderen fallen zu lassen. Dabei wird die Wirbelsäule gerade noch genügend kontrolliert, um ihre Form zu behalten und ist dabei dennoch nicht steif. Man könnte diesen Vorgang auch als «Sinken» beschreiben.

Es sind eher die inneren Oberschenkelmuskeln und die tiefen Becken- und Lendenmuskeln als die äußere Muskulatur, die die Gelenke zentrieren, das Körpergewicht kontrollieren und Kraftmomente ausgleichen. Der vordere Abschnitt aller gewichttragenden Gelenke muss gestrafft werden, um den Schlussstein zu sichern und zu unterstützen. Dies entlastet Knie und Fuß erheblich.

Man kann sich von diesem und dem schwungvollen Gehen einen eigenen Eindruck verschaffen, indem man durch einen längeren Tunnel geht und dabei auf das Klicken der Schuhabsätze beim Auftreten und dessen Echo von den Wänden achtet. Versuchen Sie dann einmal, die Position des Beckens auf der Vorderseite nach oben in Richtung Lendenwirbelsäule zu ziehen und sich dabei «untersetzt» zu fühlen, jedoch ohne Teile der Körperwand zu dehnen, zu beugen, einzuziehen oder herauszudrücken. Und hören Sie dann auf die Änderung des Klangs Ihrer Absätze. Wenn Beine und Becken mit der Vorderseite der Wirbelsäule gut zusammenarbeiten und die Beine von der tiefen Lendenwirbelsäule ihren Schwung nehmen, wird auch eine beachtliche Änderung hin zu mehr Vitalität erkennbar sein, die sich im anderen Klang der auftretenden Schuhe zeigt. Damit wird auch die auf die Gelenke wirkende Beschleunigung reduziert und das Trommeln der Fersen wird leichter, was natürlich auch das Echo reduziert. Ursache ist, dass Ihr Gewicht nun kontrolliert nach unten geleitet wird und dabei der Schwung durch Gleichgewicht und Gewichtskontrolle vom Muskel- und Bandapparat der Gelenke gesichert wurde. Betroffen sind vor allem die Lumbosakral-, Hüft- und Fußgelenke.

Der Fuß wird durch das von oben auf ihn einwirkende Gewicht und die vom Boden kommenden Impulse beeinflusst. Machen Sie sich den Spaß und stellen Sie sich vor, dass Sie beim Gehen mit aufrechtem Rumpf sitzen und das Becken als ihr Fahrzeug und die Beine als die davor gespannten Pferde dienen. Führen Sie die Pferde vor der Last, d.h. die Oberschenkel vor dem Unterleib und vermeiden Sie, dass das Fahrzeug die Pferde überholt.

Die Aktionen der zentrierenden Muskeln sind darauf ausgerichtet, eine ökonomische Steuerung zu erreichen, bei der keine Kraft damit verschwendet werden muss, Teile außerhalb der Schwerkraftlinie, also außerhalb des Zentrums zu halten. Bei der Bewegung allerdings müssen Teile des Körpergewichts das Zentrum verlassen, um später wieder dorthin zurückzukehren. Solange dies kontrolliert geschieht, verursacht es wenig Belastung. Die Beanspruchung steigt, wenn die Knochen durch die Muskulatur außerhalb ihrer natürlichen Lage gehalten werden.

Das Aus-dem-Zentrum-Herausbringen ist Aufgabe der großen Oberflächenmuskeln von Hüfte und Oberschenkel, die den Schwung der Beine nach außen über den Bewegungsbogen hin steuern. Zunächst veranlassen sie ein Dezentrieren, da sonst keine organisierte Bewegung möglich ist. Die Zeit-Raum-Beziehung des Fallens und Auffangens von Gewicht bestimmt den Rhythmus einer organisierten Bewegung.

Ein wirtschaftlicher Energieeinsatz erfordert eine lange spinale Achse, die sich parallel zur Schwerkraftlinie befindet. Die Schwerkraftlinie, die durch den Körperschwerpunkt führt, markiert den Platz der verschiedenen Körpergewichte in Relation zur Erde und auch in Relation zur Wirbelsäulenachse.

Je näher sich Schwerkraftlinie und Wirbelsäulenachse kommen, wobei Letztere das Gewicht kontrolliert, und je tiefer der Körperschwerpunkt liegt, desto einfacher und ökonomischer kann die Körperlast getragen werden.

Zeitliche Abstimmung und Start des Gehens

Beim Gehen fällt das Gewicht nacheinander durch alle Körpergelenke vorwärts und wird dabei schnell von den zentrierenden Muskeln übernommen und kontrolliert. Danach schwingt das aktive Bein nach vorn, um es aufzufangen. Der Femur bewegt sich dabei gering vor das Gewicht des Beckens, das es zu übernehmen gilt. Die präzise zeitliche Abstimmung ist hier sehr wichtig. Das Bein muss vor dem Becken nach vorn gebracht werden, wenn das Gewicht erfolgreich durch die sich wechselseitig ausgleichenden Muskelgruppen rund um das Hüftgelenk ausbalanciert werden soll. Das andere Bein muss im richtigen Augenblick in der Lage sein, das nun herrenlos gewordene Gewicht aufzufangen. Der Vorgang des Gehens ist uns so vertraut, dass wir es gar nicht mehr bemerken. Wenn das Vertraute dann aber in eine ungewohnte Situation übergeht und noch eine zusätzliche Schwierigkeit für die Gelenke hinzukommt, merkt man dies unmittelbar. Eine solche Situation entsteht beispielsweise, wenn man in einem schnell fließenden Forellenbach watet. Die Beine müssen vor dem nächsten Schritt erst ihren Platz gefunden haben, damit sich die Person aufrecht halten kann. Lassen Sie uns die Vorstellung von den drei Ebenen wiederholen.

Die Achsen der Beine liegen vor und parallel zur Schwerkraftlinie. Würde man sie nach oben durch die Hüftgelenkspfannen verlängern, würden sie durch die Brust und die Wangenknochen verlaufen. Würde man die Wirbelsäule, durch die das Körpergewicht zum Becken läuft, nach unten verlängern, würde sie die Unterkante des Kreuzbeins streifen und auf dem Boden hinter einer Linie zwischen den beiden Fersen auftreffen, sozusagen als drittes Bein eines Dreibeiners. Wenn wir die imaginären Linien auf der Körpervorderseite und die spinale Achse zu Ebenen erweitern würden, wie wir oben bereits dargestellt haben, würden zwei aufrechte parallele Ebenen entstehen, zwischen denen wir uns eine dritte ebenfalls parallele Ebene vorstellen könnten, wenn alle Kräfte ausbalanciert sind. Diese dritte Ebene wäre die Schwerkraftebene, die dadurch entsteht, dass wir die Schwerkraftlinie seitlich ausdehnen.

Die am besten ausbalancierte aufrechte Haltung ist die, bei der diese drei Ebenen parallel zueinander stehen und die wirksamen Kräfte ausgeglichen agieren. Die Kontrolle dieser Kraftebenen hängt weitgehend davon ab, dass die seitlichen Zugkräfte in der Brustregion reduziert werden – wie schon im vorherigen Kapitel erläutert wurde – und die wechselseitig wirkenden Muskelgruppen des Lenden-, Becken- und Oberschenkelbereichs erfolgreich zusammen spielen.

Im Gehen und Stehen gilt: Je geringer der Abstand zwischen der Ebene der aufwärts gerichteten Kräfte durch die Beine und der Achse durch die Wirbelsäule, um so mehr wird der Zug der kontrollierenden Muskeln und Bänder zentriert und ausgeglichen sein, um das Kraftmoment durch den Körper zu reduzieren.

Bei der Weitergabe des Körpergewichts an die Beine passiert es fünf Beckengelenke: das Lumbosakralgelenk, die beiden Iliosakralgelenke und die beiden Hüftgelenke. Die Gelenkebenen befinden sich nicht in einer vertikalen Anordnung, folglich muss das Gleichgewicht mithilfe von Bändern und Muskeln geschaffen werden, die diese Gelenke kontrollieren. Der Unterschied zwischen einer statischen und einer dynamischen Situation entsteht durch den Raum zwischen den nicht gegeneinander ausgerichteten Gelenken. Eine organisierte Bewegung ist nur möglich, wenn sich die Masse selber aus dem Gleichgewicht bringt und ihren Schwerpunkt verlagert und sich durch denselben Mechanismus wieder fängt. Einflussmöglichkeit und Widerstand der einzelnen Körperteile sind unverzichtbare Eigenschaften. Gäbe es keinen Abstand zwischen der Schwerkraftlinie und der Achse der gekrümmten Körperstruktur, die das Gewicht hält, sowie der Beinachse, die dieses Gewicht übernimmt, gäbe es kein «Sprungbrett» für Bewegungen. Mit anderen Worten schafft die Distanz zwischen Lumbosakral- und Hüftgelenken die Hebelkraft für organisierte Bewegungen.

Der Mensch ist ein dynamisches und kein statisches Wesen. Er bewahrt sein Körpergleichgewicht durch Kräfte, die über verschiedene Körperebenen wirken, und die Anpassung der verschiedenen Teile mithilfe dieser Kräfte in zeitlich-räumlicher Abhängigkeit. Der französische Physiologe Richet stellte hierzu fest, dass die menschlichen Systeme ausreichend instabil für wünschenswerte Lebensäußerungen sind, um dadurch wieder Stabilität zu erzeugen bzw. aufrecht zu erhalten.

Alle Teile arbeiten zusammen und verwenden dabei die Prinzipien von Hebelkraft und gegenseitigem Widerstandes als einer Möglichkeit des «Startens». Alle Bewegungen laufen erfolgreich, geordnet und ungehindert nacheinander ab.

Das tragende Bein muss beim Gehen Gewicht durch seine ausbalancierten Gelenke zum Fußgewölbe übertragen, wo das Gewicht richtig auf dem Sprungbein platziert werden muss, dem Schlussstein des Fußgewölbes. Dies erfolgt durch das Schienbein, das vom Wadenbein und den kontrollierenden Muskeln unterstützt wird, von denen die meisten seitlich und auf der Rückseite des Unterschenkels verlaufen und mit auseinander laufenden Fasern ihrer starken Sehnen an verschiedenen kleinen Knochen an der Fußsohle ansetzen.

Der balancierte Einsatz der Beinmuskulatur hält die kleinen Knochen des Längsgewölbes des Fußes, also des Tarsus, über ihre Ansatzpunkte zusammen. Ihre Wirkung ist mit der einer Saite auf einen Bogen vergleichbar. Sie halten die beiden

Bogenenden zusammen und leiten die vorhandenen Kräfte zum Schlussstein. Der von unten, vom Fuß und dem Boden kommende Aufwärtsdruck wird zentriert durch das Sprungbein geführt, wo es auf das von oben durch die Beinachse kommende Gewicht trifft. Viele kleine Teile sind beim Zentrieren des Fußes beteiligt, damit er Gewicht aufnehmen und plötzliche Stöße dämpfen kann. Diese Teile werden am Sprungbein durch Fuß- und Beinmuskeln sowie Bänder zusammengehalten, sodass das Gewicht kontrolliert und ausbalanciert im Zentrum des Sprungbeins gehalten wird. Sobald der Gewichtsdruck des Beines im Zentrum des Sprungbeins, dem Kniegelenk und der Hüftgelenkspfanne angekommen ist und ausgeglichen wurde, ist das Kugelgelenk der Hüfte zu Bewegungen in allen Ebenen in der Lage, wobei sich das Körpergewicht niemals schneller nach vorn bewegen wird als die Beine, die es tragen.

Die Berücksichtigung des Aufwärtsdruckes vom Boden trägt dazu bei, die Gelenke frei zu halten. Daher muss man den Bodenwiderstand als Einflussfaktor von körperlich ökonomischen Aktivitäten berücksichtigen und ihn in der Vorstellung zu den Knochen addieren.

Die Hüftgelenke

Die Hüftgelenke sind für unsere persönliche Welt der «Nabel der Welt». Jede Faser der um sie herum gruppierten Muskeln muss frei sein, um den auf sie zukommenden Anforderungen gerecht zu werden. Diese Anforderungen zeigen sich als Drucklinien, die aus allen Richtungen durch die verschiedenen Aufprallwinkel auf den Nabel zu laufen.

Die erste Gangphase ist ein Fallen, in der zweiten wird das fallende Gewicht aufgefangen und in der dritten werden diese zwei alternierenden Handlungen so lange rhythmisch ausgeführt, bis die Entscheidung fällt, das Bewegungsmuster neu zu organisieren. Die betroffenen Körperstrukturen könnten niemals exakt reagieren, gäbe es nicht einen Abstand zwischen den senkrechten Ebenen, die Kreuzbein und Oberschenkelknochen durchlaufen. Es ist dieser Abstand, obwohl nur 6–7 cm, der die Hebelarmwirkung des Beckens ermöglicht.

Das hinten im Kreuzbein ankommenden Gewicht wird nach vorn geleitet, wo es die wie Räder arbeitenden Hüftgelenke mit ihren Naben aufnehmen und zu den Beinen als den sich bewegenden Stützen weitergeben. Diese Gelenke bilden gemeinsam mit ihren vielen, unterschiedlich wirkenden Muskeln und Bändern die Speichen, deren Aufgabe es ist, Gewicht zu verteilen, zu führen und die aus einer großen Bewegungsvielfalt resultierenden Stöße aufzufangen. Dabei bieten sie viele Hebelansätze, um neue Bewegungen zu starten.

Dank des universellen Charakters dieser Gelenke und ihrer räumlichen Beziehungen zur Wirbelsäulenachse wird eine koordinierte Bewegung organisiert. Wie schon ausgeführt, bilden die Hüftgelenke deshalb den Mittelpunkt aller Schulungsanstrengungen im Bereich der Körperhaltung[20].

Wir haben die Stützfunktion der Beckenknochen mit einer Auslegerbrücke verglichen. Unterschiede bestehen insofern, als die Kraft durch innere Nervenreize ausgelöst wird, alle Teile beweglich sind und sich in einer dauernden wechselseitigen Anpassung befinden. Der Aufwärtsdruck des Oberschenkelknochens und der Druck der Wirbelsäule auf das Kreuzbein, wo der fünfte Lendenwirbel das angesammelte Körpergewicht an das Becken weitergibt, machen eine permanente Anpassung zwischen Zug- und Druckkörpern, also zwischen Muskeln, Bändern und Knochen notwendig.

Wenn die Beine in ihrer alternierenden Arbeitsweise rechtzeitig vorwärts gehen, um das Gewicht entgegenzunehmen, kann dies zentriert durch Hüfte und Knie zum Sprunggelenk geleitet werden.

Die Kniegelenke

Das Knie ist das größte Gelenk im Körper. Sein Umfang garantiert ungeachtet bestimmter mechanischer Nachteile Stabilität. Wegen der Länge der Beinhebel, die hier zusammentreffen, besitzt es eine nur geringfügige seitliche Anpassungsfähigkeit. Um den vertikalen Gewichtsdruck aufzufangen, benötigt es breite knöcherne

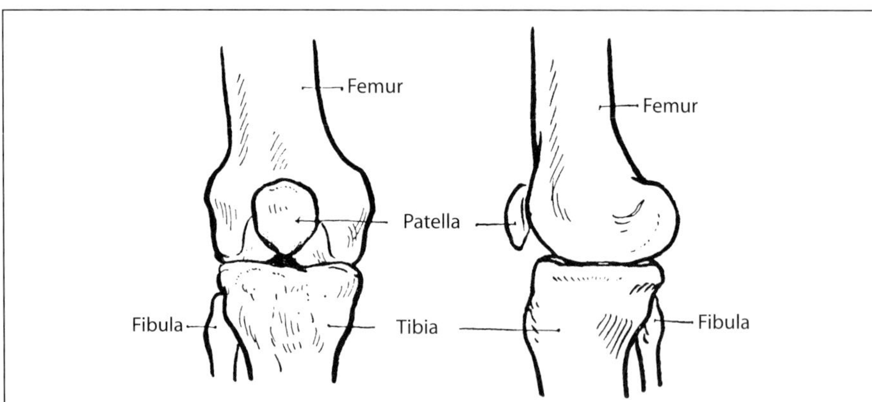

Abbildung 54: Das Kniegelenk von vorne und von der Seite.

20 Mabel Todd: Principles of Posture, with Special Reference to the Mechanics of the Hip-Joint

Gelenkoberflächen und eine spezifische Ausformung für die Befestigung der festen, die Beweglichkeit einschränkenden, Bänder **(Abb. 54)**. Das Kniegelenk ist nicht dazu geeignet, seitlich eintreffenden Kräften zu begegnen, wie sie beispielsweise auftreten, wenn wir auf einer Bananenschale ausrutschen, da seitlich keine Knochen für die Befestigung von Muskeln liegen, durch die das Gleichgewicht wiederhergestellt werden könnte.

Darüber hinaus wirkt fast das gesamte Kraftmoment der sich bewegenden Gewichte ungebrochen auf das Kniegelenk. Ursache ist die Streckung des Gelenkes in der aufrechten Haltung. Beim Tier wird das Körpergewicht schrittweise durch die Gelenke der Hinterbeine umgelenkt, die an Hüfte, Knie und Fuß sprungfederartig konstruiert sind. Bei aufrechter Haltung wird das Gewicht vertikal und parallel zur Wirbelsäule durch die langen Oberschenkelknochen geleitet. Dies vergrößert die Möglichkeit eines Stoßes auf das Knie. Ein gewisser Schutz besteht dadurch, dass der Oberschenkelknochen im Kniegelenk schräg zur Mitte auf das Schienbein trifft. Dies und die Tatsache, dass er so tief eingebettet in eine Muskulatur mit vielfältig verwobenen Muskelfaszien ist, bilden ein Gegengewicht zu den Effekten, die durch die langen Hebel der hier aufeinander treffenden Knochen entstehen.

Unterschenkel und Sprunggelenke

Die Anordnung der Unterschenkelknochen gleicht einen Teil der mechanischen Nachteile des Kniegelenkes aus, und kann einen Großteil der Stöße, die es vom Oberschenkel erhält, abfedern.

Die Membrana interossea, ein festes Bändernetzwerk, verläuft über die gesamten senkrechten Innenkanten von Schienbein, oder Tibia, und Wadenbein, oder Fibula, die sie so verbindet. Wie schon erwähnt, ähnelt sie sehr dem Flechtwerk eines Schneeschuhes und funktioniert in ähnlicher Weise als Stoßfänger, der die Wucht eines Aufpralls auf große Oberflächen verteilt. Einer der wichtigsten Haltungsmuskeln des Körpers, der Musculus tibialis posterior, ist eng mit der Aktion und Einbindung dieser Membran und der Plantarfaszie des Fußes verbunden,

Sofern das Gewicht in jedem Stadium kontrolliert ist, und den Muskeln ihre schlingenartige Aktion ermöglicht, wird es mit relativer Leichtigkeit durch die Unterschenkelknochen zu Sprunggelenk und Fuß gelangen. Danach wird die Verantwortlichkeit für die Stützfunktion vom Sprungbein, dem Schlussstein des abstützenden Fußgewölbes, gleichmäßig auf Mittelfußknochen und Zehen verteilt. Dies reduziert die Belastung aller kleinen Teile des Fußes und verhindert eine Pronation der Sprunggelenke.

Ein proniertes Sprunggelenk spreizt, wie schon erwähnt, die Innenkante des Fußgewölbes, senkt den Längsbogen und erlaubt dem Sprungbein, hervorzutreten.

Jede Veränderung verursacht andere, und der Teufelskreis geht weiter. Schließlich werden die Sehnen an der Plantarfläche der Fußwurzel gereizt und überlastet, die zu den langen Muskeln an den Seiten und der Rückseite des Unterschenkels gehören, die unmittelbar unterhalb des Kniegelenkes entspringen. Durch ihre wechselseitige Aktion kontrollieren diese Muskeln das Körpergewicht und lenken es sicher durch die relativ schlanken Beine, die es zu den Fußgewölben tragen müssen. Eine ernsthafte Störung in ihrer Zusammenarbeit führt zu erheblichen Problemen. Durch gestörte Reflexe können umschriebene oder zu entfernten Stellen übertragene Schmerzen auftreten, die sogar Hals oder Kopf betreffen können. Alle Körpergewebe kämpfen unaufhörlich gegen Belastungen. Oft lässt sich nur schwer unterscheiden, welches Teil der Beanspruchung zuerst nachgeben wird – Nerv, Muskel oder Knochen. Letztendlich ist der Nerv der Leidtragende.

Die Position der Fußknochen hängt von den Muskeln darüber ebenso ab wie von denen darunter. Der Körper ist eine Einheit, und jedes Teil hängt von seinem Nachbarn ab, wobei kein Teil fixiert ist. Die Muskeln arbeiten an ihren knöchernen Hebeln zusammen, um das Gleichgewicht aufrecht zu erhalten. Für diese Aufgabe sollten sie freigestellt werden. Ihre Antwort muss zwei wichtige Notwendigkeiten erfüllen: mechanische Reaktion und muskuläre Koordination. Die eine beinhaltet das Prinzip, dass Aktion und Reaktion gleich und entgegengesetzt sein müssen, und die andere, dass durch den Mechanismus der wechselseitigen Muskelaktion organisierte Bewegungen möglich sind. Die eine ist ein Grundprinzip der reinen Mechanik, die andere ein biologisches Prinzip lebender Organismen. Diese beiden Prinzipien müssen in jeder Bewegung zeitlich und räumlich zusammen kommen, um eine harmonische und kontrollierte Aktion sicherzustellen.

Jeder von uns kennt Beispiele für schnelle, leichtfüßige Läufer; klassisch ist der Indianer mit seinem «lautlosen» Gang. Katzen können geräuschlos Treppen steigen, wobei ihr Gewicht von hinten angetrieben wird. Aber wie geräuschvoll geht sie die Treppen hinab, wenn sie ihr Gewicht nicht kontrollieren kann, weil die Vorderpfoten es ungewohnterweise als erste übernehmen müssen. Nachts geht man müheloser und leiser als tagsüber. Dies ist möglich, weil der Körper, nun nicht mehr durch das Sehen abgelenkt, in althergebrachte, unbewusste Bewegungsmuster verfällt, bei denen die Mechanik weniger durch Zwänge, die das Bewusstsein schafft, blockiert ist und sich die Primärreflexe durchsetzen können.

Das Spiel des Gehens

Betrachten Sie Gehen als Spiel. Lassen Sie zu einem festgesetzten Zeitpunkt mindestens einmal täglich in aller Klarheit einige motivierende Bilder Ihr Bewusstsein passieren. Verschaffen Sie sich das Gefühl, sich von festen Verhaltensweisen zu befreien, bei denen Sie bestimmte Körperteile in bestimmten Positionen halten müssen. Vergessen Sie die Suggestionen, die von alten Vorstellungen und Bildern ausgehen. Hier einige Vorschläge für geeignete Vorstellungen:

Stellen Sie sich während des Gehens vor, dass vom Ende Ihrer Wirbelsäule der Schwanz eines Dinosauriers herabhängt, vor dem Ihre Beine davonzulaufen versuchen. Oder stellen Sie sich vor, Sie gehen durch ein Feld, das mit Herbstblättern übersät ist und schleudern Sie diese Blätter mit Ihren Füßen weg. Oder waten Sie in Ihrer Vorstellung durch strömendes Wasser.

Da die Wirbelsäulenachse möglichst lang sein sollte, stellen Sie sich vor, dass Ihr Kopf bis zu einem Haken am Himmel reichen würde und Sie – wie Blaubarts Weiber – mit Ihren Haaren daran hängen. Das sollte ein Gefühl für Dehnung hinten im Nacken und an der unteren Wirbelsäule auslösen, jedoch ohne den Brustkorb anzuheben. Der Gedanke des Dehnens verlängert die Wirbelsäulenachse.

Die Wirbelsäule funktioniert am besten, wenn ihre Achse lang ist. Ihre gegenläufigen Kurven verlaufen dann nahe der vertikalen Achse und die Zug- und Druckkräfte sind ausbalanciert. Bei einer solch langen Achse wird das Gewicht in einer möglichst direkten Linie durch die Wirbelsäule verlaufen. Außerdem werden auch die Zugelemente der vorderen Körperwand bei einer langen Wirbelsäulenachse dazu beitragen, das Körpergewicht auszubalancieren.

Die Wirbelsäule kann ihre Achse nur nach unten verlängern. Der Kopf mit seinen mindestens 7,5 Kilogramm Gewicht hat nichts über sich, woran er sich nach oben ziehen könnte. Er kann deshalb auch die Wirbelsäule nicht verlängern. Durch die Druck- und Zugkräfte, die an jeder Krümmung der Wirbelsäule wirken, wird deren Achse verlängert und die Konstruktion zusammengehalten. Da das Gewicht jedes Segments für das folgende entscheidend ist, gleichen die kleinen Muskeln und Bänder dieser Ebene die in den Knochen entstehenden Druckkräfte mithilfe der Zugkräfte aus. Diese Aktion des Weichteilgewebes erhält die Wirbelsäulenkurven und zieht sie näher zur Wirbelsäulenachse. Das Resultat sind eine längere Achse und geringerer Energieverbrauch in jedem Segment, durch das das Gewicht auf dem Weg von der Spitze zum Boden verlaufen muss. Es wandert dann in einer direkteren Linie zwischen zwei Punkten.

Auf diese Weise wird der Kopf angehoben, sobald die untere Wirbelsäule unten zieht, um ihn zu kontrollieren, und die Extensoren des Rückens nach unten ziehen. Die zusätzlichen Zugkräfte der Körperwand helfen bei dieser Steuerung. Das Gewicht des Kopfes kann dann in gerader Linie zum Boden gelangen, aber die Aktionskette, die dies bewirkt, wird von der Wirbelsäule ausgelöst, so wie der Gedanke an das Hochschieben des Kopfes alle dazugehörigen Reflexe aktiviert, bei denen die Streckmuskulatur nach unten und die vordere Körperwand nach oben zieht, und der seitliche Durchmesser des oberen Brustkorbs reduziert wird. Dadurch verlängern sich alle vertikalen Linien.

Bei einem anderen Bild des ausbalancierten Gehens stellen wir uns vor, dass wir auf einem dritten Bein sitzen, das vom Ende der Wirbelsäule nach unten verläuft (wie der Rohrstock mit dem Klappsitz, der auf dem Polo-Feld benutzt wird), und dass wir mit unseren beiden wirklichen Beine versuchen, davon wegzulaufen.

Stellen Sie sich vor, Sie hängen von einem Baum in der Form eines geöffneten japanischen Sonnenschirmes, die Zehen baumeln über dem Grund und der Kopf befindet sich über dem geöffneten Sonnenschirm **(Abb. 55)**. Falten Sie dann den Schirm rund um Ihre Wirbelsäule und ziehen Sie in der Vorstellung das Becken und die Beine senkrecht in Richtung Kopf, sodass die geschlossenen Falten des Sonnenschirms Sie umhüllen.

Oder halten Sie für einen Moment wie eine erschreckte Schildkröte inne, und verkürzen Sie Ihre Beine, als ob Sie sie unter das Schildkrötenhaus zur Körpermitte ziehen wollten. Ein solches Vorgehen, das von Aktivitäten der tiefen Becken- und Wirbelsäulenmuskulatur begleitet wird, zentriert die Beine in Richtung Wirbelsäule und bereitet sie auf eine neue, ausbalancierte Bewegung vor.

Becken und Brustkorb gehören zusammen und sollten mithilfe der inneren Beckenmuskulatur und der äußern Bauchmuskeln so verflochten sein, dass der

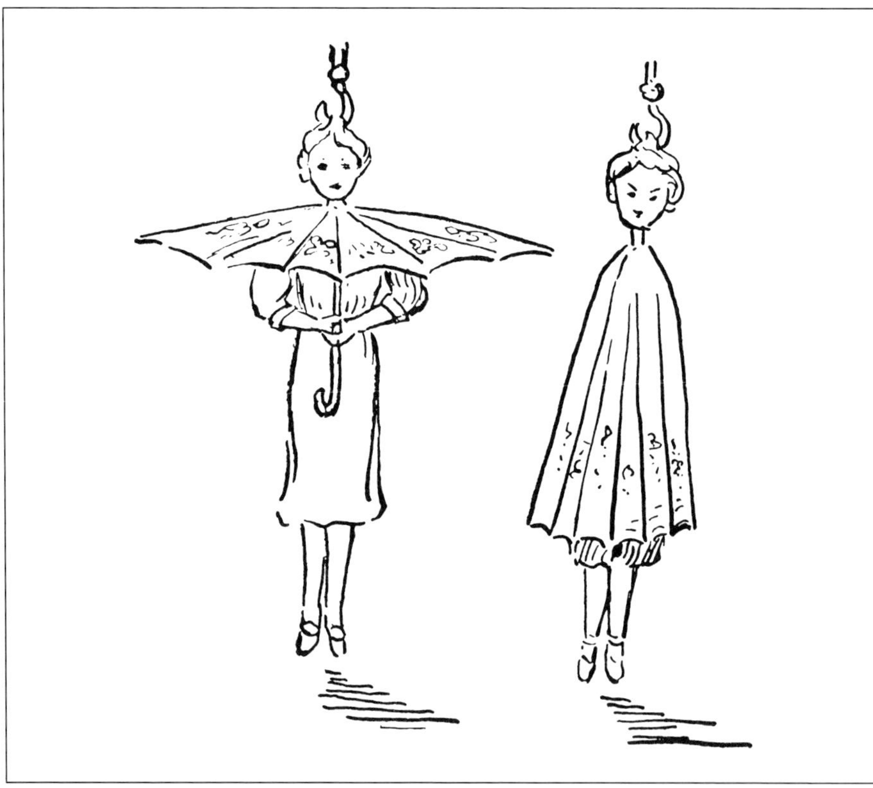

Abbildung 55: Der «japanische Sonnenschirm».

gesamte Rumpf den Eindruck einer zylindrischen Einheit vermittelt, wie man dies bei einfachen Puppen oder Spielzeugtieren sieht. Diese organische Einheit innerhalb des Körpers ist durchgehend und sollte vorne nicht auseinandergedehnt werden; nach hinten ist dies ohnehin nicht möglich.

Gehen Sie weiter und stellen Sie sich vor, dass eine Fahrradkette Glied für Glied über die einzelnen Wirbel des Rückens hinabläuft, dann eine Wendung macht und wieder nach oben zieht, um dabei jeden berührten knöchernen Teil näher zu seinem Nachbarn zu schieben bis hinauf, wo sie das Zungenbein – oberhalb des Adamsapfels – erreicht, bevor sie ihre Richtung ändert, um wieder nach unten zu wandern. Lassen Sie die Kette mehrere Runden machen und beobachten Sie, wie leicht Ihre Füße werden.

Der Vorgang des Radfahrens nimmt den Körper als Ganzes in Anspruch und ist ebenfalls einer näheren Betrachtung wert. Rumpf, Arme und Beine sind direkt in die Bewegung einbezogen und steuern das Verhalten des Fahrrades, sodass Fahrer und Fahrrad zu einer Fortbewegungseinheit werden, die mehrere ähnliche, zyklisch arbeitende, mechanische Vorrichtungen benutzt, um Kraft zu übertragen und zu verstärken. Eine andere Form gemeinsamer Aktion ist das Reiten von Pferden, dass bei perfekter Ausübung den Eindruck erweckt, dass Reiter und Pferd eine Einheit bilden. Dennoch ist die Mechanik in diesem Beispiel anders und nicht so einleuchtend wie die menschliche Körpermechanik beim Radfahren.

Lassen Sie uns die Analogie vertiefen, indem wir die Mechanik untersuchen, die beim Rad fahren von Bedeutung ist. Ihre Füße «gehen» auf den Pedalen, während Sie mit Ihren Sitzbeinen (den untersten Teilen der Hüftknochen) auf dem Sattel sitzen, der gerade breit genug für Sie ist. Wenn Sie nun in die Pedale treten, bewegen Sie ein großes Zahnrad, über das eine zusammenhängende Kette zum kleineren Zahnrad führt, das mit dem Hinterrad des Fahrrades verbunden ist. Das Ganze wird durch Ihr Gewicht auf dem Sattel nach unten gedrückt und dort gehalten. Die treibende Kraft, die von den Muskeln des unteren Rumpfes und der Oberschenkel kommt, bewegt das Fahrrad mit Ihnen nach vorn. Man kommt so schnell und leicht voran, weil die Muskelkraft durch den Mechanismus aus Pedalen, Zahnrad und Kette vervielfacht wird und direkt am Hinterrad angreift. Dadurch wird die Kraft präzise zentriert und nicht durch ineffektive Bewegungen entfernt vom Zentrum vergeudet.

Da sich das Fahrrad auf einer horizontalen Achse vorwärts bewegt, arbeitet der Körper fast im rechten Winkel dazu. Tatsächlich sind Ihr Körper und das Fahrrad Teile desselben Fortbewegungsmechanismus, die beide nach denselben mechanischen Prinzipien mit aktiven und passiven Phasen und unter Anwendung von Zug- und Druckkräften arbeiten.

Auf diese Weise bewegt sich das große Zahnrad vorwärts, wenn Sie mit Ihrem Fuß auf das Pedal treten (Druckkraft), und die Kette wird durch das große Zahnrad nach vorn und durch das kleine nach hinten gezogen (Zugkraft). Erreicht der

Fuß auf dem Pedal den tiefsten horizontalen Punkt, kann sich das Bein ausruhen. Es wird durch sein Eigengewicht und seinen Schwung sowie durch den Antrieb des anderen Fußes zurück und nach oben geführt. Ist es dort angekommen, beginnt der Zyklus erneut, indem sich Bein-, Oberschenkel- und Beckenmuskeln kontrahieren, um das Pedal nach unten zu drücken. Ist ein Fuß oben, ist der andere unten, sodass die Bewegung in derselben Art fortlaufend vorwärts geht. Dabei ist jedes Bein alternierend aktiv und passiv, wie es auch beim Gehen der Fall ist.

Stellen Sie sich während Sie gehen vor, dass Sie das Becken in eine Position bringen, die der auf dem Fahrrad entspricht, und spüren Sie dabei die Druckkräfte im Rücken, die das Gewicht «auf den Sattel pressen». Stellen Sie sich weiter vor, dass das Pflaster unter Ihnen dem Druck Ihrer Füße etwa so begegnet wie die Fahrradpedale. Wenn Sie nun Ihre Kraft beim Gehen einsetzen, lassen Sie Ihre Gedanken die Körpervorderseite hinaufwandern, um die Zugelemente zusammenzuhalten.

Der Kräfteausgleich zwischen Druckelementen im Rücken und Zugelementen auf der Vorderseite ist mit der Fahrradkette vergleichbar. Würde etwas geschehen, das einen Teil der Kette entweder weniger oder mehr belasten würde, würde deren Bewegung nach vorn und wieder zurück über das kleine Zahnrad gestört werden und die Vervielfachung der muskulären Körperkraft ginge verloren. Dasselbe gilt für die Körperkraft beim Gehen. Das Gewicht sinkt auf der Körperrückseite nach unten und steigert sich in Richtung Beckenbogen. Die dadurch entstehende Energie würde den Körper aus dem Gleichgewicht bringen, wenn sie nicht durch die Aufwärtskraft auf der Vorderseite der Wirbelsäule und in der vorderen Muskelwand, die Becken, Brustkorb, Hals und Kopf verbindet, ausbalanciert und beherrscht würde. Die anhebende Aufwärtskraft der vorderen Rumpfwand geht verloren, wenn die Bestandteile gedehnt sind. Die Kompensation muss dann irgendwo anders im Körper erfolgen.

Es ist daher nicht nur eine fantastische Analogie, die sich bei Betrachtung von Körper und Fahrrad aufdrängt. Kraft in Form von Druck kommt den Rücken hinab, wendet sich im Becken nach vorn und gelangt von dort wieder nach oben zur Spitze der Kette, durch Brustbein, Zungenbein und Unterkiefer zur Schädelbasis und dann wieder die Wirbelsäule hinab. Dies hält die gesamte Maschine in Betrieb, sodass der von den Muskeln kommende Schwung zum Gewicht addiert und in die Beine weitergeleitet werden kann. Diese Kraft und Stärke ermöglicht, dass die Beine beim Gehen oder Rennen nach vorn schwingen, ein Fahrrad bewegen oder einen Fußball treten.

Die Rolle der Augen beim Gehen

Das Spiel, das wir zum Schluss vorschlagen, sollten Sie am besten nur spielen, wenn Sie kein Fremder beobachten kann und Sie jederzeit aufhören können, um auszuruhen, sollte Ihnen schwindelig werden: Legen Sie ein Band als Orientierungshilfe auf den Boden. Dann schauen Sie von der falschen Seite durch ein Opern- oder Fernglas. Gehen Sie nun auf dem Band entlang, schauen Sie auf Ihre Füße und prüfen Sie, wie geradlinig Ihr Gang ist. Sie werden es als schwierig empfinden, lange auf dem Band zu bleiben, so lange Sie durch das Glas sehen. Der Grund ist, dass die Primärreflexe zwischen Ihren Augenmuskeln und den anderen Reflexen Ihres Eigenwahrnehmungssystems, die von den Bogengängen und Otolithen ausgehen sowie den Unter- und Oberschenkelmuskeln, durcheinander geraten. Sie werden in ihrer Steuerungsfähigkeit beeinträchtigt, da sie eine anscheinend abweichende Entfernungen zwischen Kopf und Boden wahrnehmen. In dieser Situation können Sie sich nicht mehr auf Ihre Sinne verlassen. Sie werden hin und her torkeln, als wären Sie betrunken, wobei der Grad der Unsicherheit sich nach Ihrer Sensibilität für solche Eindrücke richtet.

Wenn Sie geradeaus gehen, werden Sie meistens zuverlässig von Ihren Körperreflexen gesteuert. Anders wird es, wenn Sie unter dem Einfluss ungewohnter Sinneseindrücke stehen, wie bei dem beschriebenen Spiel, oder wenn Sie auf ein Objekt zu gehen, das Sie nicht direkt sondern als Reflexion in einem Spiegel sehen. Allerdings werden Sie dabei sehr schnell ermüden, es sei denn, Sie können Ihr Gleichgewicht bewahren.

Man kann ruhigen Gewissens behaupten, dass der dynamische Gangrhythmus durchgehalten wird, wenn die Stirn, der oberer Brustkorb am Manubrium und die Vorderseite der Oberschenkel vorn und damit führend sind. Dadurch bleibt der Rücken gerade und die Muskeln des Lendenwirbelsäulen-, Becken- und Oberschenkelbereichs sind bereit für die Gewichtsübernahme.

Wenn Sie die zuletzt genannten Beschreibungen mit in den Alltag nehmen, werden Sie Brustkorb und Hals nicht länger als Steuerelemente einsetzen. Dafür wird sich Ihr Körperschwerpunkt nach unten verlagern, während Becken und Beine die Wirbelsäule und die daran hängenden Gewichte leicht nach vorn tragen werden. Sie werden mit leichtem Schritt und mit erhobenem Haupt gehen. Während Sie gehen, lassen Sie ein Zischen durch Ihre Zähne entweichen. Dies alles mag ein wenig verrückt klingen, aber es wirkt.

8. Die Atmung

Der Atemrhythmus

Atmen ist Leben. Ohne Atmen sterben wir. Rhythmisches Atmen schafft Gesundheit. Doch es gibt so viele Möglichkeiten, den Atemmechanismus falsch einzusetzen, wie es Möglichkeiten gibt, unser Knochensystem falsch zu nutzen. Der «Normalmensch» hat mit einigen dieser Fehlanpassungen, der Neurotiker mit den meisten davon zu tun.

Das Zwerchfell und die dazugehörigen Teile, gleichgültig ob es sich um Nerven oder Muskeln handelt, reichen in die tiefsten Winkel des Individuums. Gegenwärtig ist das Zwerchfell der noch am wenigsten verstandene Akteur im Prozess des menschlichen Lebens. Es ist mit jeder psychischen und strukturellen Lebensfunktion verbunden. Von seinem Nervensystem gehen Verästelungen in die entferntesten Teile des Körpers. Dem Äquator vergleichbar liegt es im Schnittpunkt zweier großen Hälften des menschlichen Seins: Bewusstem und Unbewusstem, Freiwilligem und Unfreiwilligem, Skelett und Eingeweiden. Sehen wir uns das Unbewusste an, mag es uns gelingen, ihm einen Teil seiner Geheimnisse zu entlocken.

Die Geheimnisse der Atemfunktion sind erdrückend vielfältig und es bedarf umfangreicher Forschung, bevor wir die verwickelten Verbindungen des Zwerchfells und seine Beziehungen zu allen physischen, mentalen oder emotionalen Lebensäußerungen erkennen. Es scheint, dass in diesem Mechanismus der genaue Zeitgeber enthalten sein muss, der für den Wechselrhythmus der verschiedenen Systeme, die das Leben ausmachen, zuständig ist.

Bei der Untersuchung von Alltagsbelastungen des Menschen müssen wir berücksichtigen, dass sich Fortbewegung und Atmung gemeinsam entwickelt haben. Auch sollten wir uns daran erinnern, dass die uns an Land begegnenden Gefahren größer sind als die im Wasser, da sie aus mehreren Richtungen kommen: von oben, unten und überall. In einem Park von Los Angeles gibt es ein Bett mit Treibsand, in dem – Berichten zufolge – die Knochen prähistorischer Tiere entdeckt wurden. Dies wäre ein passendes Beispiel für die Gefahr, der wir uns unerwartet gegenüber sehen könnten und mit der wir im Wasser niemals zu rechnen hätten.

Um diesen Gefahren auf dem Land zu begegnen, muss eine hoch integrierte, fein gesteuerte und komplizierte Entwicklung von Nervenreflexen und Muskulatur den Organismus mit diesen Bedürfnissen vertraut machen und mit Mitteln ausstatten, durch die er diesen begegnen kann. Reize mussten zu den verschiedenen Systemen, die für die Ökonomie des Körpers zuständig waren, geleitet werden und auch davon zurück. Der Organismus musste geschützt und zugleich Kraft entwickelt werden, um den erwähnten Gefahren zu begegnen.

Daher musste ein Mechanismus entwickelt werden, der beiden Anforderungen gerecht wird. Wir Menschen verfügen über Mittel, jeder nur denkbaren Gefahr zu begegnen; die Möglichkeit der Fortbewegung und Atmung sowie das Nerven- und Drüsensystem tragen dazu bei, die vitalen Funktionen unserer inneren Organe bei anstrengenden, beschleunigten Tätigkeiten zu schützen.

Formen der Atmung

In der Evolution der Lebewesen war es ein langer Weg von der Kiemenatmung, bei der der Gasaustausch über die Körperoberfläche erfolgt, zur Lungenatmung innerhalb des Körpers.

Beim Menschen verfügen die Lungen ebenso wie bei anderen atmenden Wirbeltieren über große Oberflächen für den Gasaustausch in Milliarden winziger Lungenbläschen. Diese Bläschen sind unmittelbar unter ihrer Oberfläche mit einem festen Netzwerk von Kapillaren ausgestattet. Bei der Atmung bewirken das schnell in den Kapillaren fließende Blut und der Luftdruck in den Lungenbläschen einen Austausch von Sauerstoff und Kohlendioxyd. Von der Luft in den Lungenbläschen wird der Sauerstoff in das Blut übernommen. Gleichzeitig wird Kohlendioxyd als eines der Abfallprodukte des Körpers von der Luft aus dem Blut gezogen und durch das Ausatmen ausgeschieden. Der gesamte Prozess aus Ein- und Ausatmen sowie Gasaustausch in den Lungenbläschen wird als «äußere Atmung» oder nach Lavoisier als primäre Atmung bezeichnet.

Der Sauerstoff im Blut muss anschließend für die Verteilung an die unzähligen Zellen im ganzen Körper vorbereitet werden, die nach ihm verlangen. Diese Vorbereitung übernimmt das Hämoglobin im Blut. Bei dem beschriebenen Vorgang stoßen wir wieder auf einen für das Leben sehr wichtigen Balanceprozess, der sich im Blut abspielt.

Der Erhalt der Körperzellen hängt von einer ausgewogenen Zusammensetzung des Blutes ab. Einer der wichtigsten Blutbestandteile, der für Balance sorgt, ist das bereits erwähnte Hämoglobin in den roten Blutzellen, den Sauerstoffträgern. Bei einer ernsten Reduktion dieser Zellen kann der Sauerstoff die Zellen nicht erreichen, und wenn das Hämoglobin stark vermindert ist, droht den Zellen des ganzen Körpers der Tod durch Erstickung.

Der Austausch des Sauerstoffs in den roten Blutzellen gegen das Kohlendioxyd der Zellen wird als «innere Atmung» bezeichnet. Sie vollzieht sich durch die Zellwand und die Kapillaren in derselben Weise wie zwischen Lungenbläschen und Kapillaren. Lavoisier, der diesen Vorgang als erster beschrieb, bezeichnet diese Phase als sekundäres Atmen. Beide Atmungsfunktionen laufen simultan ab. Das Resultat ist ein dynamisch-rhythmisches Anpassen des Körpergewebes. Beobachten wir den Ablauf dieses dualen Atemmechanismus, entdecken wir wieder, dass die Strukturen des Körpers das Gleichgewicht zwischen den zwei Phasen des Lebens halten wollen; der Aktivität und der Ruhe.

Der umfassende Atemmechanismus bedarf eines genaueren Studiums, um die Stoffwechselbalance oder Fehlanpassungen, die durch eine zu hohe Muskelspannung verursacht werden oder eine solche bewirken, zu erkennen. Diese Fragen hängen mit den Bewegungsmustern zusammen, die vor allem bei der Atmung benötigt werden, um z. B. als Landlebewesen beim Gehen auf hartem Untergrund oder angesichts überraschend auftretender Gefahrensituationen reagieren zu können.

Die Koordinierung des Atemrhythmus

Die Koordination des Atemrhythmus muss ebenso wie die des Skelettrhythmus auch dann aufrecht erhalten bleiben, wenn sich das Tier auf etwas Außergewöhnliches einstellen muss. Reaktionen müssen bei einer geringstmöglichen Einbeziehung des vegetativen Systems beschleunigt werden können. Bei extremen Gefühlen wie Zorn oder Angst reagiert das Zentralnervensystem auf vielerlei Weise und verursacht Impulse, wie sie in einer ruhigen Lebensphase nicht auftreten. Durch Drüsenaktivität werden dabei die Skelettmuskeln aktiviert und das Tier in die Lage versetzt, zu kämpfen oder zu fliehen. Durch autonome Nerven wird das vegetative System gehemmt, um die vitalen Prozesse zu schützen. Alle Reizungen und Energien strömen in die Skelettmuskulatur, die so in einer Gefahrensituation mit maximaler Kraft und Geschwindigkeit reagieren kann. In diesem Mechanismus liegen auch die Reservekräfte des Athleten, die «zweite Luft» für den Läufer. Die Kraft, die wir für diese großen Leistungen unbewusst aktivieren und die uns als «Übermenschen» erscheinen lässt, ist aber keineswegs übermenschlich, sie liegt nur jenseits unserer bewussten Steuerung. Es gibt Beispiele von Handlungen dieser lebenserhaltenden Einrichtung in Form von Großtaten zu allen Zeiten, sei es eine physische Höchstleistung oder ein außergewöhnliches geistiges Werk.

Der Körper ist instabil, sonst hätte er nicht überlebt. Die Instabilität reicht dabei gerade aus, um das permanente Bemühen des Körpers nach Ausgleich seiner Teile zu ermöglichen. Um den Gefahren eines Lebens an Land zu begegnen, entwickelten die Tiere funktionelle und strukturelle Mechanismen, um sich auf einem harten Untergrund fortbewegen zu können, um Sauerstoff aus der Luft und nicht aus dem Wasser zu gewinnen und ihn bis in die letzten Winkel des Körpers weiterzuleiten. Durch den verringerten Druck auf die Körperoberfläche im Vergleich zur Situation im Wasser entstanden neue sensorische Reaktionsmöglichkeiten und Strukturen, um den neuen Gegebenheiten zu begegnen. Ohne zu tief ins Detail zu gehen, finden wir im Eigenwahrnehmungssystem, den Körpermaterialien und -eigenschaften alles, was für eine Koordination des Körpers und eine feine, schnelle Anpassung an die neuen Lebensbedingungen an Land erforderlich ist. Die Knochenstruktur und das neuromuskuläre System sind z. B. so ausgestattet, dass sie die notwendigen Anpassungen für das Körpergleichgewicht und den Rhythmus der Fortbewegung übernehmen. Das Atmungssystem und der Mechanismus, der den Atemrhythmus an den Bewegungsrhythmus des Skeletts anpasst, sind so eingerichtet, dass sie selbst den Erfordernissen auch der letzten Zellen genügen, wenn diese den Sauerstoff bei ihren Lebensprozessen verbrennen. Und dies alles geschieht in vollständiger Harmonie der beiden Systeme. Gleichzeitig muss eine weitere Maßnahme ergriffen werden: Die inneren Organe müssen vor Beeinträchtigung durch die beiden aktiven Mechanismen geschützt werden. Auch sollten bei extremen emotionalen Situationen, wie einem Kampf oder einer Flucht, keine zusätzlichen Anforderungen an die inneren Organe gestellt werden, sondern ihre Aktivität muss gehemmt werden. Diesen Forderungen dienen Drüsen und das sympathische Nervensystem. Sie regulieren den Rhythmus der lebenswichtigen Körperorgane. Kein Tier hat beispielsweise inmitten eines Kampfes Zeit für eine Stuhlentleerung.

Diese Reaktionsmuster sind angeboren und ursprünglich. Sie sind genau das, was wir haben, um das Bemühen unseres Körpers um Gleichgewicht in physischer, geistiger oder gefühlsmäßiger Hinsicht umzusetzen. Sie zu verstehen mag dazu dienen, Methoden zu finden, um ein verlorenes Gleichgewicht wiederzuerlangen. Die Teile des Systems, die dieser rhythmischen Balance folgen und die deshalb näher betrachtet werden sollten, sind die Balance des Skeletts (in diesem Buch schon angesprochen), das Gleichgewicht beim Atmen (jetzt zu untersuchen) und die emotionale Balance, die die beiden vorgenannten Punkte und den Rhythmus der inneren Organe beeinflusst.

Das Zwerchfell

Das Zwerchfell ist der Hauptakteur beim Atmen. Es ist eine Muskelstruktur, die den Boden des Brustkorbs und zugleich das Dach der Bauchhöhle bildet **(Abb. 56)**. Sein äußerer Rand aus Muskelfasern entspringt innen von der Unterkante des vorderen Brustkorbs, von dessen Seiten und hinten von der Lendenwirbelsäule. Dieser muskuläre Rand verläuft nach innen zu einem sehnenartigen Gebilde zusammen, das die Form einer doppelten Kuppel aufweist und als Centrum tendineum bezeichnet wird. Die gesamte Struktur hat die Form eines auf einer Seite herunterhängenden Pilzes, dessen Stamm sich näher am hinteren als am vorderen Rand befindet. Das Herz liegt auf dem Zwerchfell, Leber, Magen und Milz unmittelbar darunter. Alle diese inneren Organe stehen in engem Kontakt mit ihm oder sind sogar direkt mit seinem Gewebe verbunden.

Das Zwerchfell ist im Körper so angebracht und mit Teilen des Skeletts und der inneren Organe verbunden, dass es im engen Zusammenhang mit dem Rhythmus der inneren Organe und des Skeletts funktioniert. Es beeinflusst diese und wird selbst von ihnen beeinflusst.

Bei Vertiefung der Brusthöhle beeinflusst die Bewegung des Zwerchfells die inneren Organe des Brustkorbs. Durch Anregen der Peristaltik und Druck auf die anderen inneren Organe, die in der Bauchhöhle liegen, wird der Verdauungsrhythmus beeinflusst. Die Skelettmuskulatur wird durch die innere Atmung und die assoziierten Muskelansätze seiner langen Fasern beeinflusst. Auf diese Weise ist das Zwerchfell eng mit dem Rhythmus der Organe und des Skeletts verbunden.

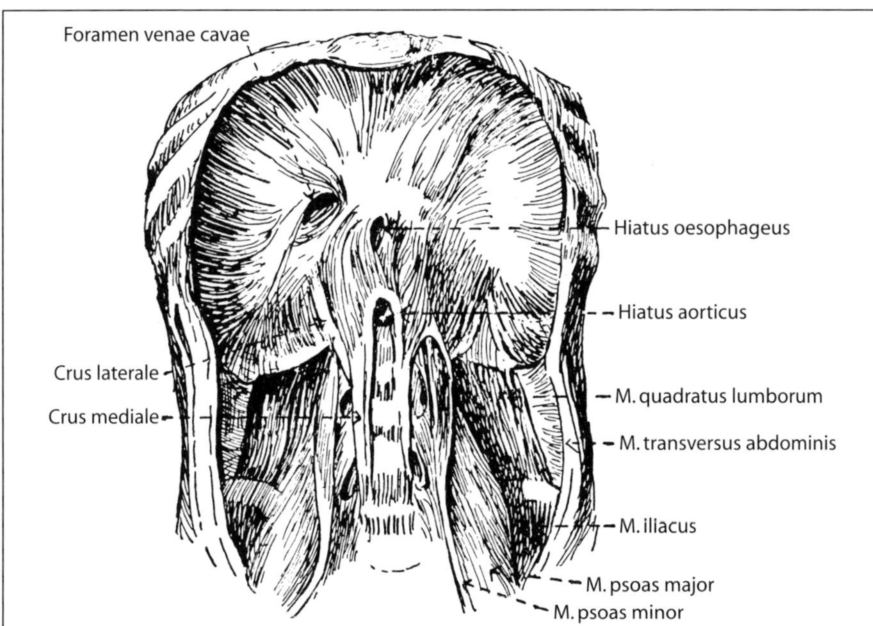

Abbildung 56: Das Zwerchfell. Erkennbar wird die enge Verflechtung der Crura mit den Mm. psoas und quadratus lumborum.

Das Zwerchfell ist der einzige Muskel, der eine solche strategische Position inmitten des Rhythmus zweier Systeme besitzt. Bis zu einem gewissen Grade kann man seine Reaktion willentlich beeinflussen. Man kann den Atem nur kurzzeitig, gewöhnlich für weniger als eine Minute, anhalten. Wir können freiwillig verhungern, in dem wir das Essen verweigern; es ist physisch jedoch unmöglich, zu sterben, in dem wir freiwillig auf Sauerstoff verzichten.

Das Wechselspiel von Arbeit und Ruhe

Neben dem Herz ist das Zwerchfell die aktivste aller Körperstrukturen. Es ermüdet nicht, was teilweise daran liegt, dass es wie das Herz längere Ruhe- als Arbeitsperioden hat, d.h. die Phase der Entspannung ist länger als die der Kontraktion. Das Ausatmen benötigt etwa die 1,3- bis 1,4-fache Zeit der Einatmung und darüber hinaus gibt es eine kleine Pause nach dem Ausatmen.

So wie der Musiker «Pausen» in die Komposition einstreut, um das Verständnis für eine Qualität des Klanges oder Variabilität des Taktes der Musik zu erhöhen, bedient sich auch die Natur häufig solcher Ruhepausen. Es ist, als ob Natur erst die Energiebilanz wieder auffüllen müsse, bevor diese wieder in kinetischer Form abgeben kann. Bei solchen Ruhepausen können wir eine automatische Erholung der beteiligten Körpermuskulatur als Produkt dieses Bewegungsrhythmus beobachten.

Die Zwerchfellbewegungen illustrieren sehr gut das Prinzip der Muskelkoordination, die sich in abwechselnden Ruhe- und Aktivitätsphasen zeigt und von größter Bedeutung für die Ökonomie körperlichen Aktivitäten ist. Befindet sich das Zwerchfell in einer Ruhephase, also beim Ausatmen, wird der Tonus der Bauchmuskulatur verstärkt, während er bei der Einatmung vermindert wird. Auch die einzelnen Muskelfasern des gesamten Zwerchfells arbeiten zeitlich nacheinander während der Kontraktionsphase: potenzielle Energie wird zu kinetischer Energie und kinetische kehrt zu potenzieller zurück.

Die abwechselnde Tätigkeit von Zwerchfell und Bauchmuskulatur ist so ausgeprägt, dass die Tätigkeit des Zwerchfells beispielsweise bei Tonusverlust der Bauchmuskulatur, der zu einer Eingeweidesenkung mit begleitender Hyperlordose und Beckenschiefstand führen kann, erheblich beeinträchtigt wird. Da in diesem Stadium der Fehlstellung der Tonus des Musculus iliopsoas verloren geht, wird das Körpergewicht, das über die Lendenwirbelsäule geleitet werden sollte, auf alle Muskeln verteilt, die an diesen Wirbeln und dem Becken ansetzen. Die Musculi iliopsoas, quadratus lumborum und obliquus abdominis werden gedehnt. In diesem Fall können wir die Analyse der aus dem Gleichgewicht geratenen Muskulatur durch den gesamten Körper fortsetzen, vergleichbar einem aus der Balance geratenen Gewicht, das von den Knochen weitergegeben unweigerlich zu einem

Ungleichgewicht in der Muskulatur führt. Sobald dieses Ungleichgewicht die Basis erreicht, sind eine freie Beweglichkeit und das Wechselspiel der stützenden Muskulatur nicht mehr möglich. Die gesamte Struktur neigt sich nach vorn und kippt, wenn die Streckmuskulatur des Rückens ihren Zug auf den Schädel und das Kreuzbein nicht erhöht, um die Wirbelsäule aufrecht zu halten. Das ist harte Arbeit, und es ist nicht weiter erstaunlich, wenn solche Rücken verkrampfen und ermüden.

Ist das Becken ausbalanciert und schwingt es mühelos zwischen Wirbelsäule und Beinen, sind die Streckmuskeln des Rumpfes frei von Belastungen und können beim Verlängern des Brustkorbes mithelfen. Andernfalls, wenn also die rückwärtige Wirbelsäulenmuskulatur das Becken nach oben zieht, um die Beckenneigung auszugleichen (bedingt durch eine Fehlfunktion der tiefen, für die Balance zwischen Wirbelsäule und Beine zuständigen Beckenmuskulatur) sind die Rückenmuskeln nicht mehr frei für diese Aufgabe im Bereich des Brustkorbs. Der Brustkorb kann sich während der Atmung nicht mehr normal verlängern, wie dies beispielsweise im Liegen oder beim Schlafen der Fall ist.

Rumpfstrecker und -beuger

Es mag zu diesem Zeitpunkt sinnvoll sein, die Funktionen von Rumpfstreckern und -beugern noch einmal in Erinnerung zu rufen und dabei ihre Abstimmung bei der Kontrolle und Bewegung der Wirbelsäulenstruktur etwas tiefer und genauer zu beleuchten.

Wenn wir den gesamten Rumpf und die Wirbelsäule als Einheit betrachten, deren Muskeln sich in alle Richtungen bewegen können, wie ihn nach vorn zu beugen und zu strecken, sind sie entsprechend ihrer jeweiligen Aufgabe auf die Vorder- und Rückseite des Rumpfes verteilt. Alle Muskeln, die den Rücken strecken können, besitzen komplementäre Muskeln, die ihn nach vorn beugen. Die Bewegungen zwischen diesen beiden Extremen werden durch das Wechselspiel der beiden Akteure bewirkt. Die Wirbelsäule, die zwischen den beiden Aktionsebenen liegt, wird in ihren verschiedenen Abschnitten vor und zurück bewegt. Dabei werden die einzelnen Wirbel entsprechend ihrer Position in der Wirbelsäulenkrümmung bewegt, wobei die Bewegung durch die an ihnen hängenden bzw. befestigten Organe oder Muskeln eingeschränkt ist. Die Beweglichkeit der verschiedenen Wirbel ist dadurch tatsächlich sehr unterschiedlich. In manchen Bereichen, wie im oberen Brustkorb, gibt es z. B. nur eine geringe Beweglichkeit, da die Anordnung der seitlichen Fortsätze und Ansatzstellen dazu dient, einen relativ stabilen und symmetrischen Hohlraum zur Aufnahme der inneren Organe des oberen Brustraums zu schaffen bzw. zu erhalten. Auch extreme Beugungen oder Streckungen des Rumpfes führen zu keinen entscheidenden Veränderungen in diesem Bereich. Eine andere Einschränkung der lokalen Wirbelbeweglichkeit resultiert aus der Notwendigkeit, eine ständig verfügbare Strecke für den Gewichtstransfer bis hin zum Becken sicherzustellen.

Soweit es sich um Muskeln entlang der Wirbelsäule handelt, gehören die rückwärtigen Muskelgruppen, die von den Querfortsätzen der Wirbel ausgehen, zur Gruppe der Streckmuskeln. Dazu gehören auch die Längsmuskeln, die in der Furche der Wirbelsäule liegen und vom Kopf bis zum Becken reichen und die assoziierten Muskeln, die nicht weiter als bis zur mittleren Axillarlinie nach vorn reichen. Die Beugemuskeln des Rumpfes sind auf der Vorderseite der Wirbelsäule befestigt. Sie beugen bei Kontraktion den Körper nach vorn. Befinden sich Beuger und Strecker bei ihrer Arbeit im Gleichgewicht, helfen sie der Atmung dadurch, dass sie die Brustwirbelsäule verlängern und die Lendenwirbelsäule einbeziehen, deren Eingliederung das Zwerchfell für seine Arbeit benötigt.

Die Anatomie des Zwerchfells

Das Zwerchfell bewirkt die regelmäßigen rhythmischen Atembewegungen, die uns vom Moment der Geburt bis zum Tod begleiten. Seine aktiven Muskelfasern sind unterschiedlich lang und ausgerichtet, wodurch auch die Wirkung der Kontraktionen unterschiedlich ist. Von der Lage her können wir drei Gruppen unterscheiden: den sternalen, kostalen und lumbalen Anteil.

Der sternale Anteil als kürzester beginnt mit zwei Bändern von der Rückseite des untersten Teils des Brustbeins, verläuft nach oben und hinten und endet an der Mittelseite des Centrum tendineum.

Der kostale Anteil beginnt dort, wo auch der Musculus transversus abdominis entspringt, am Knorpelrand der sechs unteren Rippen in ihrem Bogen vom Brustbein weg, dem Rippenbogen. Die Fasern verlaufen nach oben und hinten und münden an beiden Seiten des Centrum tendineum. Sie bilden den größten Anteil des kontraktionsfähigen Zwerchfellrandes.

Der lumbale Anteil besteht aus zwei Fasergruppen. Die erste kommt von zwei faszienartigen Strukturen, die als Ligamenta arcuata oder Bogenbänder, bezeichnet werden und sich zwischen erstem Lendenwirbel und zwölfter Rippe ausdehnen, wobei sie über die kräftigen Bänder der Musculi psoas major und quadratus lumborum verlaufen. Diese Fasern verlaufen nach vorn und oben und bilden den hinteren Zwerchfellrand. Der zweite Teil der lumbalen Fasern bildet zwei relativ lange Muskelbänder, die als Crura oder Schenkel bezeichnet werden, und den inneren Rand der Ligamenta arcuata vervollständigen und von der vorderen und seitlichen Oberfläche der ersten vier Lendenwirbel ausgehen. Die Crura besitzen die längsten Muskelfasern des Zwerchfells und ziehen es nach unten. Sie münden in Rückenmitte in das Centrum tendineum.

Durch ihre Gestalt und Lage ist die Funktion der Crura leichter verständlich als die der anderen Muskelfasern des Zwerchfells. Ihre Kontraktion ist überwiegend dafür verantwortlich, dass die Spitze der Zwerchfellkuppel herabgezogen wird. Ihre Aktionsfähigkeit kann leicht durch eine unerwünschte Druckausübung gestört werden, wie sie durch die Lendenwirbelsäule verursacht werden kann, wenn diese auf Grund fehlender Balance stärker gekrümmt ist.

Von der Form her ist das Zwerchfell eine Doppelkuppel, deren größere auf der rechten Seite die Leber aufnimmt, während Magen und Milz unter der kleineren linken Kuppel liegen. Das Herz ruht auf der Oberfläche des Zwerchfells, der Herzbeutel ist mit dem mittleren Teil des Centrum tendineum verwachsen. Der Teil des Centrum tendineum, auf dem das Herz liegt, ist am wenigsten kontrahierbar und bewegt sich deshalb weniger als die beiden Kuppeln.

Einige Körperstrukturen verlaufen durch das Zwerchfell. Dazu gehören Speiseröhre, große Körperschlagader, Hohlvene, zentraler Lymphstamm (Milchbrustgang) und verschiedene Nerven. Einige davon sind so angebracht, dass die kontrahierenden Muskelfasern auf sie drücken, während andere kaum von den Bewegungen des Zwerchfells berührt werden. Die Speiseröhre durchstößt das Zwerchfell beispielsweise in einem Bereich zwischen den Muskelfasern der Crura, der sehr aktiv ist. Diese Fasern umfassen die Speiseröhre wie einen Schließmuskel und können daher sehr wohl Druck auf sie ausüben. Die Öffnung wird als Hiatus oesophageus bezeichnet, durch den auch der Vagus-Nerv und die Arterien und Venen verlaufen, die die Speiseröhre versorgen. Unterhalb und auf der Rückseite dieser Öffnung befindet sich eine andere, die als Hiatus aorticus bezeichnet wird. Sie wird durch die beiden von den Lendenwirbeln aufwärts führenden Schenkel gebildet und von einem Sehnenband, dem Ligamentum arcuatum medianum, eingefasst. Durch den Hiatus aorticus verläuft die große Aorta, der arterielle Hauptversorgungsstrang, der den gesamten Körper unterhalb des Brustkorbs versorgt, und schließlich der Milchbrustgang oder Ductus thoracicus, der Hauptkanal der Lymphzirkulation. Diese Öffnung ist so angebracht, dass die kontrahierenden Fasern der Zwerchfellschenkel sie nicht verkleinern und überhaupt nicht beeinflussen können. Die Hohlvene verläuft durch das Centrum tendineum, das sich bei flacher Atmung nur sehr gering bewegt. Bei tiefer Atmung allerdings bewegen sich alle Teile des Zwerchfells, sogar der Teil, an dem das Herz angeheftet ist. Aus diesem Grund wird bei tiefer Atmung auch die venöse Zirkulation angeregt. Zusätzliche Hilfe erhält das mit Arbeit hoch belastete Herz durch eine erhöhte Aktivität der Muskelgruppen, die die Atmung unterstützen wie die Musculi quadratus lumborum, transversus abdominis, iliopsoas, levator ani und coccygeus und sogar die Oberschenkelmuskeln. Ihre Aktivität treibt das venöse Blut zurück zum Herzen und von dort zur Lunge, um Sauerstoff aufzunehmen und danach wieder zum Herzen zu gelangen. Dabei werden Gifte aus den arbeitenden Muskeln abgeführt und dafür gesorgt, dass das arterielle Blut leichter zu den Zellen gelangt.

Die Aufgaben des Zwerchfells

Mechanisch gesehen vergrößert sich beim tiefen Atmen der Raum um die oberen Herzstrukturen innerhalb der ersten drei Rippen. Ein übertriebenes Atmen bringt die oben gelegene Atemhilfsmuskulatur ins Spiel, bevor das Zwerchfell seine volle vertikale Ausdehnung erreicht hat. Das Ergebnis dieser Art zu Atmen bewirkt, wenn es extrem praktiziert wird, eine Anspannung aller Muskeln von Schultergürtel, Hals und Kiefer. Der horizontale Durchmesser des Brustkorbs wird zu Lasten des vertikalen ausgedehnt. Richtigerweise würde zunächst eine vertikale Tiefe erzeugt und damit eine volle Streckung der Brustwirbelsäule bewirkt, die dann ein vertieftes Atmen durch eine horizontale Erweiterung des Brustkorbs ermöglicht. Die horizontale Erweiterung bleibt aber von sekundärer Bedeutung. Die Belastung der Muskeln an Schlüsselbein, oberem Teil des Schulterblatts und obersten Rippen stört die Strukturen des Kreislaufes im oberen Herzbereich, wenn die hohe sphärische Atmung gefördert wird.

Atmen geschieht automatisch. Es wird durch die Medulla oblongata, das verlängerte Rückenmark, einen unteren Gehirnanteil, gesteuert und eingeleitet, sobald das durch die Medulla fließende Blut einen zu hohen Kohlendioxydanteil aufweist. Die Atmung wird außerdem sowohl willkürlich als auch unwillkürlich durch Emotionen und körperliche Bewegung beeinflusst. Die Rhythmen des Zwerchfells sind – z. B. während des Schlafes – ruhig und gleichmäßig, sie werden in Ausnahmesituationen des Körpers schneller und kräftiger.

Aktionen des Zwerchfells

Die Kontraktionen der Muskelfasern an den Rändern und im Stamm des Zwerchfells bewirken, wie wir schon sahen, dass das Centrum tendineum tiefer gezogen wird, damit sich der Hohlraum für die Lungen verlängert. Die Lungen selbst hängen schwebend aufgehängt von oben im Brustkorb. Zum selben Zeitpunkt, wo sich die Oberfläche des Zwerchfells durch Kontraktionen seiner Schenkel senkt, werden Rippen und Brustbein angehoben und die Brustwirbelsäule durch die Aktion der interkostalen und spinalen Muskeln verlängert. Der Brustkorbdurchmesser von vorn nach hinten vergrößert sich. Damit vergrößert sich auch der Hohlraum des Brustkorbs in allen Richtungen.

Durch die Aktion der Zwischenrippenmuskulatur wird die Distanz zwischen den Rippen vergrößert. Zum selben Zeitpunkt sollten die Streckmuskeln der Wirbelsäule frei von Belastungen durch Ungleichgewichte sein, um freie Bewegung zwischen den Wirbeln zu ermöglichen. Um die Symmetrie der Brustwand auch während der durch die Atmung ausgelösten Vertiefung der Brusthöhle zu erhalten, müssen sich die Rippenabstände auf der vorderen und hinteren Seite des Brustkorbs gleichmäßig vergrößern. Da die meisten Lungenbläschen hinter der Ebene der Wirbelkörpervorderkanten liegen, ist eine freie Beweglichkeit der dort liegenden Teile des Skeletts für eine ausgewogene Atmung besonders wichtig.

Zusammenwirkende Körperstrukturen

Sobald sich der Raum um das Zwerchfell herum während des Einatmens vergrößert, kann Luft in die Lungenbläschen strömen. Entspannt sich das Zwerchfell im Anschluss an die Lungenerweiterung, sinken die Rippen und das Brustbein durch ihr eigenes Gewicht ab. Die Lungenbläschen verengen sich und die Luft wird herausgepresst.

Alle Teile des Brustkorbs sind zu einem gewissen Grad in die Bewegungen einbezogen. Die Zwerchfellkontraktionen sind dabei am ausgeprägtesten, sodass sich die Bewegungen bei ruhigem Atmen auf das Zwerchfell beschränken. Dabei wird es jedoch von den Zwischenrippenmuskeln und den Rückenstreckern unterstützt, die bei der Verlängerung des Brustkorbs mitwirken. Werden die Rippen jedoch von den Schultergürtelmuskeln fixiert und der Brustkorb zu kugelförmig, wird seine Verlängerung unmöglich, und an die Stelle der Tiefenatmung tritt eine in die Breite gehende Atmung. Je tiefer die Atmung wird, um so mehr Atemhilfsmuskeln beteiligen sich daran, die untersten zuerst. In schneller Folge treten zunächst der Musculus psoas, gefolgt vom Musculus transversus abdominis und Musculus quadratus lumborum hinzu, die die muskuläre Innenseite der Körperwand vervollständigen. Alle genannten Muskeln hängen eng mit dem Zwerchfell zusammen, entweder durch Faszien oder durch Ineinandergreifen der Muskelfasern. Schnelles und heftiges Atmen kann alle Rumpfmuskeln bis hin zu den Musculi levator ani und coccygeus, die den Beckenboden bilden, einbeziehen. Auch nach oben sind alle Muskeln beteiligt bis zu denen, die Brustkorb und Kopf verbinden, wie z.B. der Musculus sternocleidomastoideus. In extremen Fällen werden sogar die Muskeln von Beinen, Armen und Kiefer beschäftigt. Ist die Not groß, können so alle Körpermuskeln der Atmung helfen. Folgt man jedoch den Grundmustern der Bewegung, dann werden die oberen Hilfsmuskeln als letzte in das Geschehen einbezogen.

Das Zwerchfell wird bei ruhiger Atmung nur um etwa 1–1,25 cm abgesenkt und auch bei aktiver Atmung kaum weiter. Dies scheint nur eine kleine Strecke zu sein, doch man sollte sich daran erinnern, dass sich das Zwerchfell über eine große Fläche ausdehnt und die vertikale Strecke sich dadurch, bezogen auf den Rauminhalt, vervielfacht. Der Durchmesser der großen Oberfläche, die sich horizontal quer zur gesamten Körperhöhle im unteren Brustraum erstreckt, beträgt 30–40 cm. Die Absenkung einer solchen Fläche auch nur eine kurze Distanz stellt ein großes Problem für die muskulären Schenkelbögen und Muskelstämme dar. Die Schwerkraft dagegen begünstigt die kurzen, stämmigen und strahlenförmigen Muskelfasern. Sie werden weiter unterstützt durch die Bänder und Muskeln der Lumbalregion, die durch ihre faszialen und muskulären Verbindungen den abwärts gerichteten Zug verstärken.

Die Zwerchfellschenkel als wichtigste Akteure beim Absenken des Zwerchfells sind über ihre Befestigungen an der Lendenwirbelsäule eng mit den Musculi iliopsoas und quadratus lumborum verknüpft. Diese wiederum sind – wie schon erwähnt – damit beschäftigt, den Rumpf auf dem Becken zu stützen und den Gewichtstransfer durch Wirbelsäule und Becken zu den Beinen zu organisieren. In diesem Bereich sind Atmung und die Abstützung des Skeletts eng miteinander verknüpft. Ist die Lendenwirbelsäule übermäßig gekrümmt, wird das vordere Längsband und mit ihm die Zwerchfellschenkel gedehnt und dabei die Handlungsfähigkeit der Musculi psoas und quadratus lumborum geschwächt. Das Rumpfgewicht rutscht nach vorn und belastet die Wirbelsäule zusätzlich, wodurch sich die Achse der Schenkel verändert und sie Umfang und Kraft ihrer kolbenähnlichen Bewegungen einbüßen.

Der mit dem Zwerchfell verflochtene Musculus transversus abdominis, der außerdem durch die Fascia lumbalis mit Rippen, Becken und Wirbelsäule verbunden ist, arbeitet als struktureller und ausgleichender Muskel, dessen Aufgabe u. a. darin besteht, die Zylinderform der Körperwand aufrecht zu erhalten. Seine Fasern verlaufen horizontal um den Körper, sodass seine Bezeichnung als «Bauchband-Muskel» eine exakte Beschreibung liefert. Ursprung und Ansatz des Muskels liegen weit innen an den Knochenrändern der Rippen, der Schambeine und der Darmbeine. Durch seine Verbindung mit der Fascia lumbalis, den Musculi iliopsoas und quadratus lumborum im oberen und dem Musculus levator ani im unteren Bereich ist der Muskel eng mit dem Zwerchfell, der Lumbal- und der Beckenregion verknüpft. Da er auf diese Weise mit den absolut wichtigen Faszienhüllen zusammenarbeitet, verbindet er die Scheidewände von Brustkorb und Becken, das Zwerchfell und den Beckenboden, miteinander.

Sofern der Musculus transversus abdominis frei von Belastungen durch Fehlstellungen der benachbarten Knochen ist, stützt er die inneren Organe und ist ein aktiver Teil des Atmungsapparates. Diese nützliche Funktion wird gefährdet, wenn der Brustkorb nicht frei beweglich ist, z.B. wenn wir versuchen, ihn seitlich zu verbreitern, um «tief einzuatmen» oder wenn wir ihn hoch und steif halten, einer falschen Vorstellung von wünschenswerter Haltung folgend. In diesen Fällen haben die Rippen auf der Rückenseite nur wenig Bewegungsspielraum. Der Brustkorb wird seitlich hoch gehalten und als fixiertes Kugelgebilde bewegt. Dabei müssen die Muskeln von Schultergürtel und Hals kontrahieren und Lasten tragen, die eigentlich über die verschiedenen Wirbel, die für die einzelnen Rippenpaare zuständig sind, verteilt sein sollten.

Wenn wir unseren Brustkorb mit dem Hals oben halten, leidet der gesamte Körper. Die Schultern werden nach hinten gezogen, sodass ihre Beweglichkeit und die der Arme eingeschränkt wird. Die Funktion des Atmungsapparates wird durch die Beeinträchtigung des Zwerchfells gestört. Weiterhin werden die tiefen Muskeln der Körperwand im Rücken, im Bauchbereich und im Becken erheblich behindert, weil die Lendenwirbelsäule in ihrem Bemühen, die Last von oben zu kompensieren, sich weiter nach vorne wölbt und das Kreuzbein sich stärker neigt.

Die Zentrierung der Gewichte im Einklang mit der Mechanik wird durch eine feste Körperwand sichergestellt; die Belastungen durch Gewichte und seitliche Kräfte werden dann von den inneren Strukturen ferngehalten. In der Folge wird sowohl der dorsale Körperkanal mit seinem kostbaren Inhalt, dem Nervensystem, als auch der ventrale Kanal mit Herz, Lunge, Verdauungstrakt, Nieren, großen Venen und Arterien maximal geschützt. Würde man einen Hohlzylinder, der ein Drittel des Durchmessers der Schulterbreite hat, vom Kopf bis zum Becken durch den Körper schieben, würde er die meisten wichtigen inneren Organe umschließen, d. h. die lebenswichtigen Teile. Im ersten Viertel seiner Länge würde der Zylinder die festen Wände der Kehlkopfknorpel und der Halswirbelsäule enthalten. Sein zweites Viertel würde von den Wänden des Brustkorbs umfasst werden. Seine untere Hälfte würde die massive Lendenwirbelsäule mit ihrer stark stützenden Kurve zur Zylindermitte hin enthalten und der Zylinderboden würde vom knöcherne Beckengürtel gebildet werden. Von diesen starken, zentral gelegenen Wirbelkörpern nimmt das Zwerchfell seinen Ansatz und wird in seiner unablässigen Arbeit durch das Gleichgewicht zwischen all diesen Strukturen unterstützt. Insbesondere die zweite Phase der Atmung, die so genannte innere Atmung, wird durch das Gleichgewicht und die Tätigkeit der unteren, die Atmung unterstützenden Muskulatur, gefördert.

Bewegungskontrolle durch die tiefe Muskulatur

Bewegungen des Körpers in seiner Gesamtheit werden hauptsächlich durch die Lenden- und tiefe Beckenmuskulatur gesteuert. Diese Muskeln reichen – wie wir schon sahen – bis hinauf in die oberen Körperteile, bis hin zu Armen und Kopf und bis hinunter zu den Beinen.

Tiere gehen, rennen und springen mit der aus dem Lendenbereich kommenden Kraft. Sie nutzen die Vorderbeine hauptsächlich, um das Gleichgewicht zu halten und die Richtung zu steuern. Mit diesem biologischen Erbgut ausgestattet, sollte auch der Mensch bewussteren Gebrauch von seiner Lenden- und Beckenmuskulatur machen. Die dortigen Muskeln steuern die geschicktesten aber auch die größten und kräftigsten Bewegungen. So ist es beim Werfen eines Balles die Kraft der Rücken-, Becken- und Oberschenkelmuskeln, die den starken Werfer ausmacht und nicht nur die Kraft in Schulter und Arm **(Abb. 57)**.

Die Koordination der Wirbelsäule als Ganzes wird stark durch die Art und Weise beeinflusst, wie ihre flexibleren Teile gesteuert werden. Um diese Koordination sicherzustellen, müssen die tief liegenden Muskeln von Becken und unterem Rücken beim Atmen in vollem Umfang genutzt werden. Gleichzeitig ist eine freie Beweglichkeit der Vertebral- sowie der Kostovertebralgelenke wichtig. Wir können diese Freiheit erreichen, wenn wir bewusst für eine Flexibilität der oberen Strukturen sorgen. Dann werden wir diese Gelenke mühelos bewegen und im Gleichgewicht halten können. Halten Sie das obere Ende des Brustbeins nach oben und vorne und lassen Sie die übrigen Teile frei nach unten hängen. Dies befreit den Schultergürtel. Kinästhetische Wahrnehmung ist in diesem Bereich nicht einfach, um so mehr sollte man sie fördern. Wir sollten den Schultergürtel in unserer Vorstellung eher mit dem Kopf als mit dem Brustkorb verbinden, wenn wir die Gewichte des Oberkörpers wirkungsvoll zur Wirbelsäule zentrieren wollen. Dadurch entsteht aus einer Seitenlast eine obere Last. In den Basismustern der

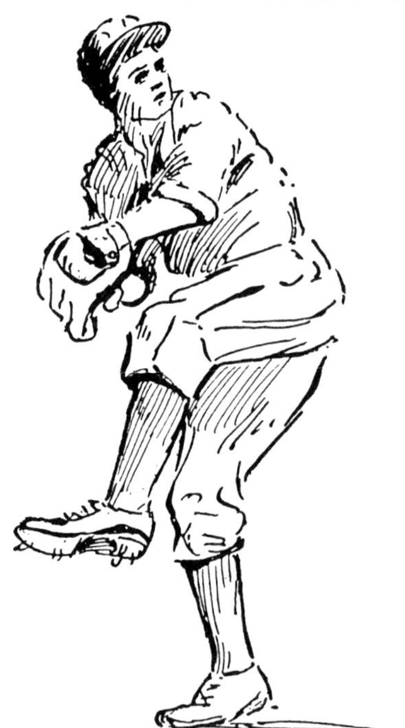

Abbildung 57: Einsatz des ganzen Körpers zur Kraftentwicklung und Richtungsbestimmung.

Bewegung arbeiten Brustkorb und Becken zusammen. Dabei passt sich der Atemrhythmus dem Zusammenspiel des ganzen Körpers an, und die Schultern und Arme folgen der Führung des Kopfes.

Das Gewicht des Schultergürtels wird in sehr besonderer Weise durch eine Aufhängevorrichtung getragen, wie wir schon zuvor festgestellt haben. Man kann dies selbst am besten feststellen, indem man den Knochen des Schultergürtels folgt: Schulterblatt und Schlüsselbein, durch deren Gelenke hin zum Brustbein, danach entlang der Rippen zur Wirbelsäule, dem letztendlichen Träger, und entlang der Haltemuskeln und Ansätze zu Schädel und Nacken. Die Anbindung an Kopf und Hals erfolgt über einige direkte Muskeln, die vom Schädel und den Halswirbeln zu Schlüsselbein und Schulterblatt ziehen, und durch zahlreiche indirekte Befestigungen an vorderen Hals- und Kopfstrukturen wie Zungenbein, Unterkieferknochen und Schädel.

Jede Rippe hängt an einer bestimmten Wirbelebene und ihr Gewicht einschließlich des daran hängenden weichen Gewebes wird von dem Wirbel getragen, mit dem sie gelenkig verbunden ist. Durch diese Einrichtung wird das Gewicht des Brustkorbs gleichmäßig auf die gesamte Brustwirbelsäule verteilt. Das Brustbein unterstützt die Gleichgewichtsbemühungen des Brustkorbs über die Rippenknorpel. Es unterstützt dieses Gewicht wie beschrieben vom Kopf aus.

Die Zwischenrippenmuskeln und andere Muskeln im Bereich von Wirbelsäule und Brustbein können nur frei arbeiten, wenn der Brustkorb ausbalanciert zwischen Wirbelsäule, Brustbein und Kopf hängt. Die Rippen sind durch das große Muskelsystem von Rücken, Becken, Bauch und Schultergürtel mit anderen Teilen des Rumpfes, Armen und Beinen verbunden. Deshalb werden sie sowohl durch große, ausgreifende Bewegungen der Körperperipherie als auch durch Aktionen der zentralen und lumbalen Muskelstränge beeinflusst.

Um eine vollständige Zwerchfellexkursion und einen möglichst großen Bewegungsspielraum für die Zwischenrippenmuskeln am Rippenwinkel zu schaffen, wodurch im hinteren Bereich ein größerer Hohlraum für die Lungen zur Verfügung steht, müssen beide Rippenenden, das sternale und das vertebrale, beweglich sein. Die Tätigkeit der Zwischenrippenmuskulatur am Rippenwinkel bei beweglichen vorderen Rippenenden dient der ungehinderten Entfaltung der Körperwand beim Atmen. Auch die Wirbelsäule dehnt sich leicht aus, um sich an den Zug des Zwerchfells anzupassen. Ihre Flexibilität wird wiederum vergrößert, wenn die Musculi iliopsoas korrekt mit der Lendenwirbelsäule zusammenarbeiten und das Becken ausbalanciert ist. Die Musculi transversus abdominis, iliopsoas und quadratus lumborum helfen dann dem Zwerchfell bei seiner Absenkbewegung.

Da die Zwerchfellschenkel die aktiven Hauptakteure sind, wird die Atmung flach, sobald der beschriebene Ablauf durch Verspannung oder hohe Lasten umgekehrt wird. Die negativen Auswirkungen davon werden richtig spürbar, sobald sich die Muskeltätigkeit erhöht, wie dies beim Gehen oder Tragen von Gewichten der

Fall ist, und der Atmungsapparat viel stärker eingebunden wird, da in den Muskeln mehr Blutzucker verbraucht wird. Nun müssen die oberen – schon beschäftigten – Körpermuskeln ihre Arbeit verstärken, und das Zwerchfell kann wegen dieser Spannung nicht richtig nach unten ziehen. Im Extremfall zeigt sich eine solche Spannung im schnellen, flachen Atmen von Hysterikern.

Die physiologische Funktion der Atmung

Der Wert einer «tiefen Atmung» wurde bislang stark überschätzt. Im stetigen Hin und Her des ruhigen Atmens erhält das Individuum den Sauerstoff, den es unter normalen Lebensumständen benötigt. In der Ausatemluft befinden sich sowohl Sauerstoff als auch Kohlendioxyd. Als Messwerte wurden bei gleichbleibender Temperatur und Luftfeuchtigkeit ermittelt: 20,95 % Sauerstoff in der eingeatmeten Luft, 16,4 % in der ausgeatmeten, 0,04 % Kohlendioxyd in der eingeatmeten Luft und 4,1 % in der ausgeatmeten[21].

Die in den Lungen vorhandene Restluft reicht aus, um das Sauerstoffgleichgewicht zu erhalten. Die Lunge ist damit zu ca. 3/4 gefüllt. Benötigen die Körperzellen mehr Sauerstoff wie bei extremen Tätigkeiten, wird die Atmung tiefer und schneller, nicht weiter und «voller», wie bei Hysterie. Wenn wir vor Schreck «nach Luft schnappen», werden die Rippen runder und steifer. Im Gegensatz dazu ist das tiefe Atmen als Reaktion auf physikalische oder chemische Anforderungen durch die Körperzellen ein vertikales Atmen.

Die Natur sorgt dafür, dass diese chemischen Gleichgewichte eingehalten werden und deshalb ist es auch nicht nötig, dass wir die Lungen «bewusst füllen». Aufgabe des Individuums ist es vielmehr, möglichst viele Körpermuskeln frei zu stellen, damit sie sich in geeigneter Form an der Atmung beteiligen können. Tiefe und nicht «volle» Atmung ist wichtig.

Die Balance im Halten des Brustkorbs

Die gleichmäßige Abstützung des Brustkorbs hängt vor allem davon ab, wie der vierte und fünfte Lendenwirbel zum Kreuzbein stehen.

Die unteren Rumpf- und Beckenmuskeln arbeiten als Erste mit dem Zwerchfell zusammen, sofern sie nicht durch eine steife Brustwirbelsäule und die sich daraus ergebenden Folgen gestört werden. Erst bei weiter steigenden Anforderungen werden die weiter oben liegenden Atemhilfsmuskeln hinzugezogen. Wenn jedoch die untere, die Atmung unterstützende Muskulatur nicht frei arbeitet, werden sofort

21 Ernest H. Starling: Principles of Human Physiology, 1936

die oberen Atemhilfsmuskeln einbezogen. Diese oberen Schultermuskeln haben eigene unabhängige Funktionen zu erfüllen, indem sie in vielfältiger Weise mit der Umgebung beschäftigt sind, und sollten die letzte Reserve in der Unterstützung der Atemtätigkeit sein.

Örtliche Verspannungen rund um den oberen Brustkorb behindern daher die Koordination des gesamten Skeletts einschließlich der Arme und Beine und erhöhen Druck und Belastung des Atmungs- und Gefäßsystems. Bei ausbalancierter, gekrümmter Wirbelsäule, abgestütztem Becken und freiem Brustkorb können die kraftvollen Musculi iliopsoas, levator ani, transversus abdominis und die anderen Lendenmuskeln dem Zwerchfell auch in angestrengten Situationen, wie beim Springen oder Rennen, sofort bei seinen kolbenartigen Bewegungen helfen. Brustwirbelsäule, Halswirbelsäule und Schultergürtel bleiben so frei, um die Bewegungen der Arme und des Kopfes auszuführen. Bei diesem Prozess wird der Körperschwerpunkt nach unten verlagert, der Druck auf die inneren, lebenswichtigen Systeme verringert und unbewusste Bewegungsmuster bevorzugt, die einen normalen Rhythmus zwischen Atmung und Bewegung bewirken.

Das Zwerchfell und die Wirbelsäulenkrümmungen

Der zwölfte Brustwirbel hat eine strategische Position zwischen dem oberen und unteren Teil des Rumpfes, da sein Dornfortsatz die unterste Ansatzstelle des Musculus trapezius ist und seine Seiten die obersten Ansatzstellen des Musculus psoas major. Außerdem ist das Zwerchfell an ihm befestigt. Der Dornfortsatz des zwölften Brustwirbels ist nicht ganz so lang wie die der Lendenwirbel, denen er in Form und Ausrichtung ähnelt. Der Musculus trapezius ist der große Mehrfachmuskel, der Wirbelsäule, Schulter, Arm und obere Rippen aufrecht anordnet und gegeneinander ausrichtet. Der Musculus iliopsoas hält in erster Linie Beine, Becken und Lendenwirbelsäule zusammen und bewegt sie. Jeder Zug, der von oben oder unten kommt, trifft deshalb sofort den zwölften Brustwirbel, und macht eine unverzügliche Kompensation notwendig. Halten ihn die Musculi iliopsoas nicht an der Vorderseite fest, wird er bei Arm- und Schulterbewegungen vom Musculus trapezius nach oben und hinten gezogen. Dies wirkt sich negativ auf die Wirbelsäulenkrümmung im Brust- und Lendenwirbelbereich aus. Es gefährdet die Weiterleitung der Gewichte zwischen ihnen und verändert die Handlungsfähigkeit der Wirbelsäule. Das entstehende strukturelle Ungleichgewicht beeinflusst die Arbeit des Schenkelbogens und der mit ihm verbundenen Muskeln und Faszien bei der Atmung. Hier liegt der Hauptgrund für Probleme in diesem Bereich der Wirbelsäule. Manche Störungen stammen auch von Zwerchfellirritationen. Sie machen sich oft durch fortgeleitete Schmerzen weiter oben oder unten bemerkbar. Dabei sind die Übergänge zwischen den Wirbelsäulenkurven die größten Schwachstellen.

Zusammenwirkende Körperrhythmen

Sowohl der Herz- als auch der Atemmechanismus müssen ihre Geschwindigkeit und den Umfang ihrer Tätigkeit im Ernstfall erhöhen und dafür sorgen können, dass genügend Sauerstoff zu den arbeitenden Muskelzellen gelangt. Bei vollem Einatmen befördert ein Atemzug mehr als einen Liter Luftvolumen. Das ist doppelt so viel wie bei Ruheatmung.

Bei den Grundmustern der Bewegungen beeinflussen und helfen sich Atmung- und Bewegungsapparat wechselseitig, sofern keine durch den Menschen verursachten strukturellen Fixierungen vorliegen. Das muss so sein, da Bewegungsapparat und Atemmechanismus gemeinsam ihre Struktur und die Bewegungsabläufe entwickelten.

Die Rhythmen, die den ursprünglichen Bewegungsmustern zu Grunde liegen, überlappen einander harmonisch und störungsfrei. Wäre dem nicht so, könnte der Mensch nicht gleichzeitig der Schwerkraft widerstehen, Beschleunigungen aushalten, atmen, Blut in Umlauf bringen und noch dazu denken und fühlen.

Ob Mensch oder Tiger, im Kampf müssen beide dazu in der Lage sein, die Bewegung von Skelettteilen zu koordinieren, die vom Zentrum weg und wieder dorthin zurück streben, da sie sonst ihre Körperhaltung nicht steuern können. Dies beinhaltet einen perfekten Mechanismus, der Bewegungen in Zeit und Raum abstimmt und die Kraft bereitstellt, sie aufrecht zu erhalten. Außerdem bedeutet es die permanente Tätigkeit von Drüsen und Nervensystem, um die laufenden Anforderungen des arbeitenden Mechanismus abzudecken. Dies muss ohne Störung des mechanischen Rhythmus geschehen, der das Gewicht und die einbezogenen Krafthebel zeitlich exakt abstimmt und damit letztlich dem Überleben dient. Gleichzeitig müssen die vegetativen Funktionen in dieser Extremsituation vor Zerstörung geschützt bleiben.

Während einer kämpferischen Auseinandersetzung muss schnell Sauerstoff zu den Muskeln transportiert und die angefallenen Abfallprodukte abgeführt werden. Die Muskeln als lebende Maschine arbeiten für das Überleben des Individuums. Sie werden von allen anderen Körperteilen bei ihrer Arbeit unterstützt. Dabei verbrennen sie ihren Kraftstoff sehr schnell, benötigen Sauerstoff, und die angefallene Asche muss abtransportiert werden. Herz, Lunge, Zwerchfell, Nerven, Drüsen, Muskeln und Knochen spielen ihre individuelle Rolle in der aktiven Gesamtheit des menschlichen Körpers.

Training des kinästhetischen Gefühls

Um sich mit dem Rhythmus des Zwerchfells besser vertraut zu machen, sollten wir sein Verhalten in verschiedenen Situationen beobachten. Wir wählen dabei eine ungewöhnliche Körperstellung, sodass die Schwerkraft den Körper in anderen

Achsen durchläuft, als es in normalen Lebenssituationen der Fall ist. Geeignet dafür sind beispielsweise die Rückenlage oder der Vierfüßerstand. Während Sie auf allen vieren stehen, strecken Sie einen Arm aus, danach verlagern Sie das Gewicht und strecken Sie den anderen Arm und das eine und danach das andere Bein aus, und berühren Sie vielleicht noch zusätzlich aus dieser Position heraus mit den Kopf den Boden. Die Anstrengungen des Körpers, um in Balance zu bleiben, und die Veränderungen der Atmung werden einander entsprechen. Verlieren Sie Ihr Gleichgewicht, werden Sie den Atem anhalten, gewinnen Sie es zurück, lassen Sie die angehaltene Luft wieder frei.

Will man ein kinästhetisches Empfinden für einen so vitalen Prozess wie das Atmen entwickeln und dabei erfahren, wie er sich unter dem Einfluss von Gefühlen und Körperbewegungen verändert, muss man ein ähnliches Spiel mit sich selbst treiben, wie dies die früheren Maler der französischen Moderne mit ihrem Publikum getrieben haben. Sie benutzten verzerrte Darstellungen, Überbetonungen, unheimliche Schattierungen und verschiedene andere Dinge, um Eigenschaften des dargestellten Subjekts zu verdeutlichen, die sonst so vertraut gewesen wären, dass man sie übersehen hätte. Sie verzerrten die Form eines Pfirsichs, eines Vogels oder eines Menschen, um eine Vorstellung und ein Gefühl für Farbe, Textilgewebe oder andere Eigenschaften zu vermitteln. Und sie waren erfolgreich darin, uns bestimmten Dingen gegenüber empfindsamer zu machen.

Kinästhetisches Gefühl dadurch zu entwickeln, dass Sie Ihren Körper in eine ungewohnte oder ungewöhnliche Lage bringen und ruhig aber beharrlich auf Veränderungen in Ihrem inneren Mechanismus achten, ist ein Weg, bessere Balancen für die eigenen Körperkräfte zu finden. Testen Sie Ihr kinästhetisches Empfinden auf folgende Weise:

Legen Sie sich mit den Rücken auf den Boden, mit gebeugten und angezogenen Knien, die Füße ruhen auf dem Boden, die Arme sind über der Brust verschränkt. Dies schafft eine Unterstützungsfläche für den gesamten Körper im Vergleich zur kleinen Fläche des üblichen Standes auf zwei Füßen. In dieser Position verläuft die Schwerkraft durch Ihren Körper von der Brust zum Rücken, anstatt wie sonst vom Kopf zu den Füßen. Damit wirken die Gewichte anders auf die Wirbelsäule. Der Zug auf sonst beanspruchte Muskeln wird geringer und natürlich ist es in dieser Lage auch einfacher, die Muskelspannung zu verringern.

In der beschriebenen Position passt das Zwerchfell seinen Rhythmus leichter an die «tubuläre» Längsatmung an, anstelle der weiten, breiten Atmung. Pressen Sie nun die Luft zwischen den Zähnen aus, bis kein weiteres Ausatmen mehr möglich ist. Beobachten Sie, wo die Knochen der Körperrückseite auf dem Boden aufliegen: am Bein, dem Kopf, den Schultern, der Hüfte und am unteren Ende der Wirbelsäule.

Wenn Sie entdeckt haben, wo der größte Druck auf dem Boden entsteht, experimentieren Sie mit verstärkter Atmung. Blasen Sie den Atem so weit wie möglich über die Nase aus. Dann warten Sie zunächst mit dem Einatmen. Die

Lungen enthalten immer etwa zu 3/4 ihres Volumens Luft, sodass Sie zusätzlich zur Wechselluft, die beim normalen Atmen ausgetauscht wird, problemlos ungefähr eineinhalb Liter ausatmen können. Wenn Sie mit starkem Druck ausatmen, werden Sie entdecken, dass bestimmte Teile der Körperwand in diesem Moment mehr Spannung aufweisen als andere. Blasen Sie die Luft durch die Nase, werden Sie vielleicht einen begrenzten Bereich größerer Spannung im oberen Bereich der Bauchwand nahe dem Rippenbogen entdecken. Nachdem Sie diesen Vorgang etwa dreimal wiederholt haben, wobei Sie dazwischen Pausen eingehalten haben, bis sich die Atmung jeweils wieder normalisiert hatte, prüfen Sie, ob sich der Druck des Körpers auf den Boden verändert hat. Während dieser Ruhepausen sollten Sie nicht übertrieben tief und schnell atmen.

Als nächstes atmen Sie wieder mit Kraft aber langsam durch die Lippen aus, als wollten Sie eine Kerze ausblasen. Wenn Sie zu Ende gekommen sind, werden Sie den Bereich der größten Spannung weiter unter im Bauch entdecken. Er wird weniger stark als der beim Ausatmen durch die Nase sein, allerdings verteilt sich die Spannung über eine größere Fläche.

Wenn Sie sich durch weitere Versuche überzeugt haben, dass die Unterschiede von Intensität und Ort des Auftretens nachvollziehbar sind, sollten Sie eine dritte Methode ausprobieren. Blasen Sie den Atem durch die Zähne – mit entspannten Lippen – und zwar so, dass Lippen und Zunge auf keinen Fall behindern. Die Zähne sind auseinander und die Zunge ist entspannt. Zischen Sie bis zum Ende des Ausatmens. Beobachten Sie, dass der Körper sich unter den Armen und der übrigen Körperwand nur noch geringfügig verkleinert. Eine Verringerung des seitlichen Durchmessers von bis zu 7-8 cm wäre aber möglich. Jetzt spüren Sie jedoch den Bauch nicht mehr als feste Kontraktionsplatte. Beobachten Sie nach einigen Wiederholungen mit dazwischen liegenden Pausen, wie der Körper nun auf dem Boden aufliegt. Der unterschiedliche Druck variiert von Mensch zu Mensch und auch bei derselben Person gibt es in Abhängigkeit von der physischen, geistigen oder emotionalen Anspannung von einem Zeitpunkt zum andern Unterschiede. Wenn es auch scheinen mag, als wenn die vom Körper vorgenommene Reorganisation so gering ist, dass man sie kaum wahrnehmen kann, bewirkt sie doch weit reichende Veränderungen im allen koordinierenden Körpersystemen.

9. Das Eigenwahrnehmungssystem

Reflexartige Verhaltensmuster

Die Bewegungsantwort ist eine Kombination aus Reflexen. Dieses nicht erlernte Muster umfasst die Reizwahrnehmung, die Vorbereitung des Körpers auf eine Bewegung und deren Ausführung. Die Reizung von Gehirnzellen zeigt sich als körperliche Bewegung. Dies mag nicht offensichtlich sein und vollkommen unbewusst, findet aber trotzdem statt. Die Anzahl der bewegten Teile und deren Richtung können aber zum großen Teil eine bewusste Entscheidung sein. Die Genauigkeit und Geschwindigkeit werden vom Eigenwahrnehmungssystem gesteuert. Reize aus dem Umfeld und Reize aus Überlegungen werden zueinander in Beziehung gesetzt und zu Bewegungsimpulsen an den Körper weitergeleitet.

Die Ermittlung der Gewichtsbalance erfolgt zum Beispiel im Kopf und wird durch das Eigenwahrnehmungssystem ausgeführt. Dem Sprung über die Hürde geht eine innere Vorbereitung voraus, bei der sich die Spannung im Becken vergrößert, um die erwartete Zusatzlast vom Landungsstoß aufzunehmen. Außerdem wird die Atmung vertieft und die Zentren von Schwerkraft und Atmung werden nach unten verlagert, um Sicherheit, Geschwindigkeit und Kraft zu verbessern bzw. zu fördern.

Biologische, chemische und mechanische Kräfte sind Grundlagen dieser menschlichen Aktivitäten. Etwa 90 % unseres Verhaltens beruhen auf diesen Kräften und sind unbewusst. Damit werden lediglich ca. 10 % aller Bewegungen direkt vom Bewusstsein kontrolliert.

Die neurologische Grundlage der wechselseitigen Reaktionen von Körperstrukturen muss so eingerichtet sein, dass eine Koordinierung von Reizen und den entsprechenden Reaktionen möglich ist. Visuelle Einschätzungen, Informationen aus den Bogengängen, der Haut und letztlich von allen Körperteilen sind für die ablaufenden Reaktionen wichtig. Damit garantiert das Eigenwahrnehmungssystem unsere Sicherheit bei Bewegungen im Raum.

Alte Mechanismen der Tiere

Wir können nur auf dem alten Fluchtmechanismus aufbauen, der entwickelt wurde, um den Gefahren einer vielschichtigen Umgebung zu begegnen und der über die dafür notwendige Ausrüstung verfügt. Wir bestehen aus Hebelarmen mit anhängenden Gewichten; diese Hebelarme sind mit Kraftarmen, die einander gegenüberliegen, ausgestattet, um eine organisierte Bewegung zu erreichen. Daneben besitzen wir ein ausgeklügeltes Kommunikationssystem, das Nachrichten aufnehmen, verteilen und absenden kann, einen Organismus, der Brennstoff für die Verbrennungsmaschinen und Sauerstoff bereitstellt, damit das Feuer brennen kann, und ein Transportsystem, das alle Materialien zu den entferntesten und tiefsten Teilen des Körpers bringt, und die Abfallprodukte von den Muskeln, unseren Lebensmaschinen, wegschafft.

Diese Ausrüstung wurde der Schwerkraft, Trägheit, Kraftmomenten, Temperaturwechseln und anderen Einflüssen des Lebens an Land ausgesetzt, hat sie besiegt und überlebt.

Bei näherer Betrachtung stellen wir fest, dass die Knochen Gewicht tragen und zugleich den Muskeln als Ansatzstellen dienen. Gemeinsam erzeugen sie Bewegungen. Muskeln sind paarweise angeordnet und arbeiten in einem klugen Wechsel von Anspannung und Ruhe sowohl innerhalb der Faserbündel eines jeden Muskels als auch im Rhythmus mit dem entsprechenden Antagonisten. Nervenenden empfangen Reize von der Außenwelt und leiten sie durch Nervenbahnen zu den zentralen Neuronen. Hier wird eine Sammlung gespeicherter früherer Erfahrungen mit dem ankommenden Reiz verglichen. Der nach außen gehende Reiz wird zur Körperoberfläche gerichtet, wo die entsprechende Antwort gegenüber der Außenwelt abläuft. Sie besteht aus einer Vielzahl von Nervenreizen und einer noch wesentlich größeren Anzahl von Muskelreaktionen. Dennoch arbeitet der zu Grunde liegende Mechanismus zuverlässig und erfolgreich, was für das Überleben des Menschen unabdingbar ist.

Die Vorbereitung auf eine Bewegung

Auch bei Bewegungen einfachster Art muss Energie fließen, um sie in Gang zu setzen. Daneben müssen Fragen des Gewichts in unserer für eine organisierte Bewegung unregelmäßig gestalteten Körperstruktur gelöst werden. Um das zu erreichen, müssen sich alle Körperteile im Wechselspiel miteinander frei durch eine Mittellinie bewegen können, die zu einer Kraftlinie wird, da sie einander gegenüber liegende Kräfte misst und dann ausrichtet. Dosierter Energieeinsatz führt zu einer adäquaten räumlichen und zeitlichen Bewegung des Gewichts. Wenn Geschwindigkeit, Schwung und Gewandtheit hinzugefügt werden, wie in einer «lebensbedrohlichen» Situation, muss eventuell für längere Zeit mehr Kraft zur Beschleunigung zu den abwechselnd arbeitenden Muskeln gelangen. Neben Muskeln und Knochen sind noch weitere Dinge beteiligt. So sind Energiespeicher und eine schnelle Versorgung mit Sauerstoff nötig, ohne dass Zeit vorhanden ist, beides in Ruhe aufzuladen bzw. zu besorgen. Muskeln und Kräfte müssen auf einem hohen Aktivitätsniveau gehalten werden.

Atem- und Bewegungsrhythmus sind abzustimmen, wenn es um das Überleben geht, wenn z. B. das kämpfenden Tier seine Position im Kampf halten muss. Es darf seinem Feind nicht nachgeben. Dabei muss seine Knochenstruktur im Gleichgewicht sein und mit dem geringstmöglichen Bewegungsaufwand arbeiten. Kopf, Arme und Schultern agieren flink und beweglich. Kurz gesagt muss sich das Tier behaupten, seinen Kampf kämpfen und zur selben Zeit allen Körperanforderungen gerecht werden, wozu die angemessene Versorgung seiner Zellen mit Sauerstoff gehört. Um dies zu erreichen, muss der Atemrhythmus so perfekt mit dem Fortbewegungsrhythmus harmonieren, dass beide dem gemeinsamen Ziel des Überlebens dienen können. Muskelzellen verbrennen ihre Energie sehr schnell, sodass eine kontinuierliche Sauerstoffversorgung erforderlich ist. Daher müssen auch die für die Atmung und den Fortbewegungsmechanismus verantwortlichen Nerven sehr eng miteinander verknüpft sein.

Nach Macleod[22] «verändern die Nerven des vasosympathischen, vasomotorischen und des Atemzentrums ihre Aktivität bei muskulärer Anstrengung». Macleod schloss daraus: «Die Reize, die als erste auf die Zentren wirken, stammen aus der Großhirnrinde. Man vermutet, dass sie von den motorischen Bahnen auf ihrem Weg von der Großhirnrinde zum Rückenmark zu den Zentren in der Medulla ausstrahlen. Am meisten wird diese Theorie von der Tatsache unterstützt, dass die Erhöhung von Puls und Atemfrequenz in dem Moment auftritt, wenn ein Muskelaufwand erwartet wird und damit vor dem Zeitpunkt, zu dem sich Hormone bilden oder selbstständige Muskelreflexe entstehen. Mehr noch: Der Grad der Veränderung in den Zentren der Medulla ist nicht von vornherein proportional zum Umfang der tatsächlich geleisteten Arbeit.» Erwartet eine Person einen größeren Aufwand für eine bestimmte Arbeit, erhöhen sich Puls- und Atemfrequenz simultan zum Start der Arbeit auch wenn sich herausstellt, dass die Arbeit einfacher ist, als zu erwarten war. Vorbereitung arbeitet mit Erwartung. Wenn man sich Maulwurfshügel grundsätzlich als Berge vorstellt, wird man die meiste Zeit des Lebens von ungenutzter Energie überschwemmt werden.

Macleod beschreibt die nervale Steuerung der Atmung wie folgt: «Die zum Atemzentrum führenden Nervenfasern kann man der Einfachheit halber in zwei Gruppen aufteilen: solche von den Atmungsorganen und solche von anderen Kör-

22 John. J. R. Macleod: Physiology

perteilen». Er schließt daraus: «Der Vagus enthält zwei Arten von Nerven, die zum Atemzentrum führen: Die einen stimulieren die Einatmung und die anderen die Ausatmung.» Die Frage, wie Nervenerregungen in den Lungen entstehen, wird diskutiert und gefolgert, dass die mechanische Ausweitung und das Zusammensacken der Alveolen (Lungenbläschen) während der Atmung Reize für das Nervensystem sind. Neben den für die Atmung wirksamen Impulsen der afferenten Nerven aus allen Körperteilen, die über Temperatur- und Druckschwankungen sowie Reizungen von innen oder außen berichten, beeinflussen auch der Karotissinus und Hormone im Blut die Atmung.

Die Bedeutung des Ausatmens

Aktives Ausatmen ist die Quelle für kraftvolles und tiefes Einatmen. Eine besondere Muskeleigenschaft besteht darin, dass sich Muskelgewebe schon in der Phase der Dehnung auf die nächste Kontraktion vorbereitet. Diese Tatsache führt uns gemeinsam damit, dass bei der inneren Atmung die Körperzellen den Sauerstoff während der Ausatmungsphase des Atemrhythmus übernehmen, zur Betrachtung der tieferen Körperstrukturen zum Zeitpunkt, wenn die Zwerchfellkontraktion aufhört. Das Zwerchfell wird während der Ausatmung durch das Zusammenziehen der Rippen und das Absenken von Wirbelsäule und Becken auf Grund des Zuges der Schwerkraft gedehnt. Während dieser Ruheperiode der Zugelemente der Brustwand werden die Zwischenrippenmuskeln durch die auf die Rippen wirkende Schwerkraft gedehnt.

Bei Atembewegungen werden die Schenkelbögen des Zwerchfells sowie die Musculi iliopsoas, levator ani, quadratus lumborum, transversus abdominis, pectineus und die zugehörigen Faszien, die mit den oberen Oberschenkelmuskeln verbunden sind, in den Atmungsapparat eingegliedert. Das Kraftpotential dieses mit dem Zwerchfell verbundenen Apparates hat seine aktivste Phase während des Ausatmens. Dies sind die Muskeln, mit denen das Tier seine Position im Kampf verteidigt oder mit denen es sich beim Sprung nach vorne vom Boden abdrückt. Die Muskeln, die beim Ducken im Wirbelsäulen- und Beckenbereich benutzt werden, und die der Ausatmung haben einen gemeinsamen funktionalen Rhythmus. Sie müssen sich gegenseitig in «lebensrettenden Situationen» unterstützen.

Die Nervenverbindungen bei verstärkter Atmung wurden meines Wissens noch nie detailliert im Labor untersucht. Man stellt sich jedoch vor, dass es einen solchen Kontrollmechanismus gibt, da das forcierte Ausatmen nicht länger ein passiver Vorgang ist, wie es in Ruhe der Fall ist. Außerdem folgt auf ein noch so angestrengtes, willentliches Einatmen ein passives – nicht aktives – Aus-atmen. Es besteht Übereinstimmung, dass dieser Mechanismus in der Medulla oblongata angesiedelt ist und über Nervenfasern mit anderen Gehirnteilen verbunden ist.

Die meisten der motorischen Kerne des Zentralnervensystems sind reine Reflexzentren, d.h. die motorischen Aktionen an der Körperoberfläche hängen von Impulsen ab, die über andere sensorische Neuronen empfangen werden.

Alle sensorischen Nerven des Körpers können Geschwindigkeit und Tiefe der Atmung beeinflussen. Diese Tatsache kann man leicht nachweisen. Jedermann kennt die plötzliche Änderung im Atemrhythmus, wenn uns jemand einen Schwall kalten Wassers in den Nacken gießt, wenn wir Zeuge eines Unfalls werden oder plötzlich ein lautes Geräusch oder Stöhnen hören. Bei verschiedenen emotionalen Zuständen kann man eine Änderung des Atemrhythmus beobachten. Howell[23] sagt dazu: «Wir müssen deshalb annehmen, dass dieses Zentrum (das Atemzentrum) mit allen sensorischen Kopf- und Wirbelsäulennerven in Verbindung steht und durch Nervenverbindungen zwischen Großhirn und Medulla beeinflusst wird, die aus der Sicht des Großhirns efferent, also wegführend, und aus der Sicht der Medulla afferent, d.h. hinführend, sind.» Er bezeichnet die Nervenbahnen, die eine verstärkte Stimulation oder Depression bewirken auch als «Atmungsverstärker» und «Atmungsdämpfer».

Außerdem stellt er fest, dass «eine unter der Haut liegende Nervenfaser, die über die zentralen Neuronenketten eventuell bis zum Großhirn führt und uns ein Schmerzgefühl vermittelt, auch mit dem Medulla-Zentrum in Verbindung steht und Auswirkungen auf die Tätigkeit von Herz, Blutgefäßen und Atmung hat».

Die Nervenversorgung des Zwerchfells

Der Zwerchfellnerv, oder Nervus phrenicus, entspringt aus dem vierten und fünften Halsnerv. Andere Nerven, die den Atmungsapparat versorgen, sind das Armgeflecht oder Plexus brachialis, das die oberen Atemhilfsmuskeln von Schultern und Hals versorgt, die Interkostalnerven, die Brustkorb und Bauch versorgen, und das Lendengeflecht, oder Plexus lumbalis, mit Nervenfasern, die die Muskeln des unteren Beckens und Oberschenkels versorgen. Diese untere Muskelgruppe steigert sich bei Ausatmungsbewegungen und wird in extremen Situationen, z.B. bei einem Kampf, sowohl für die Atmung als auch für das Halten des Gewichts benutzt.

Alle diese Hilfsmuskeln gehören zum willkürlichen System. Und obwohl die Atmung unter normalen Bedingungen vollständig unwillkürlich abläuft (einatmen, ruhen, ausatmen) und von der Medulla oblongata gesteuert wird, werden in Ausnahmesituationen diese Hilfsmuskeln eingesetzt, die gleichzeitig innerhalb der Körperstruktur über das Eigenwahrnehmungssystem agieren und reagieren, um das Gleichgewicht beizubehalten.

23 William H. Howell: A Text-Book of Physiology

Der normale Atemrhythmus wird über die effektive Stimulation sensorischer Fasern des Vagusnervs gesteuert. Experimente haben gezeigt, dass jede Störung des Vagus unmittelbar auch den Rhythmus des Atemzentrums beeinflusst.

Auch beim ruhigen Atmen umfasst die Atemhilfsmuskulatur, die dem Zwerchfell beim Einatmen hilft, (zusätzlich zu den bereits unter oberer Atemhilfsmuskulatur aufgezählten) die kleineren Muskeln der Luftwege. Es sind die Muskeln, die die Weite des Kehlkopfes (bei jedem Einatmen werden die Stimmbänder nach außen geweitet) und die Bewegungen der Kehlkopfknorpel bestimmen, von deren Tonus die abgestimmte Funktion von Kehlkopf, Rachen und Nasenwegen abhängt. Die Muskeln des Kehlkopfes werden vom Vagusnerv versorgt. Außerdem muss erwähnt werden, dass die Gesichtsnerven oder Nervi faciales Äste zu den Nasenmuskeln abgeben.

Ausgeglichene Kräfte in Notfallsituationen

Wenn ein Notfall ansteht, werden durch Vernetzung alle dehnbaren Elemente unter erhöhte Spannung gesetzt und der Atemmechanismus für weitere und fortdauernde Arbeit vorbereitet. Dabei muss die Ausatmung kräftig und schnell auf die Einatmung folgen, ohne die Balance des in Bewegung befindlichen Körpers zu stören.

Die Druckelemente des Rückens, also die Wirbelkörper, müssen durch die Zugelemente der vorderen Körperwand im Gleichgewicht gehalten werden, wenn Haltung und Bewegung der Notsituation angepasst sein soll. Die Atmungsorgane müssen sich auf die veränderten chemischen Anforderungen einstellen. Das Zwerchfell muss alle verfügbaren Muskeln für seine Arbeit nutzen. Die in den Kampf einbezogenen Zugelemente müssen größere Kräfte entwickeln, wenn sich Gewicht oder Ballast an der Basis erhöhen. Wenn die Zugelemente mehr Kraft fordern, fügen die Rumpfstrecker Ballast hinzu, in dem sie den Schwerpunkt absenken. Ein kämpfendes Tier sehen wir nie mit erhobenem Schwanz. In der Phase des Angriffs stimmt das jedoch nicht. Die für ein Auto mit tief liegendem Schwerpunkt geltenden Prinzipien entsprechen im Übrigen dem alten Kampf-Verhaltensmuster. Ein tiefer Schwerpunkt und ein tief liegendes Atmungszentrum sind notwendige Einrichtungen ökonomischen Verhaltens, um nach außen wirkende Kraft, die durch den Kopf, die Kiefer und die Arme verursacht werden, auszugleichen. Der tief liegende muskuläre Mechanismus, also die Lumbal- und Beckenmuskulatur, zieht bei extremen Aktivitäten deutlich nach unten und verlängert die nach vorne weisende Linie der Sakralkrümmung. Festgefahrene, fixierte Muskelspannungen, die einzelne Wirbelgruppen in ungünstiger Position festhalten, werden aufgelöst, und die Wirbelsäulenmuskeln ziehen dann nach unten, wie es ihre normale Funktion ist. Deshalb addiert sich ihre Kraft zum Zug der Schwerkraft und gleicht die Vorwärtsbewegung des Oberkörpers aus. Der Ballast muss verstärkt werden, um dem Vorwärtsschwung zu begegnen, was entlang der Druckelemente des Rückens erzeugt wird.

Die Nervenmechanismen, die an einer verstärkten Ausatmung beteiligt sind, scheinen Teil des Notfallsystems zur Vorbereitung auf einen Kampf oder eine Flucht zu sein. Die Verlagerung der unteren Wirbelsäulenkrümmung nach rückwärts im Verhältnis zur Vorderseite ist die Haltung der meisten Tiere und sogar von Vögeln, wenn sie einen Angriff vorbereiten.

Lassen Sie die Gedanken den Rücken hinunter und die Vorderseite hinauf wandern, um die Körperkräfte auszubalancieren. Bewegen Sie dabei die Wirbelsäule nach unten und halten Sie die Körpervorderseite oben. Die Wirbel «sitzen» entlang des gesamten Rückens aufeinander, während die gesamte Körperfront direkt oder indirekt an der Wirbelsäule und dem Kopf hängt, mit denen sie durch Knochen, Muskeln und anderes Weichteilgewebe verbunden ist. Die Vorderseite des Körpers wird dabei im richtigen Zug gehalten, d.h. ohne dass ein dort vorhandener Knochen nach oben gezogen wird. Die Knochen und ihre Ansatzstellen in der vorderen Körperwand bleiben auf der richtigen Höhe, um damit eine Gewichtsbalance über ihre spinalen Anheftungen zu ermöglichen. Verallgemeinernd kann man sagen, dass die Arbeit der Zugelemente auf der Vorderseite die Arbeit der Druckelemente auf der Körperrückseite ausgleicht.

Sind Brustkorb und Becken ausbalanciert und die Hals- und Bauchmuskeln fest, sorgen die kleinen Muskeln und Bänder der Wirbelsäule in allen Bereichen für einen Krümmungsgrad, der die spinale Achse so lang wie möglich macht. Damit kann das gesamte Gewicht auf dem kürzesten Weg von oben nach unten wandern.

Ist die für eine verstärkte Ausatmung zuständige Muskulatur tätig und ziehen die Rumpfstrecker den Rücken nach unten, wird der Tonus aller Muskeln der vorderen Körperwand verstärkt. Dazu gehört auch ein Anheben des Manubriums und die Ausrichtung der Kehlkopfknorpel. Man kann dies auch in der Haltung einiger Tiere beobachten, z.B. bei einer Katze oder einer zischenden Schlange. Die übertriebene Pose einer verstärkten Ausatmung begleitet diese Zischgeräusche und kehligen Knurrlaute anderer Tiere ebenso wie die heiseren Schimpflaute eines verängstigten Vogels. Diese Haltung, die oft bei einem Warnruf auftritt, ist Teil eines Schutzmechanismus für die Nachkommen und daher Teil des Überlebensmechanismus.

Die «zweite Luft»

Die Reaktivierung dieser angeborenen Muster ist zweifellos der wesentliche Faktor der so genannten zweiten Luft. Die angewöhnten Haltungsfixierungen müssen erschöpft und außer Kraft getreten sein, bevor das Individuum seine zweite Luft spüren kann.

Die zweite Luft zeigt die völlige Erschöpfung aller Muskeln an, die das Körpergewicht nach oben ziehen. Wenn diese Muskeln eine Weiterarbeit weigern, folgen ihre Faser gemeinsam mit den Knochen, an denen sie befestigt sind, der Richtung, die die Schwerkraft vorgibt. Wenn die oberen Atemhilfs- und Stützmuskeln ihren Kampf aufgeben, scheint der Fall hoffnungslos. Hier hilft die Zweckorientierung des Individuums. Richtet der Mensch all seine innere Hinwendung und Konzentration auf seine Beine und hält sie wenn auch unsicher und verkrampft weit genug vorn, sodass sie unter der Körperlast stehen, werden die unteren, die Atmung ergänzenden Muskeln ihre Unterstützung für das Zwerchfell verstärken. Sobald ihre Aktivität für Atmung und Bewegung die ursprüngliche Verbindung zum Rhythmus hergestellt hat, schafft die «zweite Luft» neues Leben und Mut, vorwärts zu gehen. Dieser nun wieder aufgenommene Rhythmus entspricht dem alten, originalen, unbewussten Bewegungsmuster, das von Vierbeinern entwickelt wurde, als sie mit der Schwerkraft auf harter Unterlage und der Lungenatmung umzugehen lernten.

Um Druck- und Zugausgleich und normalen Muskeltonus zu verstehen, sollten wir uns mit dem Mechanismus vertraut machen, der die Ausatmung kontrolliert, und seine Funktion in einer Kampfsituation. Ausatmen, das bei ruhiger Atmung als passive Phase bezeichnet wird, ist beim kämpfenden Tier keineswegs passiv. Es scheint so, dass diese Phase die erste Reaktion enthält, die Drüsen und Nerven auf Gefahr vorbereitet, wie wir am Verhalten aufgeschreckter wilder Tiere und Vögel beim Anstoßen eines Warnschreis beobachten können.

Haltung und Sprache

Als Reaktion auf etwas Unerwartetes wird ein Tier mit Jungen einen Alarmruf abgeben und den Körper in eine Hab-Acht-Stellung bringen. In diesem Moment der erhöhten Aufmerksamkeit verändert sich das physiologische Gleichgewicht. Die Hormone lösen Mechanismen aus, die bestimmte Systeme unter dem übergeordneten Aspekt, die Jungen zu schützen, aus- und andere einschalten, sofern die Gefahr und der Feind bedrohlich sind. Der Körper bereitet sich auf einen möglichen Kampf vor. Kampf oder Flucht können erforderlich sein und es gilt, keine Zeit zu verlieren.

In der Geschichte dieses Alarmmechanismus als Überlebensreaktion liegt die Antwort auf viele unserer heutigen Fragen bezüglich Verspannungen und deren Ursachen und Heilungsmöglichkeiten. In der Tat, der Rhythmus der Sprache und der Rhythmus der Körperbewegung sowie der begleitende Atemrhythmus sind so eng miteinander verbunden, dass Forscher von neurotischen Erkrankungen noch mehr Kenntnisse dieser Zusammenhänge erlangten, als sie sich vorstellen konnten. Erfolg hängt mehr oder weniger von diesen oft unbewussten Beobachtungen ab. Sprachrhythmus wird durch tiefe emotionale Konflikte immer gestört.

Elemente der Sprache

Die komplizierte Kunst des Sprechens umfasst drei verschiedene Mechanismen: die Lungen, den Kehlkopf und den Rachen sowie Mund und Nase. Nach Starling[24] muss «die neurologische Basis der Sprache die sensorischen Zentren mit umfassen und ebenso die gesamte Region der tiefen Assoziationen». Wie Bolton ausführt, «setzt ein Wort wie Maus sofort Assoziationen frei, die alle Projektionsflächen durchläuft mit Ausnahme der des Geschmackes. Und sogar dieses sensorische Areal kann betroffen sein bei einer Person, die eine gebratene Maus isst in der Hoffnung, dadurch einen Keuchhustenanfall zu stoppen.»

Die Hauch- und Zischlaute der menschlichen Sprache scheinen den Kehllauten von Tieren in Alarmsituationen am nächsten zu sein. Diese tierischen Laute treten bei stoßartigen Ausatembewegungen auf, die von einer charakteristischen Körperhaltung begleitet werden, wobei die Ausatemphase verlängert ist.

Die Hauchlaute werden beim «h» durch einen einfachen Luftstoß durch eine enge Öffnung, die im Hals entsteht, oder von Zunge und Zähne beim englischen «th», gebildet bzw. von den Lippen und Zähnen beim «ph» oder «f».

Die Zischlaute, die beim «s» stimmlos und beim «z» stimmhaft sind, bestehen aus einem fortwährenden Geräusch, das durch eine Verengung des Luftweges zwischen Zunge und hartem Gaumen bewirkt wird. Sie entstehen damit ähnlich wie die Hauchlaute.

Unter diesen Sprachelementen ist das «h» meist dem tiefen, kehligen Knurren oder Zischen des angegriffenen Tieres vergleichbar. In manchen Fällen von Sprachschwierigkeiten war es hilfreich, mit «h» beginnende Wörter mit stoßartigem Ausatmen auf der ersten Silbe sprechen zu lassen. Die Theorie dabei ist, dass dies Sprech-, Atem- und Haltungsrhythmus zu alten Assoziationen des zentralen Mechanismus führt, der in ungewöhnlichen und auf den Verteidigungsfall vorbereitenden Situationen eingesetzt wird. Sie vertiefen die Atmung, senken den Körperschwerpunkt ab und machen damit den Körper effektiver.

Aus demselben Grund kann das Zischen eine wertvolle Ergänzung bei Bewegungen sein, die das Gleichgewicht der Knochen im Bereich der einzelnen Gelenke wiederherstellen sollen, vor allem wenn man es über einen längeren Zeitraum anhält und nicht stoßartig zu Beginn des Ausatmens einleitet. Auf diese Weise gelingt

24 Ernest H. Starling: Human Physiology, 1936

es, wieder eine Verbindung zwischen dem Fortbewegungsrhythmus und der tiefen Atmung herzustellen, wie wir sie vom unkonditionierten Tier her kennen.

Konditionierte Reflexe bei der Atmung

Der Mensch hat sich nach allen Seiten ausgedehnt und entwickelt und dabei teilweise das Gefühl für die Steuerung von tief liegenden Prozessen, wie der abgestimmten Atmung und Bewegung verloren, wie wir sie vom sich verteidigenden oder flüchtenden Tier her kennen. Durch bewusstes Betonen und häufiges Praktizieren kann er jedoch die alten, unbewussten Verhaltensmuster, die beim harmonischen Zusammenwirken von Atmung und Fortbewegung zum Ausdruck kommen, wieder aktivieren. Im Ruhezustand wird das Ausatmen als passiver Teil der Atmung betrachtet. Gibt man diese Sichtweise auf, wird es weniger unnatürliche konditionierte Reflexe geben, vor allem, wenn man der Ausatmung wieder mehr Bedeutung zumisst als dem Einatmen.

Wenn die Atmung unter dem Gesichtspunkt der Gesundheit betrachtet wird, liegt die Betonung meist auf der Sauerstoffaufnahme durch Lungen und Blut. Außer in sehr ungewöhnlichen oder pathologischen Fällen, ist es für das Blut unmöglich, den Sauerstoff, den es benötigt, nicht von den Lungenbläschen zu übernehmen. Dies funktioniert selbst bei flacher Atmung.

Wichtig für die Gesundheit des Körpers ist nicht die Menge des von den Lungen aufgenommen Sauerstoffs, sondern das Ausmaß oder der Umfang des Gasaustausches in den Muskelzellen des Körpers. Aus diesem Grund ist auch die Anzahl eingesetzter Muskeln wichtiger als die eingeatmete Luftmenge. (Erinnern Sie sich, dass der Gasaustausch in der Phase des Ausatmens geschieht!). Die innere Atmung ist wichtig, da sie die Phase ist, die wir am besten willentlich unterstützen können. Wir erreichen dies, indem wir das Skelett besser ausbalancieren, sodass mehr Muskeln von Haltearbeiten befreit werden und so die Atmung begleiten. Mit anderen Worten: Wir sollten mit dem ganzen Körper atmen.

Wie schon erwähnt, entdeckte Sherington, dass die Spannung der Bauchmuskulatur während des Einatmens vermindert und beim Ausatmen erhöht wird. In der «passiven Phase» des Zwerchfells während der Ausatmung bereitet der verstärkte Tonus der Bauchwand den tiefer liegenden Muskelmechanismus auf seine nächste Aktion vor: entweder Springen oder Atmen. Diese Ausatmungsbewegung führt in ihrer stärksten Form zum erwähnten Warnruf bei Vögeln oder Wildtieren. Wir nun aktivieren ein ursprüngliches Verhaltensmuster, um die Muskulatur frei zu machen für weitere organische Tätigkeit. So können wir beim Studium extremer Vorgänge oft die Erklärung dafür finden, wie normales Verhalten abläuft. Wiederholter Einsatz aller Kräfte für ungewöhnliche Aktionen lehrt und gewöhnt den Körper daran, im täglichen Leben freier zu agieren.

Anatomie der Sprechorgane

Beim Sprechen können wir die aufeinander abgestimmten Einheiten erkennen, die uns zu den ursprünglichen Mustern führen, den Mustern, bevor sie durch «falsche» Erziehung gestört wurden.

Der Kehlkopf, in dem die Stimme erzeugt wird, wird von vier Knorpeln gebildet: dem Ringknorpel, oder Cartilago cricoidea, dem Schildknorpel, oder Cartilago thyroidea, und den beiden Stellknorpeln oder Cartilagines arytaenoideae bzw. Aryknorpel. Der Ringknorpel liegt unmittelbar über dem Ring der Luftröhre, wie ein Siegelring mit der abgeplatteten Seite nach hinten. Der Knorpel des Schildknorpels besteht aus zwei Teilen, die auf der Vorderseite verbunden sind und dort den Adamsapfel bilden. Die Rückseite des Knorpels hat vier Fortsätze, deren obere über Bänder mit dem Zungenbein verbunden sind, während die unteren Fortsätze mit den hinteren seitlichen Teilen des Ringknorpels zusammenhängen. Zungenbein und Schildknorpel können sich unabhängig voneinander frei bewegen, außerdem ist eine Bewegung des Schildknorpels auf dem Ringknorpel möglich.

Die beiden Stellknorpel haben eine pyramidenartige Form. Ihre Basis hat mit dem Ringknorpel eine gelenkige Verbindung. Am vorderen Teil befindet sich der Stimmfortsatz. Die zwei Stimmbänder verbinden Schildknorpel und Stellknorpel. Der Raum zwischen ihnen entspricht der Stimmritze oder Glottis.

Zur Seite hin hat der Stellknorpel einen Muskelfortsatz. Wenn der Aryknorpel sich um seine vertikale Achse dreht, wandert dieser Fortsatz nach hinten innen oder umgekehrt.

Position und Spannung der Stimmbänder werden durch die inneren Kehlkopfmuskeln gesteuert. Vier dieser Muskeln sind dabei besonders wichtig **(Abb. 58)**: der Musculus cricothyroideus, der Musculus cricoarytenoideus posterior oder Postikus, der Musculus thyroarytenoideus und seine Pars thyroepiglottica sowie der Musculus vocalis.

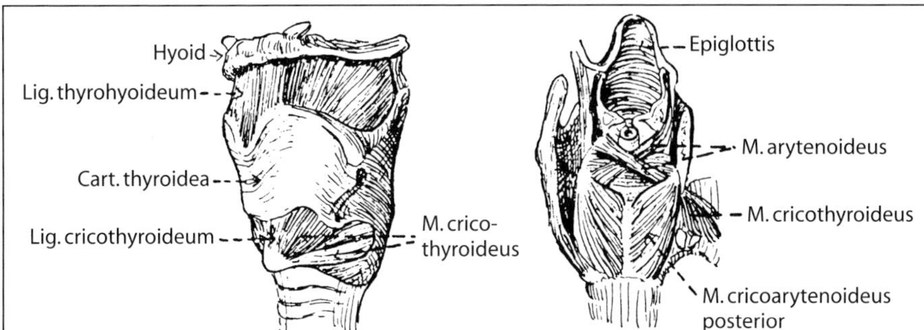

Abbildung 58: Muskeln und Bänder im Bereich des Kehlkopfes, die der Atmung und dem Sprechen dienen (nach Toldt).

Es ist nicht mein Ziel, hier auf das weite Feld der Stimmbildung einzugehen, da dies den Rahmen des Buches sprengen würde. Aber ich möchte auf die Kompliziertheit der Struktur als einen differenzierten Mechanismus zur Erzeugung stimmlicher Reaktionen hinweisen und festhalten, dass er mit wichtigen Körperstrukturen, die bei Atmung und Fortbewegung benötigt werden, verbunden ist. Dieser Mechanismus bildet nicht nur einen Teil des Sprech- und Atemapparates, sondern ist Teil des Zugmechanismus der vorderen Körperwand. Nerven und Muskeln der drei Systeme – Atmung, Sprache und Fortbewegung – müssen zusammenarbeiten. Die strukturellen Zusammenhänge der Zugkörper werden deutlich, wenn man einen an seinen Zähnen hängenden Menschen, wie den Trapezkünstler, beobachtet. Wir können dann entdecken, dass die Struktur des Sprach- und Atmungsmechanismus ebenso dazu dient, mithilfe ihres durch Knorpel, Bänder, Knochen und Muskeln möglichen Zuges als Teil eines zugorientierten Haltungsmechanismus für den gesamten Körper zu agieren. Dies hängt mit den Verbindungen direkt bis zum axialen Skelett zusammen.

Wir sehen die wechselseitigen Effekte des Sprach- und Atemapparates in solchen Äußerungen wie Niesen, Husten, Stöhnen, Keuchen, dem aufgeschreckten Zischen oder Schreien von Vögeln und wilden Tieren und im Gesang der Primadonna. Entsprechende Körperstellungen begleiten diese außergewöhnlichen Verhaltensweisen.

In Ruhe ist die Ausatmungsphase die passive Phase, doch ihre speziellen Eigenheiten, wenn sie sich vom Atemrhythmus löst, sind beachtlich. Howell[25] folgend haben wir nur unter bestimmten Bedingungen aktive, rhythmische Ausatmungsvorgänge, die mit Vorgängen verbunden sein können, die vom Atemrhythmus vollkommen unabhängig sind, wie Lachen, Husten, Defäkation, Urinieren und Gebären. In der Ausatmungsphase liegt Erneuerung der Kraft durch eine versteckte Form muskulärer Entspannung.

25 William H. Howell: A Text-Book of Physiology, 1920

10. Das Gleichgewicht des Körpers aus physiologischer Sicht

Was ist Stabilität?

Vollständige Entspannung ohne jede Aktivität wäre mit dem Tod gleichzusetzten. Vollständige Körperbalance würde jede Aktivität ausschiessen. Aber, außer dass wir um diese beiden Ideale, Balance und Ruhe, kämpfen und Kenntnisse der Prinzipien des Gleichgewichtes zwischen den Körperstrukturen und Kräften erwerben, gibt es keine Möglichkeit mit den emotionalen und physikalischen Extremen des Lebens umzugehen.

Unser Ziel ist die schon erwähnte, fein abgestimmte körperliche Instabilität, bei der die verfügbare Energie in der Schwebe bleibt; bereit, jeden Augenblick in ihre arbeitende Form, die Bewegung, umzuschlagen.

> «Das Leben muss stabil sein, damit es nicht durch die gewaltigen, oft widrigen, Kräfte, die es umgeben, zerstört, aufgelöst oder zersetzt wird. In erstaunlichem Widerspruch dazu jedoch erhält es seine Stabilität nur, wenn es bereit und fähig ist, sich selbst auf Grund äußerer Reize zu verändern, indem es auf diese die passenden Antworten findet. In einem gewissen Sinne wird es erst dadurch stabil, dass es veränderbar ist. Eine leichte Instabilität ist Voraussetzung für die wirkliche Stabilität des Organismus»[26].

Die Veränderbarkeit des Organismus ist für manche Menschen ein Vorteil und für andere ein Nachteil, je nachdem, ob sie diesen Mechanismus mit Intelligenz oder Ignoranz nutzen. So wie er in unserem Maschinenzeitalter seine Kraft durch die Erfindung von Maschinen vervielfacht hat, kann der Mensch auch seine eigene Kraft vervielfachen, in dem er die gleiche Intelligenz auf seinen eigenen Körper anwendet. Tut er dies nicht, wird er weiterhin viele unnötige Belastungen schaffen, die unterschiedliche und weit reichenden Folgen für sein inneres Gleichgewicht haben können.

26 Charles R. Richet: Physiologie, Paris, Alcan, 1893

Müdigkeit

Müdigkeit ist eine uns allen bekannte Erfahrung. Körperliche Müdigkeit entsteht durch Stoffwechselvorgänge in den Zellen und der damit verbundenen Ansammlung von Abfallprodukten. Arbeit und Belastung stören das chemische und physikalische Gleichgewicht der Zellen, wobei sich Milchsäure und andere Abfallprodukte bilden. Dadurch wird das Verhalten der Zellen verändert, der Arbeitsrhythmus des Muskels wird unzuverlässig, und es entsteht eine übermäßige Muskelspannung.

Ermüdete Muskeln können steif sein, zu langsam oder zu schnell und ruckartig reagieren. In bestimmten Erschöpfungsphasen wird die Muskelaktion durch den Säurereiz beschleunigt. Abfallprodukte in den Zellen oder auch nervliche Ursachen führen zu Müdigkeit. Die Neuronen selbst können bei Überarbeitung oder übermäßiger Reizung in Mitleidenschaft gezogen werden. Auch die glatte Muskulatur des Organismus kann ermüden, meistens bei länger anhaltender physischer Müdigkeit oder zusätzlichen psychischen Faktoren.

Die verschiedenen Arten von Müdigkeit besitzen dasselbe allgemein gültige, typische Muster. Das Gleichgewicht in der neuromuskulären Maschine geht verloren, ausgewogene Rhythmen von Ruhe- und Aktivitätsphasen innerhalb des Gewebes können versagen, die Koordination der Einzelteile wird gestört und die Leistungsrate wird unzuverlässig. Sobald Bewegungen ruckartig und unregelmäßig ausgeführt werden, wird auch die Arbeitsqualität, das Bewegungsprodukt, schlechter.

Bei geistiger Müdigkeit verschlechtert sich die Aufmerksamkeit und die Detailgenauigkeit geht verloren. Bei emotionaler Müdigkeit werden Reaktionen ungleichmäßig und der Rhythmus unregelmäßig. Bei emotionalen Reaktionen wird eine unterschiedlich ausgeprägte Instabilität zu beobachten sein oder eine völlige Mattigkeit.

Es gibt mehrere Ursachen, die diese Reaktionen bewirken. Der Grund für Veränderungen in den Muskelfunktionen ist in lang dauernden, geistigen und nervlichen Belastungen zu suchen, die mit veränderten Reaktionen der Neuronen einhergehen. Wir alle kennen nervliche und geistige Erschöpfung nach stundenlanger geistiger Anstrengung mit nur wenig oder gar keiner muskulären Betätigung.

Gestörte physiologische Reaktionen kommen in weniger offensichtlicher Form von Müdigkeit vor. Zum Beispiel ist das Gleichgewicht der Muskelzellen von Menschen, die über «ständige Müdigkeit» klagen, nicht gestört, obwohl es sich um eine echte Behinderung handelt, deren Störungen offensichtlich sind. Menschen mit dieser Form der Fehlanpassung, zeigen ein ineffektives körperliches Verhalten als Teil ihres individuellen Leidens, das häufig als nur in der Phantasie existierend betrachtet wird, aber dennoch definitive Rückwirkungen auf den gesamten

Menschen hat. Der menschliche Körper kann selbst Veränderungen an sich vornehmen, um seine anhaltende Aktivität zu hemmen. Die Qualität und Quantität der Arbeit wird dadurch beeinträchtigt, fast als würde dies vorsätzlich geschehen. Die Muskelkoordination leidet darunter und Unfälle treten auf. Ist das Unglück schwer genug und bewirkt weit reichende persönliche Folgen, kann dies die Trägheit des Verhaltens vorübergehend aufheben. Das Verhaltensmuster des «Müdefühlens» muss überwunden werden, will man auf der sicheren Seite eines emotionalen und geistigen Gleichgewichts bleiben. Dennoch beginnt dieses Verhaltensmuster häufig unter sehr realistischen systemischen Störungen, wie der Ermüdung durch organische Fehlfunktionen, und breitet sich über den gesamten Körper aus. Toxische Reaktionen treten auf, vermindern die für die Tagesarbeit erforderliche Energie, lassen den Menschen verzweifeln und führen letztlich zu einem depressiven Bild und einem resignierenden Akzeptieren der Situation. Im Extremfall führt dies bei bestimmten Arten von Müdigkeit zu einer neuromuskulären Schwäche, die mit Beeinträchtigungen von Organen verbunden ist, dies jedoch auf Grund psychischer Störungen und nicht primär körperlicher Krankheiten. In den frühen Stadien dieser Ermüdungsphase sind noch keine Gewebeveränderungen feststellbar.

Alle Ermüdungszustände gehen mit Phasen einher, in denen der Körper Warnzeichen produziert, deren Beachtung vor körperlichen Schäden bewahren kann. Bei dieser speziellen Art von Müdigkeit ist das Stadium der «resignativen Akzeptanz» mit Entschuldigungen für das Nichtstun, sei es richtig oder falsch, eine ernst zu nehmende Warnung.

Eine gewisses Ausmaß an Ermüdung begleitet alle körperlichen Tätigkeiten. Bleibt sie innerhalb normaler Grenzen, ist dies in Ordnung. Dann gibt es Zufriedenheit im Vorgefühl der folgenden Ruhepause und genussvolles Ausruhen, sobald sich die Gelegenheit bietet. Bringt Ausruhen jedoch wenig oder keine Erholung, sofern es nicht übertrieben lange erfolgt, ist man z.B. nach dem Schlafen oder Essen genauso müde wie vorher, gibt es übermäßige Spannungen im Körper, die untersucht, studiert und korrigiert werden sollten, bevor diese Müdigkeit in ein chronisches Stadium übergeht. Die Energiereserven sind dann vielleicht ernsthaft verbraucht. Erschöpfung ist zwangsläufig das Resultat, wenn jemand wirkliche Müdigkeit über zu lange Zeit hinnimmt, ohne für eine Unterbrechung und Korrektur zu sorgen. Über Müdigkeit könnte man ein ganzes Buch schreiben. Hier konnten nur einige Hauptaspekte betrachtet werden.

Chronische Müdigkeit

Chronische Müdigkeit besteht immer aus einem Faktor, den wir bei der normalen physischen Müdigkeit nicht vorfinden, dem psychophysischen Faktor. Emotionales Ungleichgewicht und reduzierte geistige Leistungsfähigkeit bilden in diesem Fall einen Teil des Müdigkeitsempfindens, das die Fortführung jeder physischen Tätigkeit mit dem dauernden Gefühl verbindet, «man sei müde». Oft ist mit dieser Müdigkeit eine Art emotionale Sehnsucht nach etwas verbunden, das niemals eintrifft. Ist dieser subjektive Gesichtspunkt ein Teil chronischer Müdigkeit, ist er zweifellos konfusen Empfindungen zuzuschreiben, die von der glatten oder quergestreiften Körpermuskulatur kommen.

Belastungen bei Zielkonflikten

Die Unfähigkeit, Empfindungen zu verstehen, die von den zuvor erwähnten Ungleichgewichten stammen, ist zugleich der Grund für das Fortbestehen der Müdigkeit. Daraus kann ein Zustand von Desorientiertheit werden.

Unklarheit bei Entscheidungsprozessen kann zu Belastungen führen. Wenn das Rot-Grün-Licht bei Verkehrsampeln unregelmäßig oder gleichzeitig aufleuchten würde, käme es zu Unterbrechungen im Verkehrsfluss und erhebliche Staus wären die Folge des verlorenen Rhythmus. Wenn zum richtigen Zeitpunkt keine klare und gut bestimmte Richtung vorgegeben wird, geht die geordnete Funktion verloren und es entsteht Chaos. Das Gleichgewicht der gegeneinander wirkenden Kraftlinien geht verloren. Das kann auch beim Menschen passieren: Ein Stau neuromuskulärer Kräfte als Folge eines Ungleichgewichts. Daraus entsteht unnötige Beanspruchung, Belastung und Muskelspannung.

Sobald eine subjektiv empfundene, chronische Müdigkeit auftritt, ist sie nicht nur Einbildung, wie uns manche glauben machen wollen. Für die Neuronen ist es ermüdend, sich immerzu mit konfusen Mitteilungen zu beschäftigen. Diese Ermüdung der Nervenzentren wirkt sich nachteilig auf die Muskelzellen aus, sodass die Blutversorgung und damit die Vitalität durch Hyper- oder Hypotension beeinträchtigt wird. Die Ausprägung der Spannungsänderung, sei es verstärkt oder vermindert, allgemein oder begrenzt, scheint weit gehend durch den Umfang des Konflikts zwischen zwei möglichen Alternativen bestimmt zu werden: den Wunsch nach Vollzug und den unbewussten Wunsch nach Nichtvollzug.

Eine Hypertension mag durch unsichere, muskuläre Reaktionen auf widersprüchliche bzw. unklare Anweisungen hervorgerufen werden. Die psychophysische Müdigkeit bedarf weiteren Studiums und sollte mehr aus technischer Sicht betrachtet werden, als es in diesem Rahmen möglich ist. Es gibt viele Variablen, die sich hinter muskulärer Spannung und deren Gegenstück, der muskulären Erschlaffung verbergen. Die Befreiung von diesen Zuständen führt uns zu den zwar unterschiedlichen, dennoch aber zusammengehörigen Themen der Biochemie, Mechanik, Psychologie und ihrer Gesetze. Es gehört Mut dazu, eine Meinung zu äußern über Ungleichgewichte, die ermüden, sowie die Möglichkeiten, ein physiologisches Gleichgewicht wieder herzustellen. Wir wissen, dass viele dieser Ungleichgewichte zur täglichen Erfahrung aller aktiven Individuen gehören. Die Gründe für zuviel Spannung in der Muskulatur und die daraus resultierenden Krankheiten liegen sehr im Verborgenen und müssen äußerst sorgfältig und tief gehend betrachtet werden.

Dies ist kein Versuch, sich ausführlich mit den physiologischen Erkenntnissen der verschiedenen Arten von Müdigkeit auseinander zu setzen. Wenn wir die Geheimnisse der Müdigkeit gelüftet haben, wird unser Wissen über das Unbewusste größer als bislang sein. Hier sollen nur die offensichtlichsten Dinge genannt werden, um eine theoretische Diskussion der verschiedenen Annäherungen an das zu untersuchende Objekt zu ermöglichen. Dabei werden einige klinische Erkenntnisse erwähnt, die aus einer jahrelangen Beschäftigung mit Problemen der Müdigkeit und deren zahlreichen Erscheinungsformen resultieren.

Für die Darstellung im Rahmen dieses Buches können wir zwei Phasen der Entspannung benennen, die wichtig zu sein scheinen und wertvolle Ergebnisse bei einer vertieften Untersuchung im klinischen Bereich versprechen: erstens die Beziehung zwischen einem Gleichgewicht der Körperteile und Müdigkeit und zweitens die Zusammenhänge zwischen Atem- und Fortbewegungsrhythmus einerseits und deren Beziehung zur Muskelverspannungen andererseits.

Viele chronische Belastungen stammen aus traditionellen Lebenseinstellungen und den sie begleitenden Sorgen und intensiven geistigen Anstrengungen. Ein Mensch kann in Furcht leben, wobei er Angst vor dem hat, was schon geschehen ist, was gerade geschieht oder was in der Zukunft geschehen könnte. Dies stört das Funktionieren des Körpers. Inwieweit und auf welche Art Muskelverspannungen, also statische Muskelkontraktionen, die Blutzirkulation beeinflussen, wissen wir nicht. Eine kluge Anpassung der Körperbalance und die Verminderung von Spannungen und Hemmungen kann jedoch die Blutzirkulation und die Blutdruckkontrolle verbessern.

Wie wir bei den unbewussten Funktionen des Körpergewebes gesehen haben, wechseln sich Ruhe und Arbeit ab, wie dies bei Herz und Zwerchfell deutlich wird. Der Wechsel von Arbeit und Ruhe ist unterschiedlich in seinem Rhythmus. Dies hängt ab von der mechanischen und physiologischen Bedeutung des einzelnen Teils für den Organismus als Ganzen. Rhythmus einschließlich seiner Ruhepausen ist bedeutsam und kann in allen Körperstoffen beobachtet werden. Vergleichbar den Metallen ermüdet auch menschliches Gewebe. Jeder Mechaniker kennt die Vorteile einer Ruhepause für seine Maschine. Beim Gleichgewicht der menschlichen Maschine sind weitere Faktoren abzuwägen. Beim Studium der körperlichen Ermüdung kommen die Lebenskräfte sowie die mechanischen und chemischen Gegebenheiten zu unserem Problem hinzu. Man muss sich die Mühe machen, diese drei Kraftäußerungen des Menschen zu verstehen, um eine ergiebige, handfeste und praxisnahe Untersuchung der Ermüdung durchzuführen. Jeder

Gedanke und jedes Gefühl bewirken unmittelbar eine Muskelreaktion, so klein sie auch sein mag, und ebenso gibt es keine muskuläre Belastung ohne geistige Auswirkungen.

Bei einer lange anhaltenden geistigen Belastung beobachtet man lediglich eine stetig ansteigende und scheinbar grundlose Müdigkeit des Körpers, ohne deren Ursachen zu verstehen.

Aufmerksamkeit

Aufmerksamkeit ist eine harte Arbeit, und das Ausmaß der Ermüdung und Erholung von Nerven und Muskeln wird erheblich durch emotionale Aspekte der auszuführenden Aufgabe beeinflusst. Man kann zwei Arbeiten, die uns sehr vertraut sind, auf einmal durchführen und der Körper bewältigt dies problemlos. Man kann stricken und lesen oder reden und alles geht leicht von der Hand bis zu dem Zeitpunkt, wo das Lesen oder die Konversation eine persönliche Wendung nimmt. Dann kommt ein emotionaler Faktor ins Spiel und schon lassen wir beim Stricken eine Masche fallen. Man kann Auto fahren und über Politik diskutieren; solange die Ampelschaltungen normal arbeiten, läuft alles problemlos. Konditionierte Reflexe arbeiten ohne Ermüdungssymptome zusammen oder auch getrennt, doch wenn ein Verkehrsstau auftritt, entsteht eine ungeklärte Situation, müssen die Aktivitäten wieder getrennt werden, damit kein Unfall geschieht. War der Fahrer ein Jahr lang nicht mehr in der Stadt, wird die Unsicherheit ausgeprägter sein, aber schon nach einer Woche täglicher Praxis wird er wahrscheinlich wieder so sicher wie vorher reagieren.

Starling[27] sagt zu den konditionierten Reflexen: «Zahllose konditionierte Reflexe können auf einem unkonditionierten Reflex beruhen». Ein angeborenes Muster bildet die Grundlage, auf der sich verschiedene Varianten aufbauen. Speichelflussreflexe werden verstärkt durch Geräusche und verstärken diese wiederum. Laufen sie gemeinsam ab, entsteht eine größere Wirkung als wenn nur ein Reflex allein auftritt. Wir können auch feststellen, dass ein konditionierter Reflex durch Nichtgebrauch «verfällt», aber schneller wieder reaktiviert wird, als wenn er vorher gar nicht registriert wäre.

Der Schlaf stellt die Balance des arbeitenden Systems oft nur teilweise wieder her, dennoch ist Schlaf besser als kein Schlaf, da – wie einmal sehr weise festgestellt wurde: «Schlaf als negative Phase, als Stadium des Untätigseins nicht erzwungen werden kann. Bewusstsein kann demgegenüber – als positives Stadium – willentlich erzeugt werden bis hin zum Zeitpunkt unseres Todes». Der gewöhnliche Hintergrund von Müdigkeit geht mit dem Tagesablauf einher. Wenn Uhren ins

27 Ernest H. Starling: Principles of Human Physiology, 1936

Spiel kommen und der Mensch beginnt, etwas gegen Bezahlung zu machen, was er nicht wirklich will, dann beginnt Trägheit und mit ihr die Starre der Müdigkeit. Der zunehmende Effekt dieser Unbeweglichkeit ist Erschöpfung. Verstärkte Müdigkeit entwickelt Verhaltensmuster der Ruhelosigkeit, ein Muskelzustand, bei dem zuviel Energie mobilisiert wird – Kraft, die nicht gebraucht wird, verpufft von Beginn an.

Dr. George Crile's physische Auslegung von Müdigkeit beginnt mit dem Studium der Erschöpfung bei Tieren, z. B. von Lachsen, nachdem sie tausende Meilen bis zu ihren Laichgründen geschwommen sind.

> Im Mellon-Institut durchgeführte Studien, die auch Daten über die anregenden Effekte von «Müdigkeit im frühen Stadium enthalten, kommen zu folgenden Ergebnissen:
>
> Müdigkeitsgifte verhalten sich wie andere Narkotika. In geringer Konzentration verbessern sie die Leistungsfähigkeit, bei stärkerer Konzentration verschlechtern sie sie. Dies zeigt sich im erhöhten Arbeitstempo des Fabrikarbeiters später am Tag. Dieser Effekt ist noch offensichtlicher bei einem Geistesarbeiter. Die Ausdauer seiner Aufmerksamkeit vergrößert sich, während der Bereich, auf den sich die Aufmerksamkeit richtet, sich verkleinert. Bei Müdigkeit leidet seine Anpassungsfähigkeit gegenüber neuen Situationen, er konzentriert sich regelrecht fanatisch auf ein Thema .... Diese verbesserte Leistung kann ein Zeichen für eine in ihm selbst vorhandene körperliche Schwäche sein. Es handelt sich dabei um die Konzentration aller Energie auf eine Aufgabe und nicht um ein allgemeines Anwachsen der Energie zur allgemeinen Verwendung.»

Wäre eine bestimmte Angst Mittelpunkt der Aufmerksamkeit, würde dies ebenfalls zusätzliche Energie verbrauchen nachdem die Ermüdung eingetreten ist und bezüglich dieses ausgewählten Themas kann sich Fanatisums entwickeln. Auf diese Weise wird der Teufelskreis unterhalten. Wie kann er durchbrochen werden, besser noch, wie kann er verhindert werden?

Die Dauer des Prozesses ist von größter Bedeutung. Er muss bald und häufig genug unterbrochen werden, um ein Umschalten von der Bewegung auf die Ruhe zu ermöglichen. Der Mensch ist das einzige Lebewesen, dass in seiner Lebensführung das Gesetz des Rhythmus von Bewegung und Ruhe missachtet.

Neben der Bewegungsdauer als Grund für die Ermüdung gibt es den inneren Widerstand, eine Bewegung durchzuführen. Wie wir schon zuvor feststellten:

> «Es gibt einen dynamischen oder aktiven Druck für eine Bewegung, die nicht stattfindet. Die Kräfte, die die Bewegung veranlassen, werden angeregt, ohne dass die Ausführung erfolgt. Mit anderen Worten wurde eine Bewegung unterdrückt; die natürliche Abfolge, die dieser Stimulation hätte folgen müssen, wird verdrängt und zurückgehalten. Das Ergebnis ist, dass das gestoppte Bewegungsmuster fortdauert – es bleibt eher bestehen, als dass es sich auflöst, wie es der Fall wäre, wenn die Bewegung stattgefunden hätte.»[28]

28 Mabel Elsworth Todd: Our strains and tensions

Neuronale Belastungen

Das Nervensystem besteht aus einer Vielzahl einzelner Nervenzellen, den so genannten Neuronen. Jedes Neuron besteht aus einem Zellkörper, den von ihm ausgehenden astartigen Verzweigungen, den Dendriten, die die Signale empfangen, und einem einzelnen Achsenzylinder, dem Axon, das Mitteilungen an die Dendriten anderer Nervenzellen weiterleitet. In einiger Entfernung vom Zellkörper werden Dendriten zu den Nervenfasern, die alle Körperbereiche versorgen. Das Neuron ist die Quelle aller Nervenenergie, die durch chemische Vorgänge in der Zelle entsteht, ähnlich der muskulären Energie, die ebenfalls auf chemischen Vorgängen basiert. Es ist verständlich, dass sowohl Nerven- als auch Muskelzellen ermüden, obwohl die Nervenfasern weniger Anzeichen dafür liefern.

Wenn ein Neuron bereit ist zu reagieren und die Gelegenheit ist gekommen, dann ist es angenehm zu reagieren. Wenn das Neuron nicht bereit ist und sozusagen gezwungen wird, dann ist es sehr unangenehm zu reagieren. Das Missvergnügen richtet sich nach dem Grad des vorhandenen «Widerstandes». Ebenso unangenehm ist es, wenn aktionsbereite Neuronen nicht tätig werden dürfen.

Sherington[29] fragte sich beim Versuch, einige dieser Probleme einschließlich der damit zusammenhängenden Denkfunktionen zu lösen: «Besteht das Verhalten von Tieren nur aus einer Folge von Aktionen?» Er konnte keine andere Antwort finden als «Die Beziehung von Geist und Gehirn ist nicht nur ungelöst, sondern es fehlt jeglicher Ausgangspunkt ... So weit ich es erkennen kann, scheinen beide (Geist und Gehirn) getrennt und unverbunden zu sein.» Entsprechend seinen Entdeckungen gibt es lediglich «mentale Erfahrungen und Vorgänge im Gehirn, die in ‹Zeit und Raum› zusammenfallen».

Menschliches und ebenso tierisches Verhalten resultieren aus einem integrierten Mechanismus, der sich an die Umgebungsbedingungen anpasst. Dies geschieht durch die Antwort einzelner Körperteile und Systeme in Form von Bewegung, passend zur Gesamtsituation. Hinter dieser Einheit steht ein gewaltiger Informationsaustausch, der in den Neuronen stattfindet und gewährleistet, dass die notwendigen mechanischen und chemischen Mittel bereitgestellt werden.

Ein schwebendes Gleichgewicht zu schaffen, bei dem das Denken durch emotionale Bereitschaft gefördert wird, ist der Haupteinstieg für die Entwicklung von Gewohnheiten und für die Öffnung neuer Wege (neuronaler) Entladung. Sobald dies geschieht, werden alte Blockaden in dem Grad abflauen und verschwinden, wie neue Interessen hinzukommen. Gewohnheiten werden als Schwungrad der Gesellschaft bezeichnet. Das Schwungrad einer Maschine steuert sie gleichmäßig in Zeit und Geschwindigkeit. «Die Intelligenz eines Individuums kann aber daran

29 Sir C. S. Sherington: Integrated Action of the Nervous System

gemessen werden, mit welcher Schnelligkeit es sich in einer neuen Situation zurechtfinden kann».

Der Mensch ist ein Lager chemischer Energie. Die Reserven müssen durch Aufnahme von Sauerstoff und Nahrung ergänzt werden, da sonst keine Energie mehr freigesetzt werden kann. Daher muss eine Ruhephase eingehalten werden, um das innere Gleichgewicht wiederherzustellen, bevor über weitere Energie verfügt werden kann.

Der Mechanismus unseres Nervensystems

Über die Nerven hört man viel «Negatives». Doch welch leb- und hilflose, welche umständliche Masse wäre der Mensch ohne seine beiden Nervensysteme: das autonome oder vegetative System, das unsere unbewussten, vegetativen Aktivitäten steuert, und das Zentralnervensystem, das unser Körpergerüst steuert, uns über die Welt um uns herum informiert und Handlungsanstöße liefert.

Lange Zeit war man der Meinung, dass das Gehirn eine spezielle eigenständige Funktion im Sinne von «Denken» und «Geist» habe und seine kostbaren Kräfte mithilfe der Nervenfasern an den Körper weiterleiten würde. Seitdem es Mikroskope gibt, hat sich unser Wissen über Gehirn und Nervensystem verbessert. Heute wissen wir, dass das Gehirn zum Nervenmechanismus gehört und dass beide Teile dieses Mechanismus, das autonome und das Zentralnervensystem, ineinander greifen und dabei wichtige Informationen, die unsere Reaktionen bestimmen, mithilfe des Gehirns weiterreichen. Wir sprechen seitdem nicht mehr von einem Geist, der unabhängig von diesem System arbeitet. Durch komplizierte Wechselbeziehungen von Gehirn, zentralem und autonomen Nervensystem empfangen wir Reize aus unserer Umgebung, vergleichen sie und reagieren auf sie. Die meisten dieser Handlungen sind dabei alte Gewohnheiten und laufen unbewusst ab.

So lernen wir die uns umgebende Welt über das Zentralnervensystem kennen und reagieren auf sie. Durch das autonome Nervensystem werden unsere verschiedenen Systeme in einen geordneten Rhythmus gehalten, einzeln und kollektiv, und in die Lage versetzt, nötige Anpassungen vorzunehmen mit ausreichender Energie für das Überleben.

Der autonome Mechanismus schließt das sympathische Nervensystem oder den Grenzstrang und das parasympathische oder kraniosakrale Nervensystem ein. Diese beiden Systeme von Nervenzellen arbeiten innerhalb des großen Systems entgegengesetzt. Diese beiden Systeme des autonomen Mechanismus hemmen oder verstärken sich gegenseitig erfolgreich bei Aktivität. Dabei arbeiten Sympathikus und Parasympathikus zusammen und können nicht getrennt betrachtet werden. Der Sympathikus besteht aus einer Kette von Ganglien, die sich seitlich an den Wirbelkörpern befinden, sodass jeweils ein Ganglion an jeder spinalen Nervenwurzel liegt. Eine Ausnahme bildet die Halswirbelsäule, wo nur zwei Ganglien auftreten, und die oberen drei oder vier Ganglien der Brustwirbelsäule, die sich zu einem Ganglion zusammengeschlossen haben. Am unteren Ende der Wirbelsäule gibt es ebenfalls nur ein Ganglion coccygeum. Im Bauchraum befinden sich die Ganglia coeliaca mit dem Plexus solaris (Sonnengeflecht) und die unteren und oberen Darmganglien, die mit den Eingeweiden zusammenarbeiten.

Allgemein fördert der Sympathikus die Körperfunktionen, die Tiere zur Entwicklung von Kraft und Schnelligkeit in Gefahrensituationen benötigen, und verlangsamt gleichzeitig Verdauungsvorgänge, die in dem Moment nicht dringend gebraucht werden. Dr. Walter Cannon[30] zeigte, dass die Leistungsfähigkeit von Tieren ohne Sympathikus stark eingeschränkt ist. Außerdem entsteht ohne ausreichende Sympathikusfunktion ein Ungleichgewicht bei der Freisetzung von Adrenalin. Herzbeschleunigung, Erweiterung der Gefäß- und Atmungssysteme, Blutverteilung an die arbeitenden Muskeln, Erhaltung der Körpertemperatur und anderen Körperfunktionen könnten bei einer von außen kommenden Gefahr nicht adäquat reagieren. Dr. Cannon verwies auf das unmittelbare Einstellen der Produktion von Verdauungssäften und der Darmperistaltik bei Furcht, Ärger oder Angst. Die verängstige Katze auf der Spitze des Baumes stoppt die Verdauungsvorgänge bei einer Vergrößerung der Muskelanstrengungen durch Freisetzung von Adrenalin, da dies dann einem dringenderen Bedürfnis entspricht. Befreit man sie aus ihrer Situation, rollt sie sich in einer Ecke zusammen, ist bald eingeschlafen und findet ihr Gleichgewicht wieder. Der Mensch allerdings, der sich als einziges Tier zu jedem Zeitpunkt fürchten kann, verlängert den Konflikt über die Gefahrensituation hinaus. Proust starb durch Selbstbetrachtung, lange bevor ihn eine Lungenentzündung tötete, ausgebrannt von seinem siebenbändigen Werk «Auf der Suche nach der verlorenen Zeit».

Emotionen und ihre Steuerung

Das Leben ist entweder ein harmonischer Ausgleich zwischen Emotionen oder ein Kampf zwischen ihnen. Wir können mit uns selbst keine emotionalen Ungleichgewichte ausdiskutieren. Ein vorhandenes Gefühl kann nur durch ein anderes, stärkeres ersetzt werden. Wir können bei uns selbst und auch bei anderen Menschen als Folge emotionaler Einflüsse täglich Muskelverspannungen, Beeinflussungen der Haltung und Unregelmäßigkeiten bei der Atmung beobachten, die sowohl die physischen als auch geistigen Alltagstätigkeiten beeinflussen.

In unserer Zivilisation begegnen wir häufig Situationen, die emotionalen Druck auslösen. Das menschliche Tier kann dann, anders als sein Bruder im Dschungel, bei Furcht und Zorn nicht davonlaufen und kämpfen.

30 Walter B. Cannon: The Wisdom of the Body

Wäre der zivilisierte Mensch in der Lage, die ihn bewegenden emotionalen Dinge durch körperliche Bewegung abzuarbeiten, wie es das in dieser Hinsicht ungehemmte Tier tut, würden auch keine Verspannungen auftreten. Aber die gesellschaftliche Höflichkeit verlangt von uns zu bleiben, und der Mensch muss so gut er kann mit seinen Spannungen ringen, je intelligenter er das tut, um so besser. Verspannung ist eine andauernde Muskelspannung, die die Knochen fixiert. Es ist, als würden die Muskeln danach schreien, aus einer Fesselung befreit zu werden.

Entweder wendet sich die Verspannung nach innen und zerstört uns mit einer letzten Explosion oder sie durchbricht ihre Schranken und wendet ihren Zorn gegen etwas anderes. Einen Vulkan zu verschließen, wird niemandem gut tun. Sofern der Mensch nicht über eine einwandfreie psychologische Technik aus erlernten Reflexen verfügt, werden seine Körpersysteme unter extremen emotionalen Störungen leiden. Jede Form der Einschränkung eines zuvor angenehmen, organischen Funktionierens bewirkt Änderungen des Blutdrucks sowie des Zustandes des Nerven- und Muskelsystems und beeinträchtigt den frei spielenden Rhythmus des Körpers. Krampfhaft versucht der Mensch nun, Bewegungen zu unterdrücken, die sein Unbehagen sichtbar machen würden.

Jeder Mensch hat eine Lieblingsstelle, die er verspannt, um sich zusammenzureißen, sei es der Nacken, das Kinn, das Knie, die Bauchmuskeln oder die Hüftmuskulatur. Doch unabhängig davon, welcher Bereich betroffen ist, werden die Muskeln so weit wie möglich angespannt und die Knochen fixiert, um ein Gefühl der Sicherheit im Raum zu vermitteln.

Damit entstehen neue mechanische Belastungen für die Struktur des Gleichgewichts. Die Muskeln können die in Situationen von Zorn und Furcht erzeugten Energien nicht verbrauchen, die Adrenalinzufuhr verlängert die Bereitschaft des Muskels für Kampf oder Flucht, aber die erforderlichen Bewegungen werden verhindert. Die für eine Tätigkeit stimulierten Muskeln spannen sich mit der entsprechenden Auswirkung auf die Knochen. Es gibt wenig Menschen, die damit noch keine Erfahrung gemacht haben. Von allen Seiten hören wir Aussagen wie «ich kann nicht loslassen», «ich bin immer angespannt» oder «ich kann nicht tief durchatmen». Sie sind alle Ausdruck muskulärer Spannung und deren Auswirkung auf unsere Knochenstruktur, die das Gleichgewicht der Nerven, Muskeln und Gefäße stört und sich in mechanischen Reaktionen auf das Grundgerüst des Körpers auswirkt.

Man muss das Wort «Ausdruck» in all seinen Erscheinungsformen als Druck von Kräften, die sich befreien wollen, interpretieren. Unser Verständnis für die Muskulatur wird mit der Erkenntnis wachsen, dass sie zwar den vorhandenen emotionalen Druck ausdrücken soll, dies aber nicht darf. Die einzige Möglichkeit eines Muskels, auf Druck von Innen zu reagieren, besteht in der Kontraktion und damit Bewegung der Knochen. Entfällt diese Möglichkeit, wird er blockiert.

Es gibt nur zwei Fluchtwege aus der Zwangslage, in der sich der Mensch dann befindet: Einmal die Kenntnis der allgemeinen Kräfte, die den Körperausdruck – organisierte Bewegung – umsetzen. Dann die Kenntnis alter Muster – der ursprünglichen Bewegungsformen, mit denen der Mensch auf emotionale Ausnahmezustände, wie sie in Lebensgefahr entstehen, reagiert. Man muss lernen, seine Skelettmuskeln zu beschäftigen, wenn ein zentraler Emotionsdruck jenseits ihrer Belastbarkeit auf ihnen lastet.

Jeder hat den Wunsch, stark genug zu sein, um die auf ihn zukommenden Verunsicherungen zu bewältigen und so etwas wie Ordnung innerhalb der engen Grenze individuellen Lebens wiederherzustellen. Das Problem kann von der mechanischen Seite angegangen werden und bringt uns in tiefere eher subjektivere Bereiche, nachdem wir zunächst auf mehr objektive und durchaus spürbare Ungleichgewichte gestoßen sind, die wir unter Kontrolle brachten. Wir können den emotionalen Druck in unseren Muskeln beseitigen, indem wir sie arbeiten lassen. Wir können ein Gleichgewicht im Knochengerüst erreichen, indem wir einzelne Körperteile, während wir arbeiten, so verschieben, dass die gesamte frei gesetzte Energie für die aktuelle Arbeit genutzt werden kann, statt vergeudet zu werden, Körperteile auszubalancieren, die sich im Rhythmus mechanischer Reaktionen bewegen sollten. Werden einzelne Körperteile fixiert, wird das freie Spiel des Ganzen eingeschränkt. Bewusst oder unbewusst werden damit Konflikte zwischen Material und Kraft erzeugt.

Selbst wenn uns bekannt ist, was uns verärgert oder ängstigt, sei es, dass wir uns über eine bestimmte Person ärgern oder uns eine familiäre Situation belastet, werden wir keinen vernünftigen Weg finden, mit diesen Gefühlen umzugehen. Deshalb können wir nur mit den physischen Effekten arbeiten. Wir sind nicht in der Lage, die Kette der verursachenden Ereignisse zurückzuverfolgen.

Die körperlichen Auswirkungen zeigen sich gewöhnlich in einem höheren Körperschwerpunkt, beschleunigter Atmung und einem Aktionsdrang in den Körperextremitäten, vor allem den Armen, dem Kiefer und dem Kopf. Wir können in dieser Situation eine Verspannung in allen diesen Körperteilen feststellen. Wir kämpfen in unserem Inneren und unser eigener, innerer Kampfmechanismus wird zum Gegner. Doch wir haben keinen wirklichen Feind, mit dem wir ringen können, da wir ja zivilisiert sind und uns unter Kontrolle haben. In der Folge werden die Haltungsmuskeln nach oben gespannt, da die Notwendigkeit, sie zu nutzen, um den Ballast zu steigern als Ausgleich für den Kampfapparat, geleugnet wird. Daher können die Haltungsmuskulatur und die unteren, die Atmung ergänzenden Muskeln, die Gewichte oder die Atmung nicht nach unten ziehen, um sie mit dem Bewegungsapparat in Einklang zu bringen. Damit können Stütz- und Atemmuskulatur die Gewichte und die Atmung nicht nach unten ziehen, um sie mit dem Bewegungsapparat in Einklang zu bringen. Sie haben zwar ausreichend Schwung dafür, können ihn aber nicht nutzen. Der innere Kampf geht weiter. Die Verdauung wird gestört,

Adrenalin gelangt in den Blutkreislauf, ohne genutzt zu werden, und stört das chemische Gleichgewicht. So dauert der Konflikt an, bis das schwächste Teil nachgibt und es zum Zusammenbruch kommt. Die Grenze zur Müdigkeit ist überschritten.

Dennoch ist es möglich, den Druck ungenutzter Reize zu tilgen und das geistige und physische Gleichgewicht wiederzufinden, indem man die Energie auf andere Muskeltätigkeiten umleitet. Um den Druck wegzunehmen, sollte man die augenblicklich aktionsbereiten Muskeln nutzen, die nach oben ziehen, um die den oberen Kampf- und Atembereich des Körpers betreffenden Knochen zu bewegen. *Stellen Sie sich eine Bewegung* in Richtung ihrer vertikalen Achsen vor, als wären die Knochen getrennt und isoliert von ihrer Muskelmasse und könnten sich innerhalb ihres Bereichs frei bewegen. Wie es Gerald Manley Hopkins ausdrückte, muss man die Knochen «als vom Fleisch ummantelt» betrachten.

Stellen Sie sich vor, dass Sie Ihre Rippen in die Wirbelsäule stecken und den Rücken zusammendrücken; stellen Sie sich vor, dass der Oberarmknochen das Körpergewebe am Ellbogen durchsticht. Benutzen Sie die Vorderseite des Schulterblattes beim Acromion als Hammerkopf und klopfen nach vorn. Hängen Sie ein Gewicht an die Schulterblätter, das diese weg vom Nacken nach unten zieht. Lassen Sie die Arme seitlich hinunterhängen und die Knochen zu einem schwergewichtigen Pendel werden. Der schwerste Teil des Kiefers ist der breite, senkrechte Knochen direkt vor den Ohren. Lassen Sie ihn von den Schläfen in dieser Linie direkt nach unten fallen. Lassen Sie den Kopf nach vorn fallen und sein 5- bis 7-Kilogramm-Gewicht an den hinteren Nackenmuskeln ziehen und dies bei aufrechter Wirbelsäule. Dies alles sind spürbare Nutzungsmöglichkeiten der blockierten Energie im zum Kampf bereiten Oberkörper.

Die Möglichkeit, diesen Apparat zu bestimmten Handlungen zu verwenden, wird sehr viel schneller zu einer Entspannung führen, als der Umgang mit nicht fassbaren Ängsten, die eng mit Belastungen zusammenhängen. Sie sind nicht greifbar. Man findet so lange keine Ansatzpunkte bis keine Müdigkeitsempfindungen mehr von dem durch Verspannung aus dem Gleichgewicht gebrachten Körper zu den Zentren gelangen. Diese nicht fassbaren Ängste werden durch soziale Beziehungen produziert. Die erwähnten ursprünglichen, nicht durch Sozialisierung entstandenen Haltungen lösen die beschriebenen Belastungen auf, fördern das Körperempfinden und erziehen uns um, sodass wir uns wieder des natürlichen Gleichgewichts der physikalischen Kräfte bewusst sind.

Das Gleichgewicht des Zentralnervensystems

Sherrington entdeckte, dass «viele der Reflexe der Skelettmuskulatur haltungsbezogen sind». Die knöchernen Hebel des Körpers werden so eingestellt, dass sie den Körper bezogen auf den Horizont, die Senkrechte und zueinander ausrichten. «Die Reflexspannung ist Ausdruck einer neuronalen Entladung, die mit der

Wahrung der Haltung zusammenhängt. Der Tonus der Skelettmuskulatur ist ein komplexes Problem. Die Rezeptoren des Eigenwahrnehmungs- und Gleichgewichtssinns scheinen darin übereinzustimmen, dass sie Spannungsreflexe der Skelettmuskulatur auslösen und aufrecht erhalten und dass sie sich zumindest in einigen Bereichen wechselseitig in ihrer Aktion verstärken[31]».

Der menschliche Körper ist so ausgestattet, dass er auch die kompliziertesten Bewegungsmuster ausführen kann. Die Versorgung mit Nervenimpulsen und deren Koordination verläuft gleichmäßig während der Ausführung einer Bewegung bzw. der Bewahrung einer Haltung. Die Ausführung einer Bewegung verläuft unter Einfluss äußerlich nicht erkennbarer Kräfte, die im Dienste einer auf den Körper bezogenen Ökonomie zu stehen scheinen, und nicht durch einfache direkte Kontrolle einzelner Teile.

Ich bewege meinen Arm vorwärts, aber der dabei ablaufende Prozess betrifft eher die Einrichtung von Bedingungen, die das erwünschte Ergebnis hervorbringen. Durch einen Reflexbogen werden Aktions- und Hemmungsimpulse in entgegengesetzten Muskeln erzeugt, um etwa 25 Knochen in die gewünschte Richtung zu bewegen. Mechanisch gesehen wirken zahllose Krafthebel auf die verschiedenen gewichttragenden Hebel, die einzelnen Teile wirken nacheinander aufeinander und bilden dabei eine Bewegungsachse. Diese Achse bestimmt die Richtung, in die die Bewegung geht.

Wenn Sie diese Zeilen lesen, klopfen Sie einmal mit dem rechten Zeigefinger auf den Tisch. Sie werden feststellen, dass Sie nicht lange grübeln müssen, um zu entscheiden, welcher ihr rechter Zeigefinger ist, und sie werden weiter feststellen, dass der Prozess des Klopfens unverzüglich ohne vorherige intellektuelle Leistung beginnt. Bei näherer Analyse stellt sich heraus, dass zwischen bestimmten Stellen der Körperoberfläche und einem Kontrollzentrum im Gehirn Verbindungen geschaffen werden, bevor die Bewegung stattfindet. Dies ist die erste Bedingung, die in Ihrem Körpermechanismus für die Ausführung einer gewünschten Bewegung erfüllt sein muss. Dabei muss die *Position* des zu bewegenden Körperteils genau bestimmt werden, um die für die Steuerung richtige Verbindung zu bestimmen.

Die zweite zu erfüllende Bedingung, um Ihren Wunsch auszuführen, ist die Bestimmung der *Bewegungsrichtung*, die um so hilfreicher ist, je klarer sie definiert und spezifiziert wird. Dennoch wird dies alles nur dann glatt ausgeführt, wenn es durch unseren Wunsch zur Bewegung mobilisiert wurde. Die Qualität der Bewegung wird durch all diese Faktoren einschließlich des hinter der Bewegung stehenden emotionalen Antriebs bestimmt.

Wenn Sie ungeduldig sind, können sie die Geschwindigkeit der Handlung erhöhen, wobei die Genauigkeit der Ausrichtung abnimmt. Mit einem verletzten Finger wird sich die Geschwindigkeit reduzieren. Viele innere Konflikte und

31 Sir C. S. Sherrington: Integrated Action of the Nervous Syste

Hemmungen erzeugen unbewusste Unbeweglichkeit bei Körperreaktionen, sodass Sie bei dieser einfachen Handlung einen ruckartigen, ungleichmäßigen Rhythmus werden beobachten können.

Natürliche und unnatürliche Bewegungseinschränkung

Es stimmt, dass Nervenzusammenbrüche heutzutage sehr häufig und überwiegend auf fehlende Anpassung an das soziale Umfeld zurückzuführen sind. Und es stimmt auch, dass diese Fehlanpassungen zu belastenden Verhaltensweisen führen, die letztendlich Muskelverspannung und Nervenermüdung bedeuten.

Zivilisation ist das Ergebnis einer biologischen Evolution. Das Problem der individuellen Anpassung an die Gesellschaft, ob nah oder fern, ist ein dynamischer Prozess und geschieht damit nie passiv. Der Mensch begegnet seiner Umwelt aktiv und nicht in Regungslosigkeit.

Die Elemente des neuromuskulären Systems mit Schaltzentrale in Rückenmark und Gehirn empfangen Reize, vergleichen sie und reagieren darauf. Die Intelligenz sollte den Weg weisen, welche der jeweiligen Situation angemessen ist, behutsam oder drastisch.

Beobachten wir einen Chirurgen, der mit Präzision einen grauen Star operiert, oder den Werfer eines Baseballs, der mit derselben Präzision aber wesentlich größeren Bewegungen arbeitet. Beide benötigen dieselbe Genauigkeit, obgleich ein riesiger Unterschied in ihrem Bewegungsradius besteht. Trotzdem muss die Energiezufuhr in beiden Fällen genau bemessen sein. Es darf keine die freie Beweglichkeit einschränkende Verspannung aber auch keine Schlaffheit der Muskulatur vorhanden sein.

Jede Bewegung des Skalpells muss ständig von einem Kontrollzentrum überwacht werden, sodass sich keine Kraftlinie von einem unausgewogenen Körpergewicht überträgt und das Messer zum Rutschen bringt. Es existiert eine ähnliche Einschränkung des Bewegungsradius, wie er für das Ausbalancieren von Körperteilen gilt und die das Stehen und Sitzen so schwierig macht. Die mechanische Balance der Körperteile muss um so perfekter sein, je weiter der Bewegungsspielraum eingeengt ist, da Muskeln bei andauernder Wiederholung von Kontraktionen schneller ermüden. Dies ist eine der Tatsachen, die die Bedeutung mechanischer Körperbalance für das Studium von Entspannung und Ausruhen ausmacht.

Überschüssige Energie kann erfasst und genutzt oder unbedacht und ineffektiv in Form von Verspannung verschwendet werden. Wird sie falsch eingesetzt, sei es geistig, emotional oder mechanisch, wirkt sich dies auf den gesamten Menschen in Form einer Störung des Gleichgewichts der körperlichen Systeme aus. Der Wechsel von Aktivität und Ruhe sind von grundlegender Bedeutung in der Zeit-Raum-Bewegung aller Teile des Organismus. Es ist nötig, dass alle Teile in Bewegung bleiben, auch wenn es sich um kleine Bewegungen handelt, so dass der Ruhe- und Aktivitätsrhythmus erhalten werden kann. Eine Verspannung stört diesen natürlichen Rhythmus.

Wir hören häufig, wie die Vorteile gepriesen werden, sich «ganz natürlich» zu verhalten oder etwas auf die «natürliche Weise» zu machen. Woher sollen wir wissen, was die natürliche Art und Weise ist? Es kann bloß eine Art und Weise sein, die wir uns angewöhnt haben. Wir können als Einzelne oder Angehörige einer Rasse dumme Gewohnheiten angenommen haben. Der dann eingefahrene Weg mag nicht der natürliche Weg sein. Wir können nicht sagen, dass irgendein Mechanismus *natürlich* funktioniert, ohne die Gesetze zu kennen, nach denen er wirkt. Realitätsbezogenes Denken ist erforderlich, d.h. die Vorstellung muss aus sachlichen und nicht spekulativem Denken erwachsen.

Durch Vorstellung wird Kraft freigesetzt. Um beim Lernen bewusst *motivierende Bilder* einzusetzen, damit Bedingungen für angemessene Bewegungen geschaffen werden, bedarf es der Kenntnis von drei Dingen: der genauen Position, der Richtung und des Wunsches nach Bewegung. Stimmen die Bedingungen, findet die Bewegung statt. «Es bewegt sich» genauso wie «es schneit», «es regnet» oder «es hagelt». Muskeln antworten unmittelbar auf Gedanken mit angemessenen Aktionen. Genauigkeit und Fertigkeit werden bestimmt durch die Lebendigkeit der in der Vorstellung bestehenden Handlung oder deren Bedeutung für das Leben. Mit anderen Worten sind der emotionale Antrieb oder das Gefühl für die Idee die wichtigsten Bedingungen für eine spezielle Art von Bewegung, vergleichbar der Kondensation, die eine der wichtigsten Bedingungen für Regen oder Schnee ist. Bei beiden Produkten können zwar auch andere Faktoren von Bedeutung sein, doch wird jedes als eine Einheit des Ausdruckes erfahren, der des Bewegens, des Regnens und des Schneiens.

Nur der Erwachsene blockiert den freien Ausdruck, indem er Teile vom Ganzen abtrennt. Das Kind sagt «ich renne», «ich springe», «ich singe». Es würde nicht sagen «ich berühre den Boden mit den Zehen», «meine Schultern sind hinten», «ich gehe auf meinem Fußballen» bis zu dem Zeitpunkt, an dem die Jugendlichen ihre Aufmerksamkeit splitten und auf Einzelheiten fokussieren. Eine Umkehr dieser Entwicklung wird durch Formung von Bildern bewirkt und die Bewegung damit in Richtung der gewünschten Vision geleitet. Wir erreichen dies durch Vorstellung. Ist genügend Information gesammelt, dann folgen die Äußerungen wie «es bewegt sich» oder «es schneit» oder «es regnet». Der voll durchgezogene Schlag beim Golf wird zunächst in Gedanken realisiert. Das Praktizieren von Details allein würde niemals zu der erforderlichen Koordination führen.

Die Entstehung von Gewohnheiten

Es sind nicht nur die Ungleichgewichte bei der Körperhaltung, die zu einem Verlust von Energie führen. Es ist nicht alleine die Tatsache, dass Haltungsungleichgewicht Energie verschwendet, – wir haben im Großen und Ganzen viel mehr als wir in normalen täglichen Leben brauchen, sondern es geht auch darum, dass Energie fehlgeleitet wird und Teile ihre Energie gegen andere Teile richten.

Gleichgewicht besitzt eine tiefe Bedeutung für alles lebende Gewebe. Es wird weniger menschliche Energie verbraucht, wenn mit statt gegen die Naturgewalten gearbeitet wird. Sobald wir lernen so zu atmen, zu gehen, zu sitzen und zu stehen, dass Atmung und Skelett zentriert sind, haben wir die erste Disziplin der menschlichen Ökonomie erfüllt. Die Jugend ist quirlig, schaut nach vorn, als wäre Selbstvertrauen ein Teil von Elastizität und Gleichgewicht. Wirkliches Alter kann man nicht chronologisch messen. Man wird alt, wenn sich Gewohnheiten verfestigen und dauerhaft werden und man keine neuen Gewohnheiten mehr sucht. Die Empfindsamkeit wird stumpf, da die Wachsamkeit gegenüber Änderungen des Umfeldes nachlässt. Das Akzeptieren von Routine und das Funktionieren durch stumpfsinnige Wiederholungen verlangsamt die Reaktionsfähigkeit und verleiht der Trägheit mehr Gewicht.

Wir sollten die Balance suchen und Ruhe durch Balance. Um dies tun zu können, müssen wir die alten, noch gültigen Verhaltensweisen und Einstellungen im Licht neuen Wissens und neuer Empfindungen auf ihre Verwendbarkeit in einem dynamischen Konzept prüfen.

Dr. James Harvey Robinson (The Humanizing of Knowledge) verwendet dabei die folgenden Worte: «Jedes vertraute Objekt wird uns plötzlich sehr fremd, wenn wir es genau betrachten. Wenn wir ein bekanntes Wort wiederholen oder die Gesichtszüge eines nahen Freundes sehr genau betrachten, sind sie nicht mehr so, wie wir sie bisher gesehen haben. Hätten wir nicht eine fast unbegrenzte Fähigkeit, Dinge für erwiesen zu betrachten, würden wir feststellen, dass wir von zahllosen Mysterien umgeben sind, die unser Herz dauerhaft erdrücken könnten, wenn nicht Gewohnheit und Gleichgültigkeit die Tiefe unseres sorglosen Wissens verschleiern würden.»

Alte Wörter und Festlegungen müssen ebenso wie Traditionen vergangener Zeiten neuen Erkenntnissen von Tatsachen und Wahrheiten weichen, die zu unserem modernen Leben gehören. Die alte militärische Haltung mit ihren Forderungen nach steifer Disziplin hat einer mehr lebendigen, aufrechten Haltung Platz gemacht. Diese Haltung, dynamisch statt statisch, begünstigt ein besseres Verständnis des natürlichen Funktionierens lebendiger Strukturen.

Nähere Betrachtung des Zwerchfells

Um sich mit der Arbeit des Zwerchfells vertraut zu machen, dient die folgende Übung: Legen Sie sich mit angezogenen Knien und verschränkten Armen auf den Rücken (wie schon zuvor in diesem Buch beschrieben). Zischen Sie durch die

Zähne, bis Sie nicht mehr weiter ausatmen können. Ruhen Sie sich aus und atmen Sie dabei so lange nicht ein, wie dies für Sie möglich ist. Wiederholen Sie das beschriebene Vorgehen mehrmals. Wird ihr Atemrhythmus durch nervliche oder muskuläre Spannungen behindert, wird es Ihnen nicht möglich sein, zwischen den Zischvorgängen ohne «Luftschnappen» auszukommen. Wiederholen Sie weiter, bis an die Stelle des kurzen heftigen Einatmens zwischen den Zischvorgängen ein ruhiges langsames Einatmen tritt. Dabei ist es wichtig, beim Ablassen der Luft nicht stoßartig auszuatmen. Das Ausatmen durch die Nase oder durch die Lippen produziert andere muskuläre Aktionen, wie dies schon zuvor beschrieben wurde. Ein bisschen Praxis bei dieser Übung gibt Ihnen ein Gefühl von der Arbeit des Zwerchfells, wenn es frei von den oberen Hilfsmuskeln agieren kann. Beobachten Sie auch die Veränderungen der Körperwand während des Atmens in der Rückenlage.

Der Druck des Bodens auf die Knochen beim Liegen befreit von extremer mechanischer Belastung entlang der Wirbelsäulenachse, wie sie in aufrechter Position bei hoher Atmung oder hohem Schwerpunkt auftritt. Bei einer schlechten aufrechten Haltung ziehen Muskeln am Achsenskelett, und zwar besonders die Mm. subscapulares, rhomboidei, scaleni und die Pectoralisgruppe. Setzt man das beschriebene Zischen fort, wird der seitliche Durchmesser des Brustkorbs verengt, die oberen äußeren Muskeln lassen los, und der Musculus latissimus dorsi beginnt gemeinsam mit den Rumpfstreckern entsprechend ihrer normalen Funktion nach unten zu ziehen. Der Durchmesser des Brustkorbs verringert sich in allen drei Dimensionen und schafft damit die Bedingung für ein tiefes Hinunterziehen des Zwerchfells.

Experimentieren Sie mit dem Atemrhythmus, indem Sie die obere Atemhilfsmuskulatur hemmen und die untere unterstützen. Vielleicht befreit sie dies und ermöglicht ein natürliches Atmen. Wir atmen mit dem ganzen Körper.

Die Betrachtung der Ausatmung ist weitaus wichtiger für unsere Überlegungen als die Einatmung. Wenn durch die Nutzung der Ausatmung die oberen Hilfsmuskeln freigeworden sind und sich eine tiefe Absenkung des Zwerchfells eingestellt hat, dann haben wir die innere Atmung verstärkt über einen häufigeren und vollständigeren Wechsel der inneren Druckverhältnisse und verstärken die vordere Körperwand zur Integration der Zugelemente, um die Körperstruktur zu unterstützen.

Gleichzeitig befreien wir mit denselben Mitteln die Streckmuskeln der Wirbelsäule von ihrem statischen Festhalten an den Brustwirbeln und dem Kreuzbein und ermöglichen ihnen freies Spiel. Dadurch ziehen diese Streckmuskeln nach unten, der Brustkorb wird vertikal und nicht nur kreuzweise vergrößert, und die Gruppe der unteren, die Atmung ergänzenden Muskeln, kann wieder arbeiten. Diese Muskeln nehmen am Atemrhythmus teil, arbeiten mit den Muskeln der Wirbelsäule und der vorderen Körperwand zusammen und schaffen einen Ausgleich zwischen Druck- und Zugkräften für ein Arbeiten des Körpers als Ganzes.

Bei verstärkter Ausatmung können wir ungefähr 1,5 Liter Luft zusätzlich zur normal ausströmenden Menge ausstoßen. Wir erinnern uns, dass in den Lungen immer etwa 3/4 der Luft zurückbleibt. Die Lungenfläche für den Sauerstoffaustausch an das Blut entspricht etwa dem Fünfzigfachen unserer gesamten Körperoberfläche. Dies garantiert, dass wir immer genug Sauerstoff in den Lungen haben.

Das Absinken des Zwerchfells erhöht den Druck in der Bauchhöhle. Wenn es wieder nach oben wandert, werden die Bauchmuskeln angespannt. So kann durch die Funktion des Ausatmens die Vitalität erneuert und ein tiefes Einatmen veranlasst werden, da in der Phase des Ausatmens der Gasaustausch im tiefen Körpergewebe erfolgt.

Körperempfinden während des Sitzens

Lassen Sie uns das Körperempfinden bei verschiedenen Sitzhaltungen testen: Lümmeln Sie sich faul und träge auf einen Stuhl. Verändern Sie die Position und schauen, ob Sie die Bewegungen einer Kropftaube erfolgreich imitieren können. Der erhebliche Aufwand wird sie veranlassen, gerade zu sitzen, da der auftretende Druck gegen die Bauchwand Schmerzen im tiefen Rücken verursachen kann. Nun setzen Sie sich sehr gerade hin, wie manche «Rücksitzfahrer». Ziehen Sie das Gewicht nach oben zum Nacken und von dort drücken Sie es nach unten und nach vorn in Richtung auf das Knie, sodass es auf keinen Fall mithilfe des Beckens durch die Sitzbeine zum Sitz übertragen wird, wie ausbalancierte Gewichte im Sitzen normalerweise verlaufen sollten. Stattdessen wandert das Gewicht quer von der Vorderseite hinten durch den gesamten Körper, vom Nacken zum vorstehenden unteren Brustbein und zum Bauch, weiter zum gekippten Becken und zu den Knien. Nachdem Sie nun bei sich Spannungsmuster entdecken, die Sie schon oft bei Ihren Freunden gesehen haben, versuchen Sie, ausbalanciert zu sitzen. Verteilen Sie genau so viel Gewicht auf die hinteren wie auf die vorderen Stuhlbeine. Gestatten Sie Ihren Knochen, für Sie zu arbeiten und befreien Sie damit die Muskulatur von der Verantwortung, Sie im Sitzen aufrecht zu halten.

Sitzen: Bestimmen Sie zunächst, welche Knochen beim Sitzen vertikal ausgerichtet sind, um den Schlussstein des Beckenbogens zu unterstützen. Die Beckengelenke müssen dabei unabhängig von der Körperhaltung in einer genauen Beziehung zueinander und zum Körperschwerpunkt stehen. In einem symmetrischen, sich bewegenden System wie dem menschlichen Körper kann es nur eine Form des Verhältnisses der einzelnen Teile zum Zentrum seines dynamischen Systems geben, das ist das Verhältnis zum Zentrum der Schwerkraft.

Die Sitzbeine befinden sich weiter vorn, als man gemeinhin annimmt. Die Sitzbeinhöcker, auf denen wir im Sitzen unser Gewicht ausbalancieren, befinden sich direkt unter den Hüftgelenkspfannen, wo das Becken beim Stehen auf dem Ende der Beine ruht. Setzt man sich, beugen sich die Hüftgelenke an der Körpervorderseite.

Die Knochen sind hier so angeordnet, dass sie ein umgekehrtes Dreieck bilden, das durch die Sitzbeinhöcker, die von ihnen ausgehenden Sitzbeinäste und die Schambeinäste gebildet wird. Wird das Körpergewicht beim Sitzen auf die Sitzbeine gelenkt, haben die senkrechten Achsen der Stützstrukturen zum Körperschwerpunkt dieselbe Beziehung wie die Achsen, die durch die Hüftgelenke und die Hüftgelenkspfanne verlaufen, im Stand. Die Sitzbeine übernehmen somit die Rolle der Beine in der Abstützung der Körpermasse. Die Beine sollten in den Kniegelenken locker sein, sodass sie das Becken nicht nach vorn ziehen und dabei dessen Achse stören. Die Unterstützung der aufgerichteten Wirbelsäule durch das Kreuzbein im Beckenbogen muss so organisiert sein, dass das Körpergewicht durch die Stuhlbeine und nicht von Ihren Beinen getragen wird.

Ist das Körpergewicht gleichmäßig auf die Sitzhöcker verteilt und ziehen die Beinmuskeln nicht nach vorn, werden die auf den Schlussstein des Beckenbogens wirkenden Kraftebenen identisch mit denen im ausbalancierten Stand sein. Mit anderen Worten: Bei einem gegebenen System gibt es keinen Arbeitsablauf der sich nach zwei Schwerkraftzentren richtet. Es gibt nur ein Schwerkraftzentrum, wenn alle Teile im Gleichgewicht sind. Mit diesem Wissen wird schnell klar, dass die Knochen auf denen man sitzt, dieselbe senkrechte Achse aufweisen müssen wie die beim Stehen, sonst kann weder das Gewicht vom Beckenbogen getragen werden, noch kann die Wirbelsäule beim Sitzen ihre Kurven in dem für das Gleichgewicht notwendigen Grad beibehalten.

Da es viele Möglichkeiten gibt, schlecht zu stehen, gibt es auch viele für schlechtes Sitzen. Zwar kann sich das Schwerkraftzentrum ändern, wenn Körpermasse sich in Bewegung befindet, doch die Teile, die diese Masse bilden, müssen sich schnell an die Veränderungen anpassen, die von Bewegungen ausgelöst wurden, und sie müssen sich auch an die Wirbelsäule anpassen, von der die Bewegungssteuerung ausgeht. Die Wirbelsäule ist das Zentrum aller Bewegung, sie ist eine kraftvolle, muskuläre Python, die das Körpergewicht umherträgt, und sich entsprechend den aktuellen Bedürfnissen beugt und dreht.

Ausbalanciertes Sitzen

Um aufzuzeigen, wie die Gewichte verteilt sein sollen, machen Sie bitte folgende Übung: Setzen Sie sich auf die Sitzbeinhöcker, ziehen Sie sich in sich zusammen, als würden Sie dem kratzigen Pullover, den Sie tragen, ausweichen wollen. Wenn Sie die Erlebnisse des alltäglichen Lebens aggressiv machen, ziehen Sie Ihren Körper in genau dieser Form nach oben und bringen ihn aus dem Gleichgewicht.

Dieses «Sich-Hochziehen» steht im direkten Verhältnis zu Ihrem emotional gefärbten Denken. Der gefühlsmäßige Wunsch nach Aktivität ist so beharrlich, dass dieser «Zug» in Richtung Schultern, Hals, Knie und Füße auch im Sitzen anhält. Sie sind bereit, aufzuspringen und davonzulaufen. So werden Sie dann auch beim Sitzen noch den größten Teil Ihres Gewichts auf Ihren Beinen spüren. Wenn dann der obere Rücken und die Schultern ermüden, scheint das Zusammensacken die noch einzige verbleibende Möglichkeit zu sein. Hier sollten Sie umdenken. Machen Sie sich eine Vorstellung, wo sich die Gewichte wirklich befinden: Sie liegen auf den Sitzbeinen. Erspüren Sie die Sitzhöcker genau. Stellen Sie sich vor, dass sie in einer verlängerten Linie durch den Sitz des Stuhles zum Boden zeigen und ein weiteres Paar Stuhlbeine bilden **(Abb. 59)**. Lassen Sie das Gewicht Ihrer Beine zum Becken zurückkehren und beachten Sie, dass dies das Spannungsgefühl in Knie und Nacken auflöst. Beine und Füße fühlen sich leicht an und die Oberschenkel können nacheinander mühelos vom Stuhl aufgehoben werden, da das gesamte Gewicht erfolgreich auf die Sitzbeine gelenkt ist.

Das untere Ende der Wirbelsäule ist nicht dafür vorgesehen, Gewicht zu tragen und deshalb sollten wir es vermeiden, auf dem Stuhl nach vorn zu rutschen, sodass das Körpergewicht auf diese Stelle verlagert wird. Die Sitzknochen haben das gesamte Gewicht aufzunehmen. Sie reichen weiter hinunter im Körper als die Wirbelsäule. Deshalb sollten Sie lernen, auf ihnen zu sitzen.

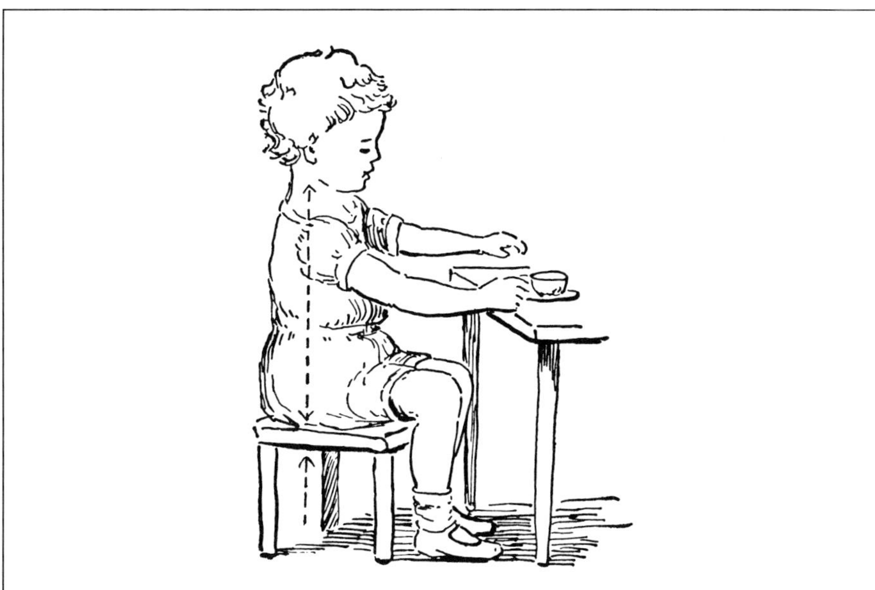

Abbildung 59: Eine gut zentrierte Körperachse.

Hilfreiche Bilder

Denken Sie an Ihren Rumpf und Ihre Wirbelsäule, als wären diese der Griff eines Messers und die Beine die Klingen, die in den Griff eingeklappt werden und dort auch hineinpassen. Stellen Sie sich einen spitzen Winkel vor, der von Beinen und Rumpf in Höhe der Sitzbeine gebildet wird. Lassen Sie den Kopf herabhängen, die Wirbelsäule bleibt jedoch aufrecht; berühren Sie nicht die Rückseite des Stuhles. Erzeugen Sie ein Zischgeräusch und stellen sich vor, die Beine nach hinten in die Wirbelsäule zu ziehen: Die Klinge des Messers faltet sich nach hinten in den Griff.

Stehen Sie wieder auf und bereiten Sie sich darauf vor, sich wieder hinzusetzen. Stellen Sie sich die beiden Oberschenkel als zwei Pfeiler vor, die das Becken vorne in den Gelenkpfannen nach oben drücken. Bereiten Sie sich vor, sich zu setzen, ohne die Kniegelenke zu beugen, sondern mit einer Bewegung des Kauerns im unteren Rumpf, die die Druckkräfte, die bodenwärts wirken, ausgleichen. Die Bauchmuskeln werden aufhören zu ziehen, und die Bauchwand wird sich als Vorbereitung auf das Sitzen verkürzen.

Emotionale oder mechanische Belastungen?

Da der Mensch die Körperreaktionen auf primäre Emotionen nicht verhindern kann, muss jedes Vorgehen, das helfen soll, den Belastungen zu begegnen, im mechanischen oder psychologischen Bereich angesiedelt sein. Verwirrungen, die aus einem Kampf unausgeglichener Zustände resultiert, sind die Summe so vieler Eindrücke, dass es oft schwer ist, sie auseinander zu halten und zu benennen, um eine gedankliche Beurteilung vorzunehmen. Der erste Schritt im Umgang mit diffusen Ängsten kann sein, diese Ängste als das zu betrachten, was sie sind: Schreckgespenster, die von vielen physischen Spannungszuständen und ungenutzter Energie herrühren.

Diese Spannungen sind muskulär und das Produkt einer künstlichen Haltung oder «Gefühlsform», an die wir uns unbewusst gewöhnt haben. Sie sind schwer auszumachen, so lange es dem Menschen gut geht, nehmen aber im Verhältnis zu seiner emotionalen Belastung zu, sodass sie automatisch einige Teile seiner Knochenstruktur verspannen und andere entspannen. Dies verändert die Hebellänge und stört den normalen Bewegungsrhythmus. Im Extremfall wird ihm bewusst, dass er sich unnatürlich und unbefriedigend bewegt und atmet. Sein Fortbewegungs- und Atmungsapparat arbeiten nicht länger zusammen. Es ist, als «hinge er in der Luft». Was kann man tun, um wieder auf den Boden zurückzukommen? Gibt es ein Heilmittel? Schulung ist das Heilmittel.

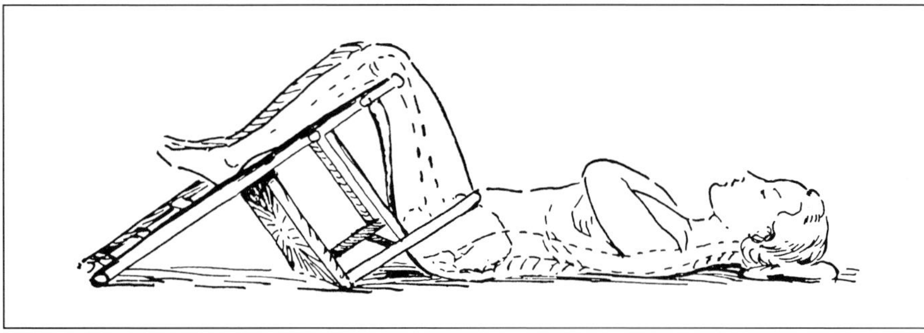

Abbildung 60: Körperposition zur Entlastung der durch das Beingewicht entstehenden Beanspruchung der Wirbelsäule und Unterstützung des Blutrückflusses zum Herzen.

Einige mechanische Vorgehensweisen können benutzt werden, um das Schwerkraft- und Atemzentrum nach unten zu verlagern. Eine Möglichkeit besteht darin, sich auf einen harten Untergrund zu legen (z. B. auf den Boden), um den Zug der Schwerkraft auf die Wirbel zu verändern. Legen Sie in dieser Position die Beine auf einen Stuhl und verschränken Sie Ihre Arme über der Brust **(Abb. 60)**. Damit bringen Sie den Fortbewegungsapparat in einen passiven Zustand. Außerdem verändern sich die Schwerkraftachsen in diesen Bereichen. Lassen Sie in dieser Stellung den Atem mehrfach zwischen den Zähnen zischend entweichen und achten Sie darauf, zwischen den einzelnen Vorgängen nicht in Stößen, sondern gleichmäßig einzuatmen. Die Wirbelsäule wird länger werden, der Körper schmaler und der Druck der Wirbel auf den Boden gleichmäßiger. Nach 10 – 15 Minuten werden Sie sich besser fühlen, auch was die Atmung betrifft. Nach einiger Übung erreicht man so einen Zustand der Entspannung.

Effekte des Zischens beim Ausatmen

Bevor Sie mit dem Zischen beginnen, sprechen Sie verschiedene Male den (englischen) Buchstaben «h», und entwickeln Sie den Zischlaut an derselben Stelle im Mund, beginnen dabei aber eher weiter hinten im Hals. Dann sprechen Sie das englische «th» und beobachten die Veränderung, die sich beim Zischen ergibt. Dabei entspricht das «h» eher dem tiefen, kehligen Knurren und «th» mehr dem Zischen des aufgescheuchten Tieres. Verwenden Sie beide Arten des Zischens und beobachten Sie die Ergebnisse.

Beim Zischen durch die teilweise geschlossenen Zähne bewirken die inneren Brustmuskeln, die tiefen Lenden-, Becken-, Wirbelsäulen- und Rumpfstrecker und die Iliokostalmuskeln Änderungen und flachen dabei die Brusthöhle ab. Von oben nach unten nehmen an dieser Art der Ausatmung die Musculi intercostales (Zwischenrippenmuskeln), die alternierend zum Zwerchfell arbeiten, der Musculus transversus thoracis oder dreieckige Brustbeinmuskel, der sich an der Innenseite des vorderen Brustkorbs befindet, dessen Muskelfasern vom Brustbein nach oben und außen verlaufen und am Unterrand der dritten bis sechsten Rippe münden. Außerdem sind die Musculi subcostales beteiligt, die auf der inneren Seite der Brustkorbhinterwand liegen **(Abb. 61)**. Ihre Fasern verlaufen wie die der Zwischenrippenmuskeln, wobei sie jeweils ein oder zwei Rippen überspringen. Zusätzlich dazu ziehen die Musculi iliocostales die Rippen diagonal nach hinten und unten und tragen so dazu bei, den Brustkorb nach unten zu bringen. Es sind tatsächlich die meisten der Rumpfstrecker beteiligt, um den Brustkorb nach unten zu ziehen. Die Musculi serratus posterior inferior, psoas und quadratus lumborum helfen ebenfalls mit, den Brustkorb während des Zischens bei der Ausatmung nach unten zu ziehen.

Ausgenommen beim Zischen sind diese Muskeln normalerweise nicht daran beteiligt, die Rippen in einer abgestimmten Aktion nach unten zu ziehen. Versuchen Sie, die gesamte Ausatmung über die Nase durchzuführen. Sie werden den nach innen gerichteten Zug des Zwerchfells an der Unterkante der Rippen spüren, begleitet von einer Einschnürung des Brustkorb-Querschnitts, bis der Zug des Zwerchfells deutlich am unteren Ende des Brustbeins spürbar wird, verbunden mit einer Tendenz, den Körper nach vorn zu beugen.

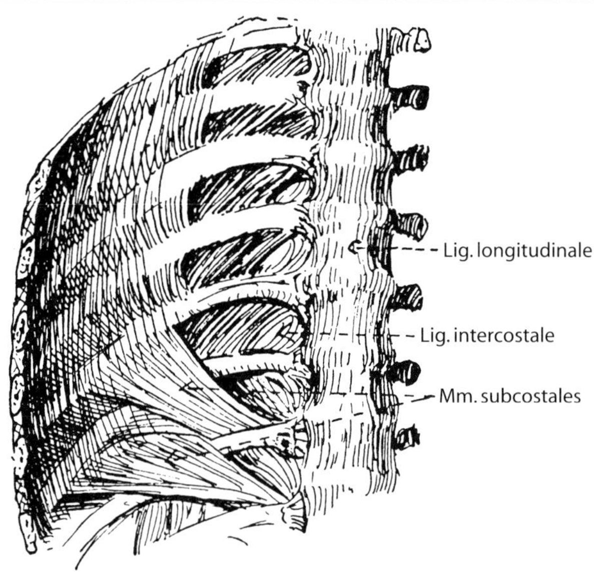

Abbildung 61: Rechte Hinterwand des Thorax von vorne gesehen (nach Spalteholz).

Ausatmen durch die geschürzten Lippen beeinflusst den Einwärtszug des Zwerchfells an den Rippen wie im vorangegangenen Beispiel, aber in geringerem Ausmaß. Die Kontraktion der Musculi transversus thoracis, quadratus lumborum und obliquus abdominis wird verstärkt, wobei sie gerade erfolgt, d.h. nicht in Richtung des Magens. Bei völliger Ausatmung entsteht weniger Beugung. Bei keiner dieser Arten von Ausatmung sind der Musculus iliocostalis und die Wirbelsäulenstrecker beteiligt, um den Brustkorb nach unten zu drücken und die Wirbelsäule auf der Rückenseite zu verlängern wie dies sehr effektiv beim Zischen geschieht.

Werden beim Ausatmen bestimmte Rachen- und Kehlkopffunktionen einbezogen und der Lenden- und Beckenbereich angepasst, werden primäre Tierverhaltensweisen zur Verstärkung und Integration des Kampfmechanismus in den Atemrhythmus integriert. Der Einsatz des Zischens als Mittel zum Abbau von Belastungen und zur Atmungsvertiefung bringt uns zurück zum ursprünglichen und wichtigsten Konzept, dass der Körper eine mechanische Struktur ist, die mechanischen Gesetzen unterworfen ist, und dass er außerdem ein lebender Organismus ist, der in chemischer Balance gehalten werden muss. Um für seine Aktivitäten unterstützt zu werden, muss er seine Haltung bewahren und Sauerstoff für seine Verbrennungsvorgänge erhalten. Sind seine Teile im Gleichgewicht und findet eine tiefe Atmung statt, wird dies mit geringstem Aufwand erreicht. Entspannung durch Gleichgewicht ist der größte Energiesparer.

Entspannung

Entspannung ist das Gleichgewicht von Ruhe- und Aktivitätsphasen im Rhythmus des Lebens. Ruhe ist die passive Phase zwischen den aktiven Phasen, wie wir es am Beispiel der Rhythmen von Herz, Zwerchfell oder wechselseitiger Muskelaktion sehen können.

Entspannung ist die dabei mögliche Balance, die man im Idealzustand als Wohlgefühl erlebt.

Entspannung bedeutet nicht Verneinung oder Passivität. Wird sie als solche betrachtet, werden geistige und körperliche Erschlaffung begünstigt. Halten Sie Ihre Knochen *behutsam*, was aber nicht bedeutet, sie einfach hängen zu lassen. System, Teile und Teile von Teilen befinden sich im Gleichgewicht, bereit in jeder Richtung zu reagieren, wenn ein entsprechender Reiz auftritt.

Um die Mittel zur Entspannung zu entdecken, bedarf es des Verständnisses der natürlichen Funktion von Mechanismen, die das Leben entwickelt hat. Verspannung ist der körperliche Ausdruck von Belastungen, hinter denen menschliche Konflikte, Fehlanpassungen und Unachtsamkeit stehen. Wie man sich von diesen Belastungen wieder befreit, ist ein wichtiger Aspekt von Gesundheit und Glück.

Aber es ist kein leicht zu lösendes Problem. Um eine Lösung zu finden, müssen wir uns mit natürlichem und stressbelastetem Verhalten beschäftigen.

Jeder müde Mensch erhält den Rat, sich zu entspannen, aber es gibt ein großes Missverständnis darüber, was Entspannung im Sinne körperlicher Ruhe wirklich ist. Die Natur gibt uns dafür das Körpergewebe, das sich – wie wir gesehen haben – in einem Rhythmus von Ruhe und Aktivität befindet. Arbeitet ein Teil oder System wird sein Gegenüber automatisch in die Ruhephase des Rhythmus übergehen. Verständnis und Anwendung der Naturgesetze ermöglicht es uns auszuruhen, wenn wir tätig sind. Um zu verstehen, was Entspannung ist, müssen wir diese zwei Phasen des Körperrhythmus gebührend beachten. Die Tatsache, dass Lebensfunktionen wie Herzschlag, Zwerchfellbewegung und Peristaltik simultan ausgeführt werden und unter normalen Bedingungen ohne Störung ablaufen, zeigt die Unversehrtheit des vegetativen Nervensystems.

Es gibt ein ausgewogenes Arbeiten, das auf dem Rhythmus der lebenden Zellen und Systeme beruht. Die Regelmäßigkeit von Ruhepausen wird von allen Körpergeweben benötigt: Für jede Bewegung in die eine Richtung erfolgt eine in die andere. Dies alles wird durch chemische und nervliche Mechanismen gesteuert. Das Prinzip von Arbeit gepaart mit Ruhe, wie wir es bei körperlicher Ökonomie unter normalen Bedingungen beobachten können, kann erfolgreich in den täglichen Arbeitsrhythmus übernommen werden. Als Teil unserer Arbeitsweise sollten wir einen entsprechenden Anteil Zeit für die Ruhepausen bereitstellen, wobei die Häufigkeit solcher Pausen wichtiger ist als deren Dauer.

Belastet z. B. eine Arbeit die Augen sehr stark, sollten Sie sich nahe an ein Fenster setzen, von dem aus Sie den Himmel sehen können. Lassen Sie Ihre Augen so oft wie möglich zum Horizont schweifen. Blinzeln Sie häufig und schließen Sie gelegentlich die Augenlider, um mit den Augen nach oben und unten zu rollen und ebenso von einer Seite zur anderen. Üben Sie eine sitzende Tätigkeit aus, stehen Sie häufiger auf. Stehen Sie, dann sorgen Sie dafür, sich öfter hinzusetzen oder umherzulaufen. Stehen ist die ermüdendste Tagestätigkeit. Wir sollten notwendige, unterschiedliche Anstrengungen unternehmen, um unserem Bedürfnis nach Entspannung gerecht zu werden. Häufige Veränderungen unseres Fokus, sei es körperlich, geistig oder emotional, sind dabei vorteilhaft. Schulung und ein bisschen Aufmerksamkeit werden dabei hilfreich sein. Ruhe folgt der Arbeit und umgekehrt. Die Erholung der Körpergewebe hängt von dieser Abwechslung ab. Handeln wir nach den Worten von Dr. Richard Cabot: «Ruhe heißt die Beseitigung von über das Normalmaß hinausgehenden Lasten und die Unterstützung normaler Aktivität.» Im täglichen Leben erscheint Entspannung als Ruhe gepaart mit Arbeit, als Wechsel von Schlaf und Spiel; nach Land folgt die See und umgekehrt.

Strukturelles Ungleichgewicht spiegelt nervliches Ungleichgewicht wider. Die körperlichen Folgen von Schwierigkeiten zeigen sich als Körperschäden. Daraus resultiert eine Verunsicherung des Denkens. Durch die Einheit des physischen

Seins hat jedes Ungleichgewicht Auswirkungen auf die geistige und emotionale Verfassung, selbst wenn es offensichtlich mechanische Ursachen hat. Wie auch immer die Beziehung zwischen emotionalen und körperlichen Veränderungen erklärt wird, so ist es doch ganz sicher richtig, dass unser Denken durch körperliches Verhalten ebenso beeinflusst wird wie das körperliche Verhalten durch unsere geistige und körperliche Verfassung.

Unsere Vorstellungen blieben unerkannt, wenn sie nicht nach außen spiegeln könnten. Oft verdeutlicht die Körperhaltung, was die Zunge nicht auszudrücken vermag. Nur wenn wir verstehen, wie die Körperstoffe auf die Einwirkungen des Lebens reagieren, können wir in unserem Denken besser darauf reagieren. Körperhaltung anzupassen ist ein Weg, um Denkgewohnheiten zu verändern. Umgekehrt ist es ebenso sicher, dass die Änderung von Denkgewohnheiten eine Änderung in der Körperhaltung bewirkt. Und bei dieser Hinwendung zur Entwicklung entdecken wir möglicherweise mehr Handlungsfreiheit und erreichen einen größeren Schutz für das Leben.

Vorstellungskraft selbst oder die inneren Bilder sind eine Form physikalischen Ausdrucks und die motorische Reaktion spiegelt sie wider. Das Gedächtnis speichert die Reaktion, so wie Proust es feststellen konnte, als er sich vom Stolpern auf dem unebenen Boden eines Hofplasters wieder fing und plötzlich frei von schweren Gedanken fühlte, dabei die Beziehung des Vorgangs zu einem früheren glücklichen Ereignis erkennend, als ihm dasselbe vor dem Markusdom in Venedig passierte. Dazu sagte er: «Von Tiefen, dunkler als die, aus denen der vorausgesagte Komet auftaucht, wurde – dank unvorstellbarer Abwehrkräfte der tief verwurzelten Gewohnheiten und dank der verborgenen Reserven, die durch einen plötzlichen Impuls aktiviert sich im letzten Augenblick in den Kampf stürzen – meine Lebendigkeit endlich wieder erweckt.»

Solange wir leben, drückt unser Körper seine Bedeutung aus und erzählt beim Stehen, Sitzen oder Gehen, im Wach- oder Schlafzustand seine eigene Geschichte. Er macht den ganzen Umfang des Leben sichtbar und spiegelt ihn im Gesichtsausdruck des Philosophen oder in den Bewegungen des Tänzers wider. Jeder muss die Probleme verstehen, die dem dynamischen Menschen zu Grunde liegen, und klugerweise den Körperschwerpunkt nach unten verlagern und die Atemrhythmen vertiefen.

Wissen ist der Weg zum Schutz und zur besseren Nutzung der menschlichen Energie.

Der kluge Körper steht, bewegt und nutzt seine Fähigkeiten durch das Wissen über die natürlichen Kräfte in ihrem dynamischen Gleichgewicht.

Sachregister

H